D. Röthgens, S. Kreibich

Biochemie
in Frage und Antwort

Fragen und Fallgeschichten zur Vorbereitung
auf die mündliche Prüfung im Physikum

1. Auflage

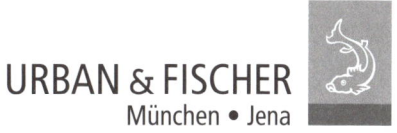

URBAN & FISCHER
München • Jena

Zuschriften und Kritik an: Elsevier GmbH, Urban & Fischer, Lektorat Medizinstudenten, z.Hd. Kathrin Feyl, Karlstraße 45, 80333 München

Wichtiger Hinweis für den Benutzer

Die Erkenntnisse in der Medizin unterliegen laufendem Wandel durch Forschung und klinische Erfahrungen. Herausgeber und Autoren dieses Werkes haben große Sorgfalt darauf verwendet, dass die in diesem Werk gemachten therapeutischen Angaben (insbesondere hinsichtlich Indikation, Dosierung und unerwünschten Wirkungen) dem derzeitigen Wissensstand entsprechen. Das entbindet den Nutzer dieses Werkes aber nicht von der Verpflichtung, anhand der Beipackzettel zu verschreibender Präparate zu überprüfen, ob die dort gemachten Angaben von denen in diesem Buch abweichen und seine Verordnung in eigener Verantwortung zu treffen.
Wie allgemein üblich wurden Warenzeichen bzw. Namen (z.B. bei Pharmapräparaten) nicht besonders gekennzeichnet.
Der Verlag hat sich bemüht, sämtliche Rechteinhaber von Abbildungen zu ermitteln. Sollte dem Verlag gegenüber dennoch der Nachweis der Rechtsinhaberschaft geführt werden, wird das branchenübliche Honorar gezahlt.

Bibliografische Information Der Deutschen Bibliothek

Die Deutsche Bibliothek verzeichnet diese Publikation in der Deutschen Nationalbibliografie; detaillierte bibliografische Daten sind im Internet über http://dnb.ddb.de abrufbar.

Um den Textfluss nicht zu stören, wurde bei Patienten und Berufsbezeichnungen die grammatikalisch maskuline Form gewählt. Selbstverständlich sind in diesen Fällen immer Frauen und Männer gemeint.

Planung: Dr. Dorothea Hennessen
Lektorat: Kathrin Feyl
Redaktion: Daniela Eimannsberger
Herstellung: Christine Jehl
Satz: Jürgen Winnige
Zeichnungen: Stefan Elsberger, Stefanie Kreibich
Druck und Bindung: Bosch-Druck, Landshut
Umschlaggestaltung: Spiesz-Design, Neu-Ulm
Titelfotografie: Eckhard Schulz, Fotodesign, München
Printed in Germany
ISBN 3-437-43240-0

Aktuelle Informationen finden Sie im Internet unter www.elsevier.com und www.urbanfischer.de

Vorwort

Liebe Studentinnen und Studenten,

zunächst einmal herzlichen Glückwunsch zum Erwerb dieses Buches und der damit gewonnenen Möglichkeit, endlich die „Scheu" vor der großen Biochemie abzulegen, ja diese vielleicht sogar ein wenig lieben zu lernen!

Was ist dem Ganzen vorausgegangen? Nun, wie es sich für den Titel dieser Buchreihe gehört, haben wir auch für die Biochemie zahlreiche Physikumsprotokolle verschiedener Unis durchforstet – immer auf der Suche nach den kleinen, feinen Gemeinheiten, die sich unsere „geliebten" Prüfer so einfallen lassen!

Anschließend begann die Kreativphase: Wir überlegten uns, was ein Buch aufweisen muss, damit das Gelesene für immer in den Köpfen bleibt! So stellten wir diverse Schemata und Abbildungen zusammen, die einerseits den an der jeweiligen Stelle vermittelten Stoff näher verdeutlichen, andererseits aber auch immer gut dafür geeignet sind, in der Prüfungssituation als „erläuterndes Hilfsmittel" an der Tafel eingesetzt zu werden.

Wir hoffen, Ihr habt viel Spaß beim Durcharbeiten dieses kleinen Werkes und wünschen Euch viel Erfolg für Eure Prüfung!

Daniel Röthgens & Stefanie Kreibich   Berlin im September 2003

Inhaltsverzeichnis

Literaturverzeichnis

Forth, W./ Henschler, D./ Rummel, W.: Pharmakologie und Toxikologie. Urban & Fischer, 8. Auflage 2001

Hof, H./ Müller, R.L./ Dörries, R.: Mikrobiologie. MLP Duale Reihe Thieme, 2. Auflage 2002

Hofmann, E.: Medizinische Biochemie systematisch. Uni-med, 3. Auflage 2000

Janeway, C.A./ Travers, P.: Immunologie, Spektrum. 5. Auflage 2002

Knippers, R.: Molekulare Genetik. Thieme, 6. Auflage 1996

Linnemann, M./ Kühl, M.: Biochemie für Mediziner. Vieweg, 4. Auflage 1995

Löffler, G./ Petrides, P.E.: Biochemie und Pathobiochemie. Springer, 6. Auflage 1996

Meisenberg, G./ Simmons, W.H.: Principles of medical biochemistry. Mosby, 1. Auflage 1998

Nelson, D.L./ Cox, M.M.: Lehninger Biochemie. Springer, 3. Auflage 2001

Porstmann, T.: Virusdiagnostik. Blackwell, 1. Auflage 1996

Schmidt, R.F./ Thews, G./ Lang, F.: Physiologie des Menschen. Springer, 28. Auflage 2000

Stryer, L: Biochemie. Spektrum, 4. Auflage 1994

Voet, D., Voet, J.G.: Biochemistry. Wiley, 2. Auflage 1994

Allgemeine Hinweise und Tipps

Prüfungsvorbereitung

Zur optimalen Prüfungsvorbereitung empfiehlt es sich, neben dem Einzelstudium Lerngruppen zu bilden. Zwei bis drei Monate sollten sich die Teilnehmer der Lerngruppen etwa 2–3-mal pro Woche treffen. Vor jedem Treffen sollte ein Thema vereinbart werden, das für das nächste Mal vorbereitet wird. Dies erhöht die Motivation zum regelmäßigen Lernen und ermöglicht gleichberechtigte und ergänzende Diskussionen. Punkte, die dem Einzelnen während des Einzelstudiums unklar geblieben sind, sollten notiert und in der Gruppe vorgestellt und beraten werden. Auf diesem Weg kann man das eigene Wissen kontrollieren und Sicherheit gewinnen.

Das Lernen in Lerngruppen hilft, Ängste vor der freien Rede abzubauen und trainiert das freie und strukturierte Antworten. Durch regelmäßiges Treffen wird der Kontakt zu den anderen Studierenden aufrecht erhalten. Meist stellt man zudem fest, dass das Lernen in der Gruppe mehr Spaß macht, als zu Hause oder in der Bibliothek allein vor seinen Büchern zu hocken. Und wenn man dann doch einmal in ein „Tief" fällt, schaffen es andere meist wesentlich besser, die Stimmung und das Selbstbewusstsein wieder zu heben.

Verhalten während der Prüfung

Es empfiehlt sich, sich als Prüfungsgruppe bei den Prüfern vorzustellen. Nur wenige Prüfer sind zu einem Gespräch nicht bereit. Viele Prüfer geben Tipps und Hinweise, worauf man sich vorbereiten sollte, oder nennen Themen, die sie auf keinen Fall abfragen. Alle Prüflinge sollten nach der Vorbereitungszeit einen ähnlichen Wissensstand haben. Extrem schlechte oder extrem gute Prüflinge stören die Gruppendynamik und können Prüfer zu sehr verärgern, bzw. begeistern.

Die Kleidung zur Prüfung sollte man innerhalb der Gruppe besprechen: „Etwas feiner als sonst" hat sich bewährt; es muss nicht gleich Anzug oder Kostüm sein. Auf alle Fälle sollte man sich in seiner Haut einigermaßen wohl fühlen.

Natürlich kann man für eine Prüfung nicht den Typ abstreifen, der man ist. Trotzdem sollte man sich bewusst machen, dass manche Verhaltensweisen eher verärgern und nicht zu einer angenehmen Prüfungssituation beitragen. Sicherlich ist es gut, eine Prüfung selbstbewusst zu bestreiten. Arroganz und Überheblichkeit jedoch sind, selbst wenn man exzellent vorbereitet und die Kompetenz des Prüfers zweifelhaft ist, fehl am Platz. Jeder Prüfer kann einen, so er möchte, vorführen und jämmerlich zappeln lassen. Also: Besser keinen vermeidbaren Anlass dazu liefern. Genauso unsinnig und peinlich ist es, devot und unterwürfig zu sein.

Auch wenn man vor der Prüfung gemeinsam gelitten, während der Vorbereitungszeit von der Gruppe profitiert hat, geht es in der Prüfung um das eigene Bestehen, die eigene Note. Man braucht sich darüber nichts vorzumachen. Trotzdem sollte man in der Prüfung fair bleiben und z.B. nicht aus freien Stücken gerade die Fragen und Themen aufgreifen, an denen sich der Mitprüfling die Zähne ausgebissen hat.

Häufige Frageformen

Offene Fragen: Dies ist die häufigste Frageform. Die Antwort sollte strukturiert und flüssig erfolgen. Ziel ist es, möglichst lange zu reden, sich gleichzeitig aber nicht in unwichtigen Dingen zu verlieren. Viele Prüfer unterbrechen dann den Redefluss und dies kann enorm verwirren. Schon in den Vorbereitungsmeetings sollte man sich zur Beantwortung der Fragen eine gute Struktur angewöhnen. Es empfiehlt sich, im Schlusssatz eine neue Problematik, in der man sich gut auskennt, anzuschneiden, die der Prüfer aufgreifen kann.

Nachfragen: Im Anschluss an eine offene Frage kommt es oft zu einigen Nachfragen, die das angeschnittene Thema vertiefen. Dabei wird der Schwierigkeitsgrad der Fragen meist höher. Die Prüfer tasten sich an die Grenzen der Prüflinge heran.

Fallbeispiele: Fallbeispiele eignen sich immer gut, praktische Belange abzufragen. Daher sind sie besonders in den handwerklichen Fächern sehr beliebt. Es besteht die Chance, dass sich zwischen Prüfer und Prüfling ein kollegiales Gespräch entwickelt. Eindeutige Beschreibungen und charakteristische Krankheitsbilder machen die Beantwortung der Frage meist einfach. Zu Anfang sollte immer auf mögliche Differentialdiagnosen eingegangen werden. Vorsicht ist bei Krankheitsbildern geboten, über die man nicht viel weiß. Der Prüfer könnte sie bei einer weiteren Frage aufnehmen und man gerät arg ins Schwitzen. Also sich selbst keine Grube graben.

Probleme während der mündlichen Prüfung

Während einer mündlichen Prüfung können vielfältige Probleme auftreten, die man im Gegensatz zur schriftlichen Prüfung sofort und möglichst souverän managen muss.

- Kann man eine Frage nicht beantworten, braucht man nicht sofort zu verzweifeln. Auf Nachfragen oder Bitten um weitere Informationen formuliert der Prüfer seine Frage oft anders. Dies kann auch sinnvoll sein, wenn man merkt, dass man am Prüfer vorbeiredet.
- Was ist jedoch, wenn es nicht zum „Aha-Effekt" kommt? Ein Problem, das nur schwer zu lösen ist. Die meisten Prüfer helfen weiter oder wechseln das Thema. Selbst wenn eine Frage nicht beantwortet wird, ist dies noch lange kein Grund durchzufallen.
- In Prüfungssituationen beginnen viele Prüflinge vor Aufregung zu stottern oder sich zu verhaspeln. Dies ist normal. Vor und während einer Prüfung darf man aufgeregt sein, dafür hat jeder Prüfer Verständnis. Übertriebene Selbstsicherheit löst sogar bei manchen Prüfern Widerwillen und Antipathie aus.
- Sehr unangenehm wird die Situation, wenn Mitstreiter „abstürzen". Die Prüfung spitzt sich zu und der Prüfer reagiert verärgert. Hier hilft nur der Leitsatz: Ruhig bleiben. Der Gedanke, dass der Prüfer sich ebenfalls unwohl fühlt und kein persönliches Interesse hat, die Situation weiter zu verschärfen, erleichtert ungemein.
- Gelassen die Fragen der anderen geschehen lassen. Das Gefühl „alle guten Fragen sind schon weg, ehe ich an die Reihe komme" ist nicht außergewöhnlich.
- Häufig ist ein Prüfer bekannt dafür, dass er besonders „gemein" und schwer prüft. Bemerkenswert ist jedoch, dass die Kritik oft von früheren Prüflingen stammt, die entweder durchgefallen sind oder die Prüfung mit einer schlechten Note bestanden haben. Weiß man jedoch, dass dies nicht der Fall sein kann, weil man die Informationsquelle kennt, hilft nur eins: Lernen, Lernen, Lernen.

Manche Prüfer fragen, ob zur Notenverbesserung eine weitere Fragenrunde gewünscht wird. Eine solche Chance sollte man sich nicht entgehen lassen, da man nur gewinnen kann.

Hinweise für die Benutzung

Alle Angaben entsprechen den Standards und dem Kenntnisstand zur Zeit der Drucklegung. Dennoch können klinikinterne abweichende diagnostische und therapeutische Vorgehensweisen üblich sein.

Alle diejenigen, die zum ersten Mal mit einer „In Frage und Anwort"-Reihe arbeiten, sollten sich anfangs durch die sehr ausführlichen Antworten, so wie sie in der mündlichen Prüfung nur ein sehr guter Student geben würde, nicht entmutigen lassen. Zweck der IFA ist es, sich durch häufiges Wiederholen ein strukturiertes und inhaltlich vollständiges Wissen anzutrainieren.

Bedeutung der Symbole in der Randspalte

?   Frage

+   Zusatzwissen

    Tipps zur Prüfungssituation

!   Merksätze

    klinische Hinweise

    Fallbeispiele

Zur Erleichterung der Wiederholung kann in der Randspalte neben der Frage angekreuzt werden,

- ob die Frage richtig beantwortet wurde ☺
- ob die Frage falsch beantwortet wurde ☹
- ob die Frage wiederholt werden sollte 😐

Abkürzungsverzeichnis

A

A	Adenin
Acetyl-CoA	Acetyl-Coenzym A
ACh	Acetylcholin
ACTH	adrenocorticotropes Hormon
ADH	antidiuretisches Hormon
Arg	Argenin
Asn	Asparagin
Asp	Asparaginsäure
ATP	Adenosintriphosphat

C

C	Cytosin
CK	Creatinkinase
CRH	Corticotropin-Releasing Hormon
CTP	Cytidintriphosphat
Cys	Cystein

D

DAG	Diacylgycerin
DH	Dehydrogenase
DNA	Desoxyribonukleinsäure
Dopa	Dihydroxyphenylalanin
Dopamin	Dihydroxyphenylamin

E

ELISA	enzyme linked immun sorbent assay
EPO	Erythropoetin

F

FAD	Flavinadenindinukleotid
FMN	Flavinmononukleotid
Fru	Fructose
Fuc	Fucose
FSH	Follikelstimulierendes Hormon

G

G	Guanin
GABA	γ-Aminobuttersäure
Gal	Galactose
Glc	Glucose
Gln	Glutamin
Glu	Glutaminsäure
Gly	Glycin
GOT	Glutamat-Oxalacetat Transaminase
GTP	Guanosintriphosphat
GRH	Gonadotropin-Realeasing Hormon

H

Hb	Hämoglobin
His	Histidin
HIV	humanes Immundefizienz Virus
Hyl	Hydroxylysin
Hyp	Hydroxyprolin

I

Ig	Immunglobin
Ile	Isoleucin
IMP	Inosinmonophosphat
IP_3	Inositol-1,4,5-triphosphat
I.P.	Isoelektrischer Punkt

K

K_m	Michaelis-Konstante

L

LDH	Lactatdehydrogenase
LDL	low density lipoprotein
Leu	Leucin
LH	Luteinisierendes Hormon
Lys	Lysin

M

M	Molar (mol/l)
Met	Methionin
m-RNA	messenger-Ribonukleinsäure
MW	Molekulargewicht

N

NAD+	Nicotinamidadenindinukleotid
NADH	Nicotinamidadenindinukleotid (reduziert)
NGF	nerve growth factor

P

PCR	Polymerase Kettenreaktion
PEP	Phosphoenolpyruvat
Phe	Phenylalanin
PKU	Phenylketonurie
PRH	Prolaktin-Release Hormon
PRL	Prolaktin
Pro	Prolin

R

RNA	Ribonukleinsäure
r-RNA	ribosomale RNA

S

Ser	Serin
snRNA	small nuclear RNA
SR	sarkoplasmatisches Reticulum
STH	somatotropes Hormon

T

T	Thymin
Thr	Threonin
Trp	Tryptophan
Tyr	Tyrosin
TSH	Thyreoidea stimulierendes Hormon
T_3	Trijodthyronin
T_4	Thyroxin
Thr	Threonin

U

U	Uracil
UTP	Uridintriphosphat

V

Val	Valin
VLDL	very low density lipoprotein

Z

ZNS	Zentralnervensystem

1 Chemische Grundlagen

1.1 Atombau und Radioaktivität

Frage: Differenzieren Sie bitte die Begriffe Kernladungszahl und Massenzahl!

Antwort: Jedes Atom besteht aus einem massebildenden Atomkern mit positiv geladenen **Protonen** und ungeladenen **Neutronen** sowie einer Atomhülle mit negativ geladenen **Elektronen**. Nach außen verhält sich ein Atom elektrisch neutral, d.h. die Protonenzahl entspricht der Elektronenzahl.

- **Kernladungszahl** = Ordnungszahl = Zahl der **Protonen** = Zahl der **Elektronen**
  Sie wird **links unten** neben dem Symbol angegeben (z.B. $_6$C) und bestimmt die Stellung des Elements im Periodensystem.
- **Massenzahl** = Nukleonenzahl = Zahl der **Protonen + Neutronen**
  Sie steht **links oben** neben dem Elementsymbol (z.B. ^{12}C) und gibt die Gesamtmasse des Atoms an. Gewichtsverteilung: Protonen = Neutronen. Elektronen (1/2000 der Masse eines Protons) tragen zur Masse praktisch nichts bei.
- **Neutronenzahl** = Massenzahl – Kernladungszahl

Frage: Was verstehen Sie unter der Bezeichnung **Isotop?** Kennen Sie Isotope, die in medizinischen Untersuchungen oder Therapien eingesetzt werden?

Antwort: Isotope eines Elements besitzen die **gleiche Kernladungszahl**. Sie unterscheiden sich lediglich durch die Anzahl der Neutronen im Kern und weisen demnach eine **eigene** für sie typische **Massenzahl** auf. Je mehr diese Zahl von einer ausgeglichenen Massenzahl abweicht, desto instabiler wird das Isotop, d.h. desto höher ist die Wahrscheinlichkeit eines Zerfalls zur nächst stabileren Form. Derartig leicht zerfallende Isotope bezeichnet man als Radionukleide. Beispiel: $_6^{12}$C = stabil, $_6^{13}$C = relativ stabil (1,1 % des natürlichen C), $_6^{14}$C = relativ instabil.

Isotope werden in der Medizin bei Untersuchungen und zur Therapie eingesetzt. Ich möchte folgende Beispiele nennen:

Isotop	Anwendung
^{32}P (ß-Strahler)	**Erythrozyten-Quantifizierung** (Erys werden ^{32}P-markiert), Lokale Behandlung maligner Pleuraergüsse
^{125}I (γ-Strahler)	**In-vitro-Quantifizierung** niedermolekularer Substanzen (u.a. Proteine, Hormone) Beispiel: Insulinbestimmung mittels Radioimmunoassay (RIA)
^{131}I (β- und γ-Strahler)	**Radiojodtherapie** von Schilddrüsentumoren (oral verabreicht)

Tab. 1.1: Medizinisch relevante Isotope

1.2 Chemische Bindungen

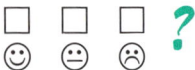

Frage: Erzählen Sie mir etwas über den Unterschied zwischen **Atom-** und **Ionenbindungen!**

✚ Die Elektronegativität (ENV) gibt an, wie stark ein Element Elektronen anzieht!

Antwort: Atombindungen weisen im Gegensatz zu Ionenbindungen im Raum gerichtete Bindungen auf. Man unterteilt sie weiter in:
- **Kovalente (homöopolare) Bindungen:** Diese bilden sich zwischen Elementen mit **ähnlicher Elektronegativität** aus. Die Elektronen verteilen sich demnach gleichmäßig auf beide Reaktionspartner (kovalent).
- **Polare Atombindungen:** Aufgrund **unterschiedlicher Elektronegativitäten** kommt es zu einer Elektronenansammlung beim Reaktionspartner mit der höheren Anziehungskraft. Es bilden sich Partialladungen aus.
- **Koordinative Bindungen:** Das bindende Elektronenpaar geht nur von einem Reaktionspartner aus. So zum Beispiel beim Metallkomplex: 4 Stickstoffatome bilden jeweils eine koordinative Bindung zu insgesamt einem zentralen Metallion aus.

Ionenbindungen entstehen zwischen Atomen mit **stark unterschiedlicher Elektronegativität**. Die Bindungskraft basiert auf der ungerichteten elektrostatischen Anziehung zwischen **positiven Kationen** (Alkalis, Erdalkalis) und **negativen Anionen** (Halogene). Diese ungerichtete Bindung bedingt die Ausbildung eines Ionengitters: Hierbei umgibt sich jedes Ion mit einer max. Anzahl andersgeladener Ionen.

Bindungs-typ	Beschreibung	Beispiel	Energie [KJ/mol]
Atom-bindung	**Kovalente Bindung:** Gleichmäßige Verteilung der Elektronen	H-H (H$_2$) C-C (Alkane) C=C (Alkene)	350 600
	Polare Atombindung: Elektronen tendieren in Richtung eines Reaktionspartners	C-H (Eth-anol) O-H (H$_2$O)	400 450
	Koordinative Bindung: Die Bindungselektronen gehen von nur einem Reaktionspartner aus	Häm Vitamin B$_{12}$	
Ionen-bindung	Ausbildung eines Ionen-gitters	NaCl NaBr CaCl$_2$	750

Tab. 1.2:   Chemische Bindungen

Frage: Was verstehen Sie unter zwischenmolekularen **Wechselwirkungen?**

Antwort: Zwischenmolekulare Wechselwirkungen nennt man auch Assoziationskräfte. Sie bestimmen, ob Materie im festen oder flüssigen Zustand vorliegt:

- **Wasserstoffbrücken:** Hier interagieren die **negativen Partialladungen** (N,O) **eines Moleküls mit den positiven Partialladungen** (H) **eines anderen Moleküls**. Durch die Ausbildung von H-Brücken erhöhen sich physikalische Eigenschaften, wie z.B. Siede- und Schmelzpunkt.
- **Van-der-Waals-Kräfte (Londonsche Dispersionskräfte):** Durch Induktionswirkung der sich schnell bewegenden Außenelektronen entstehen an benachbarten Atomen elektrische Aufladungen. Dies führt zu einer kurzzeitigen Ladungsverschiebung innerhalb eines eigentlich unpolaren Moleküls: es bildet sich ein **temporärer Dipol**. Dieser wiederum bewirkt in einem benachbarten Molekül einen entgegengesetzten Dipol. Es kommt also zu einer **schwachen und zeitlich begrenzten elektrostatischen Anziehung**.
- **Hydrophobe Wechselwirkungen:** Unpolare Substanzen in einem polaren Lösungsmittel haben die Tendenz sich zu sammeln und schließlich zu assoziieren (Gleiches paart sich mit Gleichem: „gleicher Feind" ist das polare Lösungsmittel!)

✚ Löst man Ionenverbindungen (z.B. NaCl) in Wasser, so werden die Einzelbestandteile, also Na$^+$- und Cl$^-$-Ionen, von einer **Hydrathülle** (Hülle aus Wassermolekülen) umgeben.

Bindungstyp	Beispiel	Energie [KJ/mol]
Wasserstoffbrücken	Wasser DNA-Doppelhelix	40
Van-der-Waals-Kräfte	Paraffin Zusammenhalt von Tertiärstrukturen (Proteinen)	10
Hydrophobe Wechselwirkungen	Kleine Öltropfen in Wasser vereinigen sich zu größerem Tropfen	10

Tab. 1.3: Zwischenmolekulare Wechselwirkungen

Frage: Was verstehen Sie unter primären, sekundären und tertiären Alkoholen? Klären Sie bitte den Unterschied zum Begriff „Wertigkeit"! Was wissen Sie über mögliche Reaktionen mit anderen Verbindungen?

✚ Alkoholgemische sind brennbar, wenn der Alkoholgehalt mindestens 40% beträgt. Die wichtigsten Alkohole sind Methanol (Holzgeist), Ethanol (Weingeist) und Propantriol (Glycerin).

Antwort: Die Unterscheidung **primär**, **sekundär** und **tertiär** erfolgt nach der **Anzahl der C-C-Bindungen**, die von dem **OH-Gruppe-tragenden C-Atom** ausgehen. Sie hat nichts zu tun mit der **Wertigkeit** eines Alkohols. Diese gibt uns lediglich Auskunft über die **Anzahl der** im Molekül vorhandenen **OH-Gruppen**. Gegenüber Oxidationsmitteln verhalten sich Alkohole unterschiedlich: Primäre Alkohole werden zu Aldehyden, sekundäre zu Ketonen und tertiäre gar nicht oxidiert. Mit Säuren reagieren Alkohole zu Estern. Diese und weitere wichtige Reaktionen des Alkohols sind in der folgenden Übersicht dargestellt:

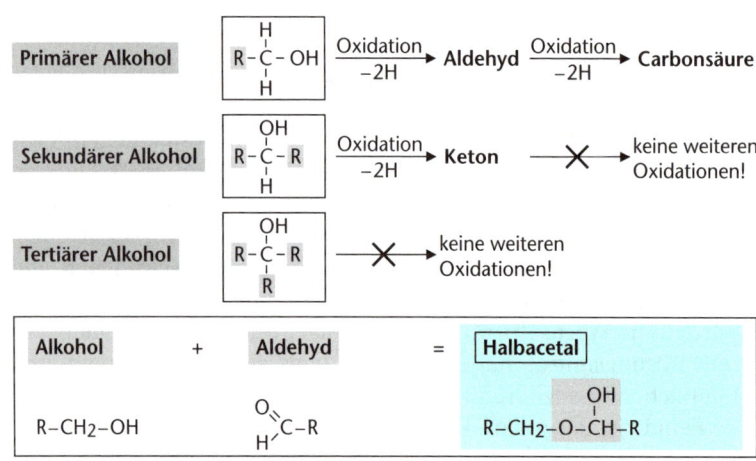

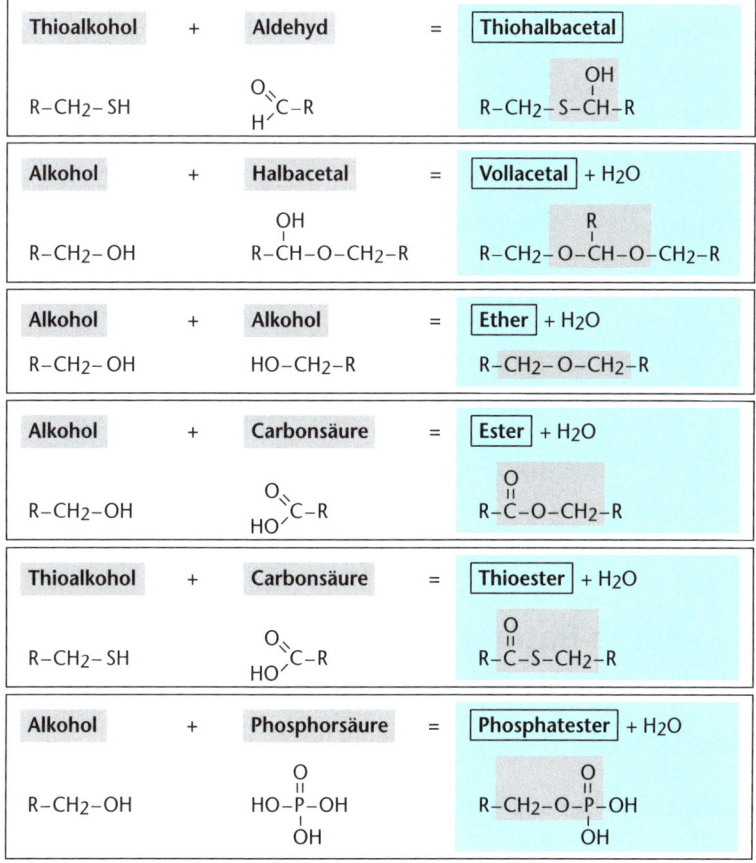

Abb. 1.1: Reaktionswege des Alkohols

Merke: Eine Oxidation ist in der Organik fast immer gleichzusetzen mit der Aufnahme von Sauerstoff bzw. der Abgabe von Wasserstoff (Dehydrierung).

!

Frage: Erklären Sie mir den Unterschied zwischen den Begriffen Säureamid und Säureanhydrid!

? ☐ ☐ ☐
☺ ☺ ☹

Antwort: Durch die Reaktion von Carbonsäuren mit Ammoniak entstehen **energiearme Säureamidbindungen**. Man findet sie v.a. in Form so genannter **Peptidbindungen**, bei denen jeweils zwei Aminosäuren über ihre COOH- bzw. NH_2-Gruppe miteinander in Verbindung stehen. **Säureanhydridbindungen** hingegen sind die **energiereichen** Bindungen zwischen zwei Säuren. Sie sind somit z.B. wichtiger Bestandteil des ATP (zwei Phosphorsäuren).

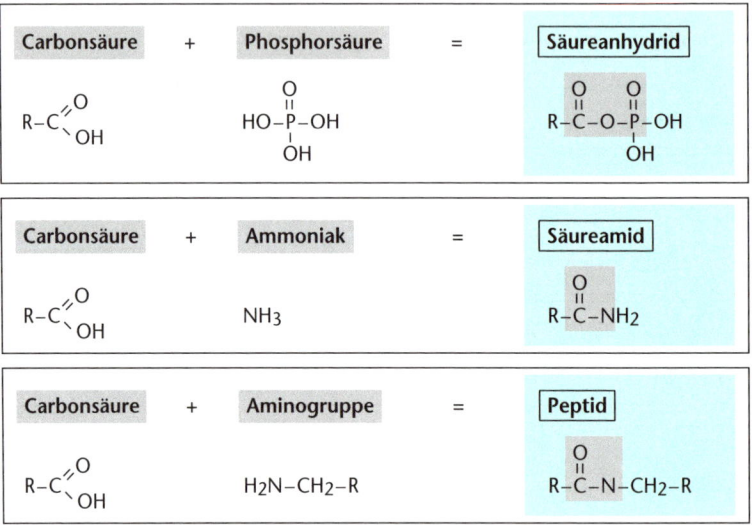

Abb. 1.2:   Säureamid versus Säureanhydrid

1.3   Säure-Basen-Haushalt

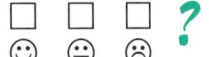

✚ Nicht jede Säure-Ba-
se-Kombination besitzt
eine gute Puffereigen-
schaft. Entscheidend ist
der pKs-Wert: Was nützt
z.B. ein HCl-Puffer beim
pH-Wert von 1?

Frage: Was verstehen Sie unter einem Puffer?

Antwort: Ein Puffer allgemein ist eine Substanz, die sowohl Protonen aufnehmen als auch abgeben kann. Die beste Puffereigenschaft ist dabei dann erreicht, wenn die Konzentration der Säure gleich der des Salzes ist (Halbdissoziationspunkt). An diesem Punkt ist nach Henderson-Hasselbalch der pH-Wert gleich dem pKs-Wert, da der $\lg 1/1 = \lg 10^0 = 0$ ist. Der gute Puffer ist demnach eine **schwache Säure mit ihrem Salz** bzw. **schwache Base mit ihrem Salz.** Dies sind Substanzen, die im Bereich des physiologischen pH (7,4) puffern.

!   **Merke:** Henderson-Hasselbalch-Gleichung pH = pks + lg Säure/Salz

1.4 Stereochemie

Frage: Erklären Sie bitte den Unterschied zwischen Konstitution, Konfiguration und Konformation!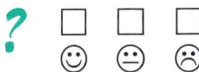

Antwort: Die **Konstitution** ist die ungenaueste Variante eine Verbindung darzustellen. Sie gibt lediglich Auskunft über Anzahl, Art und Reihenfolge der im Molekül vorhandenen Atome.

Erst die **Konfiguration** erklärt, wie sich dieses Grundgerüst (statisch) im Raum entfaltet.

Die **Konformation** beschreibt zusätzlich die unterschiedlichen Drehmöglichkeiten der über Einfachbindungen verknüpften Atome. Dadurch erfährt man die exakte (dynamische) sterische Anordnung aller Atome im Molekül.

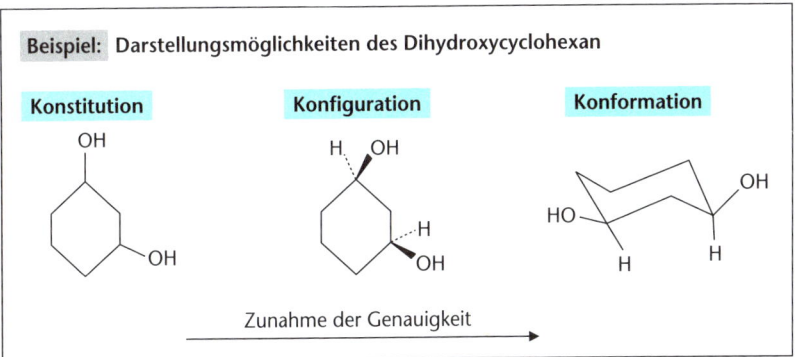

Abb. 1.3: Konstitution, Konfiguration, Konformation

Frage: Was wissen Sie über Stereoisomerie?

Antwort: Der Begriff **Stereoisomerie** beschreibt Verbindungen, die zwar die **gleichen Atome** oder **Atomgruppen** besitzen, dafür aber eine voneinander **abweichende Anordnung dieser Bausteine im Raum** aufweisen. Man unterscheidet in:

- **Konformationsisomere (= Rotations-, Konstellationsisomere):** Sie stellt man mittels Newmann-Projektion dar. Der Unterschied zwischen den Isomeren ergibt sich durch **abweichende Drehungszustände der über Einfachbindungen verknüpften C-Atome** im Molekül. Diese stabilisieren sich jeweils bei minimaler potentieller Energie, also dem größtmöglichen Abstand aller beteiligten Atome (Drehwinkel: 60°, 180°, 300°).

✚ Die Sesselform des
Cyclohexans ist deshalb
stabiler, weil hier alle H-
Atome auf Lücke treten
können.

Eine Sonderform der Konformationsisomerie ergibt sich durch die
Ausbildung von energiearmen **Sessel-** bzw. energiereichen (instabi-
leren) **Wannenformen** zyklischer C_6-Verbindungen (Cyclohexan,
ringförmige Hexosen = Pyranosen, Ringe des Sterangerüstes). **Innerhalb einer dieser Formen** (also z.B. der Sesselform) unterscheiden sich entsprechende **Konformationsisomere** lediglich in der Stellung der H-Atome an ihren C-Atomen: Liegen sie in der Ringebene,
spricht man von „equatorial" (e), bei einer Position senkrecht zum
Molekül von axial (a). Eine Konformationsumwandlung liegt vor,
wenn die Sesselform in die Wannenform übergeht und umgekehrt.

Beispiel: **Zwei ausgewählte Konformationen des Butans**

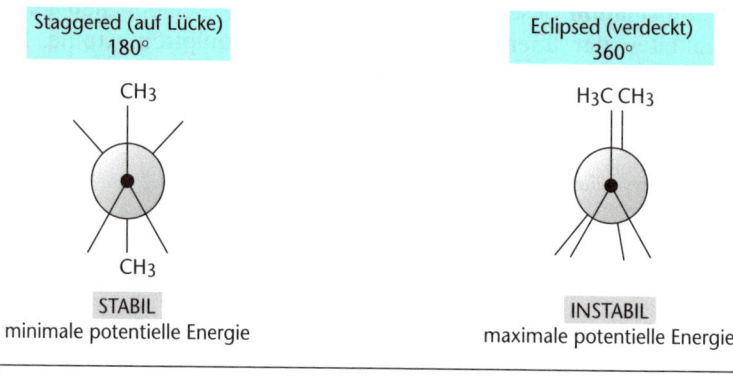

Staggered (auf Lücke)
180°

Eclipsed (verdeckt)
360°

STABIL
minimale potentielle Energie

INSTABIL
maximale potentielle Energie

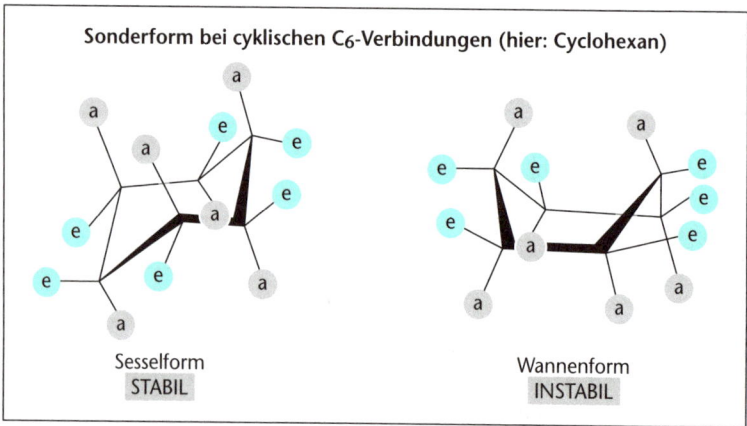

Sonderform bei cyklischen C_6-Verbindungen (hier: Cyclohexan)

Sesselform
STABIL

Wannenform
INSTABIL

Abb. 1.4:   Konformere

- **Cis/trans- und E/Z-Isomere:** Diese findet man immer dann, wenn die
  Bindung zwischen zwei Atomen (z.B. durch eine C=C-Doppelbin-
  dung) fixiert, d.h. die **freie Drehbarkeit** der Einfachbindung **aufgehoben** ist. Die Substituenten an den entsprechenden C-Atomen stehen entweder in der energiereichen **Cis-** oder in der **stabileren
  Trans-Stellung**. Ein Beispiel ist: Malat (cis) und Fumarat (trans).

Existiert **mehr als ein Substituententyp** spricht man von **e-**(entgegen) und **z-**(zusammen) **Stellung**. Hier entscheidet die Lage der 2 Substituenten mit den höchsten Ordnungszahlen.

- **Enantiomere (D-/L-Isomere):** Besitzt ein Molekül ein Kohlenstoffatom mit 4 verschiedenen Substituenten (asymmetrisches C-Atom), so enthält es ein **Chiralitätszentrum**. Von diesem Molekül gibt es 2 stabile Isomere, die sich nur deshalb unterscheiden, weil sie die Ebene des polarisierten Lichtes entgegengesetzt drehen. Man beschreibt sie als **Bild und Spiegelbild**. Ein Beispiel dazu sind die D- und L-Glucose.

> **Merke:** Eine 1:1 Mischung zweier Enantiomere (Drehung des Lichts hebt sich auf = optisch inaktiv!) bezeichnet man als **Racemat!**

- **Diastereomere (R-/S-Isomere):** Hierbei handelt es sich um **Stereoisomere, die keine Enantiomere** sind. Am besten lässt sich dies am Beispiel der Weinsäure erklären: 2R,3R-Weinsäure und 2S,3S-Weinsäure sind Enantiomere, also Bild und Spiegelbild. Die **Meso-(2R,3S-)Weinsäure** hingegen ist zu beiden Formen diastereomer. Sie bildet von keinem dieser Isomere das entsprechende Spiegelbild.

tipp Wichtig: Die D/L-Nomenklatur **beschreibt nicht den Drehsinn!** Sie beruht auf einer Bezugssubstanz (D-/L-Glycerinaldehyd) und sagt aus, wo die OH-Gruppe des asym. C-Atoms in der Fischer-Projektion steht: D = rechts, L = links. Existiert mehr als ein asym. C-Atom, entscheidet dasjenige, welches am weitesten vom höchstoxidierten C-Atom entfernt liegt.

tipp Die R-/S-Nomenklatur **beschreibt den Drehsinn:** Verläuft die Drehung im Uhrzeigersinn, besitzt das C-Atom R-, andersherum S-Konfiguration. Die Bestimmung der Konfiguration erfolgt **für jedes asymmetrische C-Atom separat.**

2 Nukleinsäuren

2.1 Bestandteile

☐ ☐ ☐ **?**
☺ ☺ ☹

Frage: Aus welchen Bausteinen setzen sich Nukleinsäuren zusammen? Fallen Ihnen diesbezüglich Unterschiede beim Vergleich DNA versus RNA ein?

 RNA ist reaktiver als DNA, da der Zucker eine zusätzliche OH-Gruppe am 2'-C-Atom enthält.

Antwort: Die monomeren Bestandteile der Desoxyribonukleinsäure und Ribonukleinsäure heißen **Nukleotide**. Jedes Nukleotid setzt sich aus einem Nukleosid (**Pentose** + stickstoffhaltige organische **Base**) und einem **Phosphatrest** zusammen. Dies ist ein wichtiger Bestandteil, da allein die Verknüpfung der einzelnen Nukleotide über 3'-5'-Phosphodiesterbindungen erfolgt. DNA und RNA codieren die Erbinformationen durch eine individuelle Kombination von vier verschiedenen Basen. Diese stehen im **DNA-Doppelstrang** zusätzlich über H-Brücken miteinander in Kontakt, wobei aus stereochemischen Gründen stets eine Pyrimidin- mit einer Purinbase paart. Bei der DNA heißt das: **Cytosin mit Guanin** und **Adenin mit Thymin**. In der **einzelsträngigen RNA** wird der Platz des Thymins vom **Uracil** eingenommen. Außerdem findet man hier als Zuckeranteil anstelle der DNA-spezifischen **2-Desoxy-D-Ribose** eine **D-Ribose**.

☐ ☐ ☐ **?**
☺ ☺ ☹

Frage: Zeichnen Sie die Ihnen bekannten Pyrimidin- und Purinbasen!

Antwort: Mir sind die Pyrimidinbasen Uracil, Thymin und Cytosin bekannt. Purinbasen sind Guanin und Adenin.

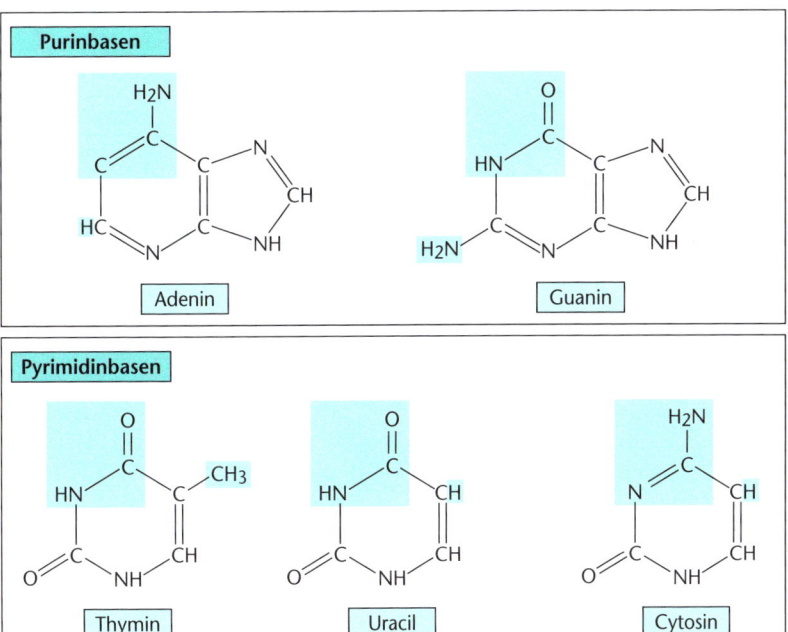

Abb. 2.1: Purin- und Pyrimidinbasen

Frage: Pyrimidinnukleotide können vom Organismus selbst herge-stellt werden. Setzen Sie sich bitte mit dem Syntheseweg auseinan-der!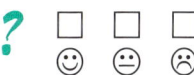

Antwort: Die Ausgangsstoffe der Pyrimidinsynthese sind **Carbamyl-phosphat** und **Aspartat**. Diese reagieren unter Phosphatabspaltung zu **Carbamylaspartat**, dem Grundgerüst des späteren Pyrimidins. Schon hier sind alle relevanten C- und N-Atome im Molekül zu finden. Der noch fehlende **Ringschluss** schließt sich direkt an: Unter Abspaltung von Wasser entsteht Dihydroorotat. Es folgt die Oxidation zu Orotat und dessen Reaktion mit Phosphoribosylpyrophosphat **(PRPP)** zu Orotidin-5-Monophosphat **(OMP)**. Nun wird OMP zu **UMP** decarbo-xyliert. Empfängt dieses anschließend eine **Aminogruppe von Glutamin** ensteht **CMP**. Findet dagegen eine **FH$_4$-abhängige Methylgruppenanla-gerung** statt, bildet sich **TMP**.

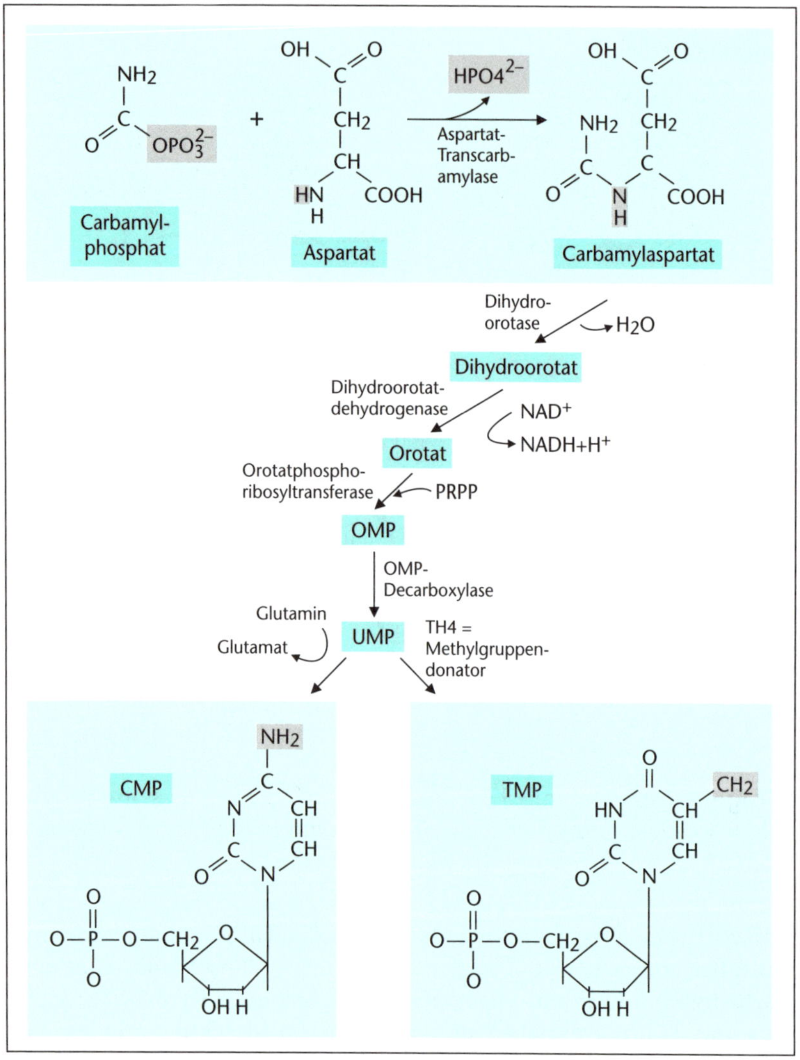

Abb. 2.2: Pyrimidinsynthese

Klinik: FdUMP (Flourdesoxyuridylat) ist ein wirksames Anti-Tumor-Mittel. Es bindet wie dUMP an das aktive Zentrum der **Thymidylatsynthase** und blockiert damit die weitere Bereitstellung von dTMP. Die kranke Zelle kann sich also nicht mehr vermehren (Selbstmordsubstrat).

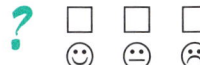

Frage: Verläuft die Purinsynthese nach einem ähnlichen Muster? Welche wichtigen Lieferanten für die Ringbestandteile kennen Sie?

Antwort: Na ja, nicht ganz! Im Gegensatz zur bereits beschriebenen Pyrimidinsynthese wird hier der Ring direkt am Zucker aufgebaut. Das Startmolekül bildet die **Ribose-5-Phosphat** bzw. ihre durch ATP-Spaltung aktivierte Form **PRPP**. Sie reagiert unter Abspaltung von Pyrophosphat mit einer Aminogruppe des Glutamins zu **5-Phosphoribosylamin**. In zahlreichen Zwischenreaktionen werden nun die verschiedenen Skelettelemente des Purinringes angeheftet, bis das Substrat aller weiteren Purinnukleotide, das **Inositolmonophosphat** (IMP), entstanden ist.

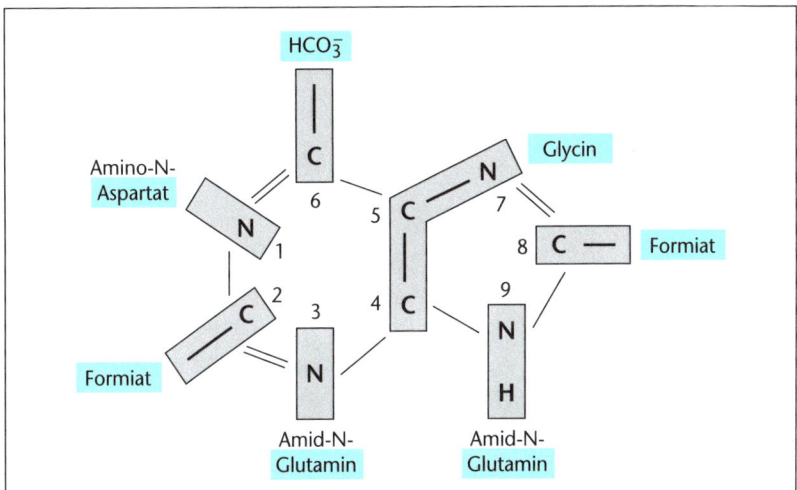

Abb. 2.3: Purinringkomponenten

IMP kann dann wieder 2 Wege einschlagen: Reagiert IMP mit **Aspartat** zu Adenylosuccinat, kann es durch die anschließende **Abgabe von Fumarat** weiter zu **AMP** umgesetzt werden. Findet dagegen eine Oxidation am C_2-Atom zu Xanthosinmonophosphat statt, wird durch die anschließende **Anheftung einer Aminogruppe** an diesen oxidierten Baustein **GMP** bereitgestellt.

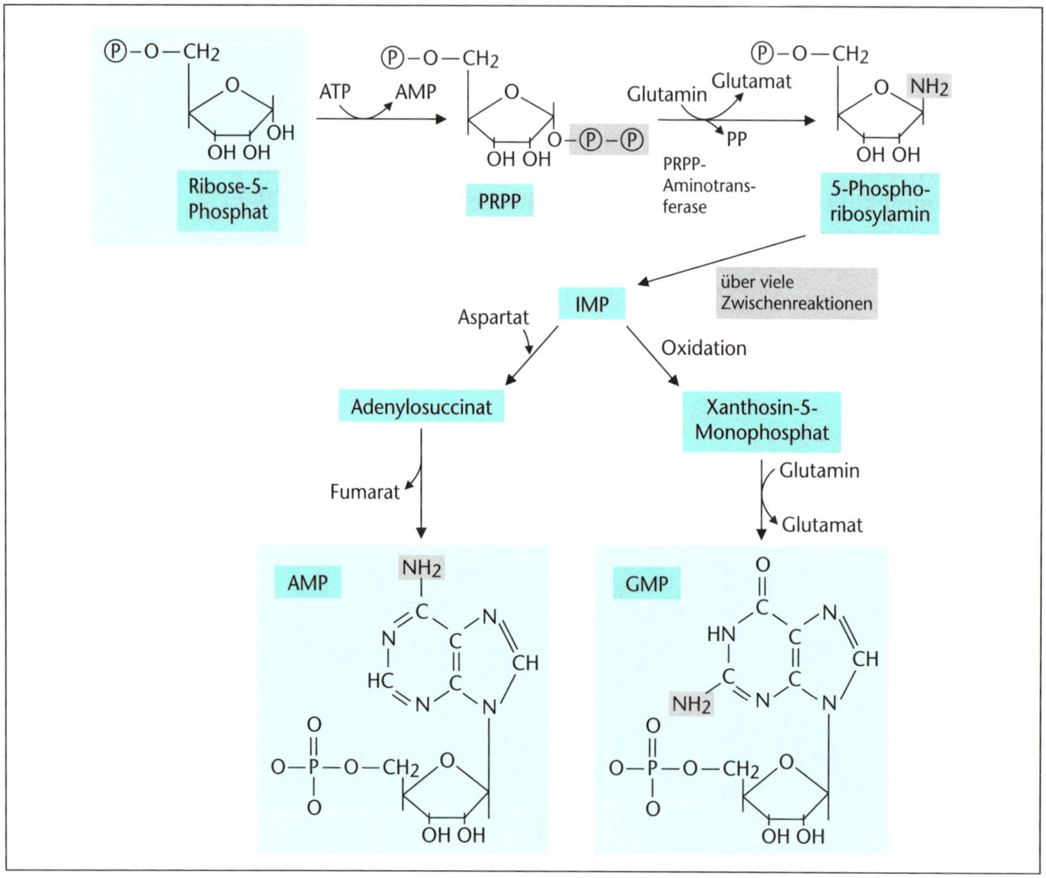

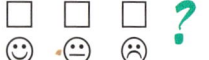

Abb. 2.4: Purinsynthese

Frage: Äußern Sie sich zu den Mechanismen des Nukleotidabbaus! Was verstehen Sie unter dem Begriff „**Purin-Salvage-Pathway**"?

Antwort: Beim Abbau von Purin- und Pyrimidinnukleotiden gibt es große Unterschiede. So besitzt unser Organismus leider keine enzymatische Möglichkeit, den Purinring aufzuspalten. Daher ist das Ziel seines Abbaus lediglich **die Löslichkeit des Moleküls** durch Einfuhr von Sauerstoff zu erhöhen. Nach Abspaltung von Phosphat- und Riboserest wird der freie Purinring maximal oxidiert, wodurch **Harnsäure** entsteht. Diese Verbindung ist zwar immer noch **relativ schlecht wasserlöslich**, kristallisiert aber erst in höheren Konzentrationen aus. Damit eine solch hohe Konzentration gar nicht erst entsteht, werden nicht alle Purine zu Harnsäure oxidiert. Über einen **Wiederverwertungsweg** (Salvage-Pathway) können freie Purine erneut zu Nukleotiden aufgebaut werden.

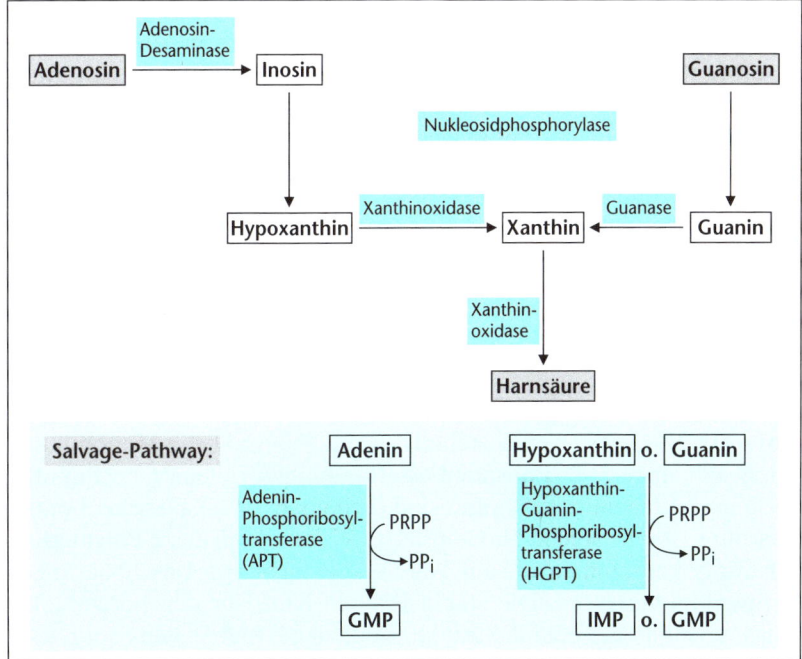

Abb.2.5: Purinabbau und Salvage-Pathway

Pyrimidine können im Gegensatz zu Purinen nicht maximal oxidiert werden, da auf diesem Weg **Barbiturate**, also Schlafmittel entstehen würden. Es kommt vielmehr zu einer Art **umgekehrter Synthese.** Der Abbau der Basen erfolgt folgendermaßen:

- **Cytosin** → Uracil → Dihydrouracil → β-Alanin → **Acetat,** Ammoniak, CO_2
- **Thymin** → Dihydrothymin → β-Aminoisobutyrat→ **Propionat,** Ammoniak, CO_2

Fallbeispiel: Sie diagnostizieren bei einem Patienten einen erhöhten Harnsäurewert im Serum. Welche Krankheiten könnten dem zu Grunde liegen?

Antwort: Eine erhöhte Harnsäurekonzentration (Hyperurikämie) im Serum liegt zum Beispiel beim Krankheitsbild der Gicht vor. Je nach Ursache unterscheidet man diese in primär und sekundär. **Primäre Gicht** entsteht durch Harnsäureüberproduktion oder eine Störung der tubulären Sekretion. **Sekundäre Gicht** ist eine Folgeerscheinung von Diabetes mellitus, Diuretikaeinnahme oder längeren Hungerperioden. In allen Fällen wird jeweils die Löslichkeitsgrenze der Harnsäure überschritten, wodurch sog. **Gichttophi** (Uratkritalle) entstehen. Mit der Zeit führen diese schließlich zur Arthritis und Pyelonephritis. Als Mittel der Wahl hat sich **Allopurinol** durchgesetzt. Hierbei handelt es sich um ein Medikament, das die Xanthinoxidase und damit die Harnsäurebildung hemmt.

Eine weitere Erkrankung, bei der erhöhte Harnsäurewerte auftreten, ist das **Lesh-Nyhan-Syndrom**. Dies ist eine X-chromosomal-rezessiv vererbte Krankheit, bei der das Enzym HGPRT vollständig fehlt. Auch hier kommt es zu einer massiven Hyperurikämie und damit zu gichtähnlichen Symptomen. Zusätzlich treten aber **neurologische Störungen** wie Spastik, Retardierung und der Hang zur Selbstverstümmelung auf.

2.2   DNA

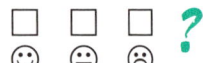

Frage: Beschreiben Sie die Struktur der DNA!

Antwort: Nukleinsäuren bestehen aus einer Vielzahl von Mononukleotiden, die über **5'-3'-Phosphodiesterbindungen** in einer bestimmten Sequenz miteinander verknüpft sind (Primärstruktur). Desoxyribonukleinsäure ist eine solche Nukleinsäure. Sie setzt sich aus **2 Polynukleotidsträngen** zusammen, die aufgrund komplementärer Basenpaarungen **antiparallel** verlaufen. Die stabilisierende Kraft für den horizontalen Zusammenhalt der beiden Stränge bilden dabei (neben den energetisch nur schwach wirksamen **H-Brücken**) die π-Elektronen in den aromatischen Strukturen untereinander liegender Basen. Dieses Phänomen bezeichnet man als **Stagging Forces** oder Stapelenergien. Die Einzelstränge sind plektonemisch umeinander gedreht, sodass eine lang gestreckte Doppelhelix (Doppelschraube) entsteht. Diese Struktur wird als Sekundärstruktur oder Leitermodell bezeichnet. Unter der Tertiärstruktur versteht man die dreidimensionale, räumliche Anordnung der schraubig gewundenen Doppelhelix.

!   **Merke:** Plektonemisch: Verdrillung von 2 Strängen, bei der beide Stränge ohne Aufdrehen **nicht** getrennt werden können.

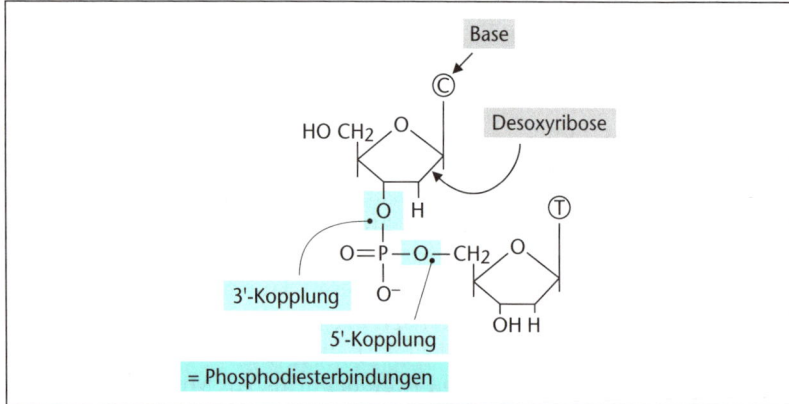

Abb. 2.6:   Bindungen innerhalb eines DNA-Einzelstranges

Frage: Was verstehen Sie unter dem Begriff **Chromatin?** Welche Komponenten zählen dazu?

Antwort: Chromatin ist die **kondensierte Form** der DNA. Diese ist wie an einer „Perlschnur" (Nukleofilament) auf viele kleine Histonkomplexe gewickelt. Histonkomplexe sind Oktamere aus jeweils 2 Molekülen H2A, H2B, H3 und H4. Nach **zweimaliger** Umwicklung mit DNA und einer weiteren Verdichtung durch Histon H1 werden sie als **Nukleosom** bezeichnet. All diese Komponenten zusammengerechnet plus die für die DNA-Replikation notwendige RNA (RNA-Primer) sowie saure Proteine ergeben schließlich das **Chromatin**.

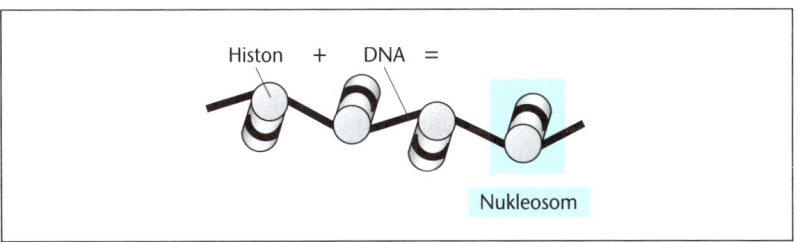

Abb. 2.7: Nukleofilament (Perlschnur)

Merke: Zellkern $\varnothing = 1$ µm, DNA-Länge= 1–2 m.

!

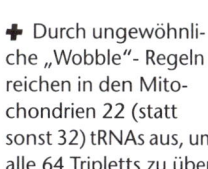

Frage: Welche Besonderheiten weist **mitochondriale DNA (mtDNA)** auf?

Antwort: Mitochondriale DNA unterscheidet sich sehr stark von Zellkern-DNA. Sie umfasst nur etwa **0,1% der Gesamt-DNA** und ist mit weniger als **20.000 Basenpaaren** viel kleiner als die Zellkern-DNA. Es handelt sich hierbei um einen **intronfreien, ringförmig geschlossenen Doppelstrang**, der nach heutigen Vorstellungen wohl eine Art Chromosomen-Überrest früherer bakterieller Einwanderer ist. Die mitochondriale DNA wird **maternal** (also über die Eizellen) vererbt. Sie mutiert schneller als Kern-DNA, da ihr Replikationsmechanismus keine Reparaturmechanismen aufweist. MtDNA codiert für einige **Proteine (13)**, spezifische mitochondriale **tRNAs (22)** und mitochondriale **rRNAs (2)**. 95% der im Mitochondrium zu findenden Proteine werden also nicht von mtDNA, sondern von Zellkern-DNA codiert.

✚ Durch ungewöhnliche „Wobble"- Regeln reichen in den Mitochondrien 22 (statt sonst 32) tRNAs aus, um alle 64 Tripletts zu übersetzen!

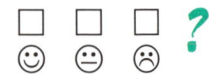

Frage: In der **S-Phase des Zellzyklus** findet einer der bedeutendsten biologischen Vorgänge des Lebens statt. Erläutern Sie bitte Funktion und Ablauf!

+ Semikonservativ: 1 Elternstrang + 1 neu synthetisierter Strang.

Antwort: In der S-Phase findet die identische **Replikation** (Verdopplung) der DNA statt. Sie ist ein 8-stündiger **semikonservativer** Vorgang, bei dem **2,5 x 10^9 Basen** verdoppelt werden müssen. Da die DNA-Polymerase allerdings nur 50 Basenpaare pro Sekunde verknüpfen kann, muss dieser Vorgang **an vielen Stellen** des Genoms **gleichzeitig** stattfinden. Gäbe es keine entsprechende Arbeitsteilung, würde die Genomverdopplung bis zu 1,6 Jahre dauern (2×10^9 bp / 50bp x s^{-1} = 1,6 Jahre). Man nimmt also an, dass pro Replikationsvorgang ca. 6000 Replikationsblasen eröffnet werden.

+ Denaturierung: Reversible oder irreversible Zerstörung von Proteinen oder Nukleinsäuren z.B. durch Auflösung von H-Brücken.

Man unterteilt die Replikation in **3 Stadien:**
- **Initiation:** Sie leitet die Replikation durch Denaturierung der DNA ein. Hierzu erfolgt an einer spez. Startstelle **(Origin)** die enzymatische Aufspaltung in 2 Einzelstränge. Die entscheidende katalytische Wirkung bei der Bildung der **Replikationsgabel** übernimmt das Enzym **Helikase**. Da die DNA jedoch nicht paranemisch, sondern **plektonemisch** aufgebaut ist, entstehen bei dieser Auftrennung extrem starke **Spannungen**. Würde der Körper nicht darauf reagieren, käme es deshalb zu replikationshemmenden Überschlagungen oder sogar Verknäuelungen. Um das zu umgehen, werden sog. **Topoisomerasen** eingesetzt, Enzyme die man nochmals in zwei Untertypen unterteilt. Der entscheidende Unterschied: Während Topoisomerasen der **Klasse 1** nur einen **Einzelstrangbruch** induzieren, ohne dabei ATP zu verbrauchen, lösen **Klasse 2**-Topoisomerasen (= Gyrasen) einen **Doppelstrangbruch** unter ATP-Verbrauch aus. Das Prinzip ist bei beiden gleich: Die DNA wird horizontal aufgeschnitten, 360 Grad um die eigene Achse gedreht und schließlich wieder zu einem intakten Molekül verknüpft. Eine weitere entscheidende Rolle in diesem Teilschritt spielen die Einzelstrangbindungsproteine (**S**ingle **S**trand **B**inding **P**roteins). Sie verhindern mit ihrer Anlagerung an die nun frei liegenden Einzelstränge eine sofortige Reassoziation.
- **Elongation:** In dieser Phase kondensieren DNA-Polymerasen freie Nukleotide an die beiden voneinander getrennten Matrizenstränge der DNA. Da die **DNA-Polymerase** aber **nur in 5'-3'-Richtung** arbeiten kann, laufen hierbei 2 verschiedene Vorgänge gleichzeitig ab: Zum einen die kontinuierliche Synthese des sog. Leitstranges (3'-5' leading strand) und zum anderen die Bildung der für die Zusammensetzung des Folgestrangs (lagging strand) notwendigen Okazaki-Fragmente. Die **Leitstrangsynthese** ist der einfachere der beiden Prozesse: Hier wird zunächst mittels Primase ein kurzer **RNA-Primer** aus ca. 50 Ribonukleotiden synthetisiert. Dieser bietet der DNA-Polymerase einen Angriffspunkt, d.h. eine **freie OH-Gruppe** zur Strangverlängerung.

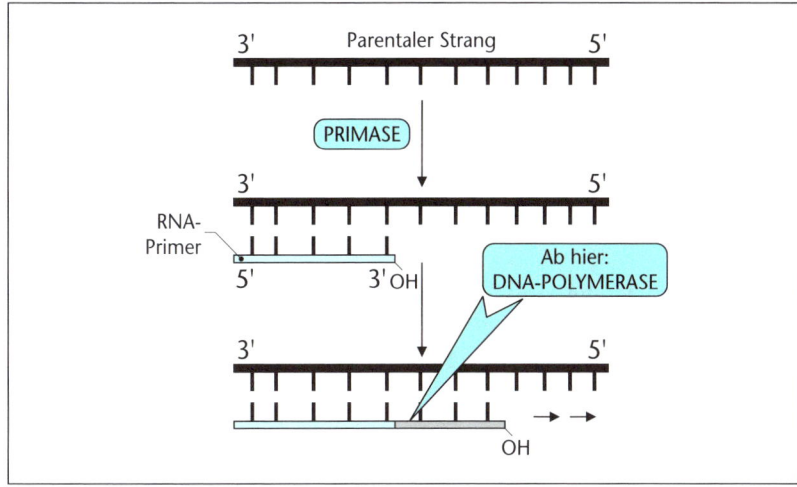

Abb. 2.8: RNA-Primer

Anschließend kann die **DNA-Polymerase** δ ein Desoxyribonukleotid nach dem anderen anfügen. Indem sie der sich öffnenden Replikationsgabel folgt, kann sie ihren Anteil der DNA-Kopie **ohne abzusetzen** fertig stellen. Im Gegensatz dazu verläuft die Synthese des **Folgestranges** von der DNA-Öffnungsrichtung weg: Nach Bereitstellung eines RNA-Primers schreibt die hierfür zuständige **DNA-Polymerase** α ein ca. 1000–2000 Nukleotide langes **Okazaki-Fragment** in 5'-3'-Richtung. Danach bricht sie ab und beginnt an der inzwischen weiter fortgeschrittenen Öffnungsstelle von neuem. Für jeden dieser Neuanfänge benötigt sie einen eigenen Primer. Die Entfernung aller RNA-Primer-Sequenzen erfolgt schließlich durch eine **Exonukleaseaktivität**. Die Vereinigung der Okazaki-Fragmente übernimmt eine **DNA-Ligase**.

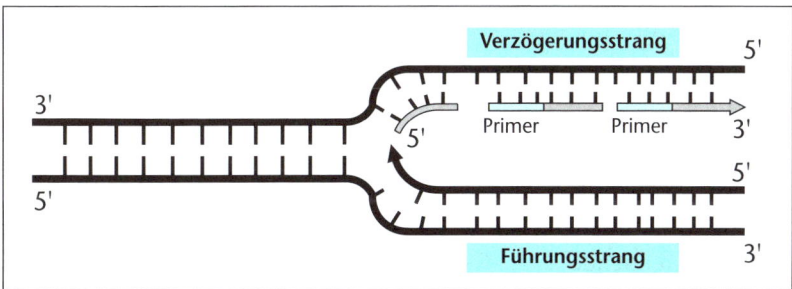

Abb. 2.9: Replikationsgabel

- **Termination:** Sie ist mit dem Übergang zweier Replikationsblasen erreicht. Das heißt: Die Replikation endet, wenn 2 an verschiedenen Stellen begonnene Replikationsvorgänge aufeinandertreffen.

Klinik: In der Klinik werden Topoisomerase-Inhibitoren (Gyrase-hemmer) als Antibiotikum oder Tumorzytostatikum eingesetzt. Sinn: Kein Spannungsabbau → keine Replikation → Zelluntergang!

☐ ☐ ☐ **?**
☺ ☺ ☹

Frage: Welche Formen der DNA-Polymerase kennen Sie? Gibt es Unterschiede zwischen Pro- und Eukaryonten?

✚ DNA-Polymerase γ findet man ausschließlich in den Mitochondrien. Sie dient der mtDNA-Replikation.

Antwort: Bei **Prokaryonten** sind v.a. die DNA-Polymerasen I und III von Bedeutung. In vivo synthetisiert **DNA-Polymerase III** die meiste neue **DNA**. **DNA-Polymerase I** dagegen **entfernt** hauptsächlich **Primer** und **füllt** die **Lücken auf**. Beide Enzyme besitzen jeweils 3 unterschiedliche aktive Zentren: eins mit DNA-Polymerasefunktion und zwei mit Exonukleasefunktionen (3'-5'- und 5'-3'-Richtung).
Eukaryonten weisen 5 verschiedene DNA-Polymerasen auf. Diese wurden nach der Reihenfolge ihrer Entdeckung mit den Bezeichnungen α- ε versehen und haben unterschiedliche Charakteristika. Im Zellkern findet man ausschließlich die α-, δ-, β-, und ε-Form. Ihren Eigenschaften entsprechend gilt die **DNA-Polymerase δ** als das entscheidende Enzym für die Leitstrangsynthese. Sie enthält keine Primase-Untereinheit, kann aber sehr lange Nukleotidketten ohne Unterbrechung synthetisieren. Man sagt, sie arbeitet „uneingeschränkt prozessiv". Außerdem besitzt sie eine integrierte Schreibkontrolle. **DNA-Polymerase α** hingegen weist eine Primaseaktivität auf, baut nur einige 100 Nukleotide am Stück zusammen und besitzt keine Exonukleasefunktion. Sie ist deshalb für die Bildung der kurzen **Primer** und der **Okazaki-Fragmente** des Folgestrangs zuständig. Weniger erforscht sind unsere β- und ε-Polymerasen: Ihnen wird lediglich eine Reparaturfunktion zugeschrieben.

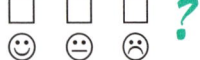 **?**

Frage: Warum ist die **Zellteilung** nicht unbegrenzt ohne Verlust genetischer Informationen durchführbar?

Antwort: Der RNA-Primer am 5'-Ende des neu synthetisierten Stranges wird ohne Ersatz abgebaut. Da die DNA-Polymerase aufgrund der fehlenden OH'-Gruppe diese Lücke nicht schließen kann, geht mit jeder Replikation ein Stück DNA (50–2400 Nukleotide) verloren. Um den Verlust von genetischen Informationen zu verhindern, besitzt das Chromosomenende eine **G-reiche Basensequenz (Telomer)**, welche keine Erbinformationen verschlüsselt. Deshalb gehen erst nach 30–50 Zellteilungen genetisch relevante Basenpaarungen verloren und es kommt zum Zelltod.

Frage: Erläutern Sie bitte Bedeutung und Mechanismus der **Apoptose!**

Antwort: Apoptose beschreibt den streng genetisch kontrollierten, programmierten Untergang von Zellen. Diese werden entweder vom Organismus nicht mehr gebraucht oder gefährden dessen weitere Funktionsfähigkeit. So dient die Apoptose v.a. der Beseitigung von:

- Zellen mit **vorübergehenden Hilfsfunktionen** in der Embryonalentwicklung (z.B. Interdigitalzellen)
- **Lymphozyten**, die körpereigene Antigene als fremd erkennen („negative Selektion" des Immunsystems)
- alten, **funktionsunfähigen** Zellen in Geweben mit hoher Proliferationsrate
- mit pathogenen Mikroorganismen **infizierten** Zellen
- **„Zellirrläufern"** (Zellen, die defekte Proteine synthetisieren)

Es gibt eine Vielzahl von Faktoren, die eine entsprechende apoptotische Reaktion auslösen können:

- Entzug von lebenswichtigen positiven Signalen (z.B. Wachstumsfaktoren)
- direkter „Befehl zum Selbstmord" durch verschiedene Botenstoffe (z.B. **CD95-Liganden**, **TNFα**)
- **Mutagene** (z.B. UV-, Röntgenstrahlung, freie Radikale, bestimmte Viren)
- irreparable DNA-Schäden (**p53**-vermittelt)

✚ **Caspasen** (**C**ysteinyl-**asp**artat-spezifische Proteinasen) sind hochspezifische Killerproteasen, die als inaktive Proenzyme synthetisiert und entweder autoproteolytisch oder durch andere Caspasen aktiviert werden.

Frage: Gehen Sie bitte etwas genauer auf die Rolle des **p53-Gens** ein!

Antwort: p53 hat die Aufgabe, einen DNA-Schaden in der Zelle mit allen Mitteln zu bekämpfen. Wird ein Fehler auf dem Erbmaterial erkannt, steigt die intrazelluläre Konzentration des p53-Proteins langsam an. Bereits in kleineren Mengen führt dies zur Biosynthese von Enzymen, die einerseits den **Zellzyklus stoppen** (p21) und andererseits eine **Reparatur des beschädigten DNA-Abschnittes** durchführen (CADD45). Gelingt dieses Vorhaben, sinkt die Konzentration des p53 rasch ab und die Zelle nimmt ihren normalen Zellzyklus wieder auf. Ist der Schaden jedoch so groß, dass keine Reparatur mehr möglich ist, steigt der intrazelluläre p53-Speigel so lange an, bis eine Konzentration erreicht ist, die zur Induktion von **Redoxenzymen** führt. Diese bewirken die Bildung von aggressiven **Sauerstoffradikalen**, welche die Mitochondrien abbauen und damit die intramitochondrialen **Enzyme freisetzen**. Die auf diesem Wege ins Zytoplasma gelangten Enzyme **Cytochrom c**, **Ced-4** und **Bax** spalten über limitierte Proteolyse die Procaspase 9 zur **Caspase 9**. Damit wird eine **Caspasenkette** aktiviert, die schließlich mit der Apoptose endet. Im Fall eines Defektes auf dem p53-Gen selbst kommt es je nach Stärke des DNA-Gesamtschadens entweder zum nicht-apoptotischen Zelluntergang oder aber zur unkontrollierten Vermehrung der entarteten Zelle.

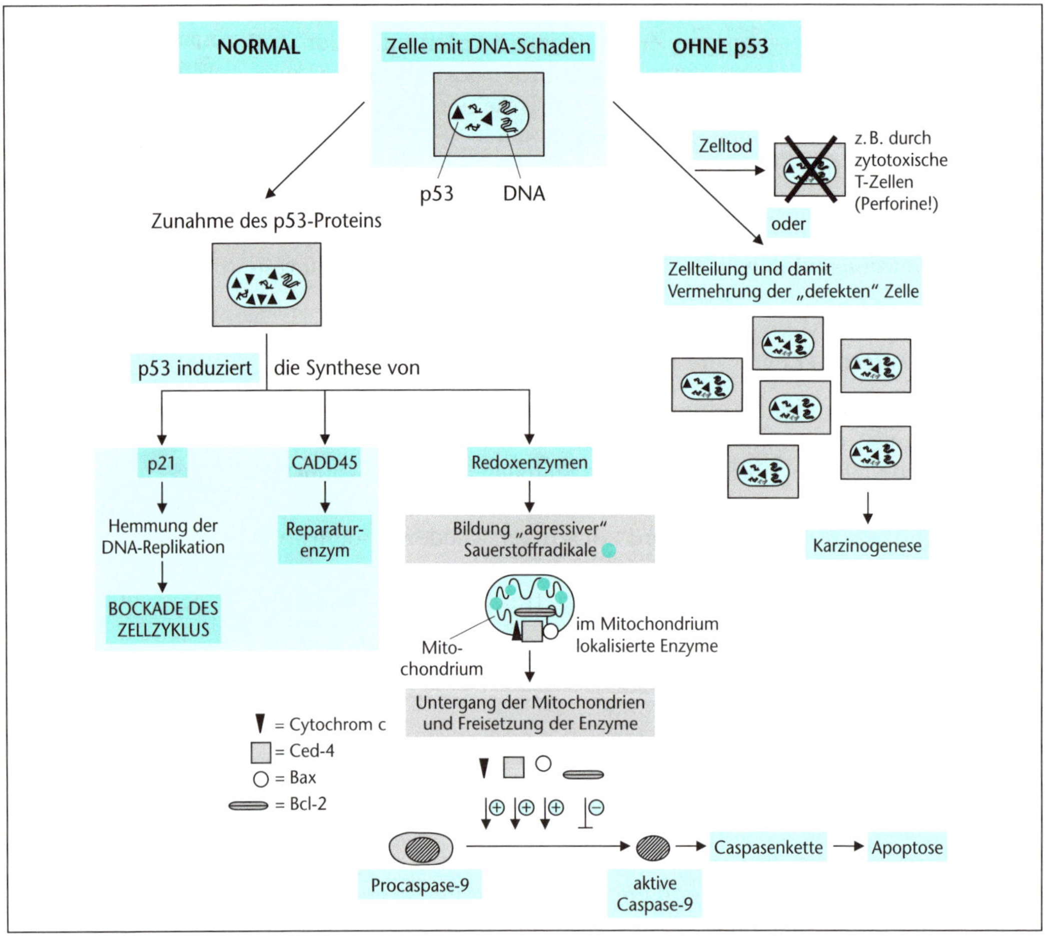

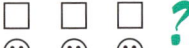

Abb. 2.10: p53-Regulation

□ □ □ **?**
☺ ☹ ☺

Frage: Was unterscheidet Apoptose von Nekrosen?

Antwort: Nekrose ist ein durch äußere Einflüsse eingeleiteter Zellmord, der meistens nicht nur eine Zelle, sondern eine ganze **Zellgruppe** betrifft. Anders als bei der Apoptose, bei der die DNA mittels Endonuklease regelmäßig zwischen den Nukleosomen gebrochen wird, kommt es zu einem **ungeregelten**, **zufallsunterworfenen DNA-Abbau**. Durch Wassereinstrom wird das Volumen solcher Zellen vergrößert und eine **Entzündungreaktion** eingeleitet. Beim programmierten Zelluntergang bleibt die Entzündung aus, da die abgeschnürten apoptotische Körperchen sehr rasch phagozytiert und anschließend verdaut werden.

2.3 RNA

Frage: Welche **Formen von RNA** kennen Sie? Gehen Sie bitte auf die jeweilige Funktion und das synthetisierende Enzym ein!

Antwort: Die 3 wichtigsten Formen von RNA sind:
- **m**(messenger)**-RNA** oder auch Boten-RNA überträgt die genetischen Informationen vom Zellkern zu den translatierenden Ribosomen im Cytoplasma. Gebildet wird mRNA (bzw. ihr Vorläufer hnRNA) durch die **RNA-Polymerase II**.
- **t**(transfer)**-RNA** wird durch die **RNA-Polymerase III** synthetisiert und führt die aktivierten Aminosäuren zu den Ribosomen.
- **r**(ribosomale)**-RNA** ist das Produkt der **RNA-Polymerase I** und wirkt zusammen mit zahlreichen Proteinen am Aufbau der Ribosomen mit. Sie macht 95% der Gesamt-RNA aus.

Frage: Erläutern Sie die 3 verschiedenen Strukturebenen der **tRNA**!

Antwort: Theoretisch gibt es 61 verschiedene tRNA-Moleküle, also für jedes Codon eines mit dem entsprechenden Anticodon.
- **Primärstruktur:** Betrachtet man die RNA nur als Polynukleotidkette, so findet man am 5'-Ende mehrere Guanin-Nukleotide und am 3'-Ende einen **Adenosin-Rest** (Basensequenz CCA). An diesem wird zur Proteinbiosynthese eine Esterbindung mit der passenden, aktivierten **Aminosäure** ausgebildet.
- **Sekundärstruktur:** tRNA besitzt die Form eines 3-blättrigen Kleeblatts. Es existieren vier doppelsträngige Abschnitte, die sich intramolekular spontan durch Paarung komplementärer Basen ausbilden. In diesem Modell nennt man den Hauptstiel **Aminosäurearm**, die anderen 3 Abschnitte (Stiele der Blätter) **Anticodon-**, **Dihydrouracil-** und **Thyminarm**. Die Endstücke der Arme weisen einzelsträngige Abschnitte ohne komplementäre Basensequenzen auf. Sie bleiben ungepaart und werden als **Schleifen** bezeichnet. Sie bilden quasi die Blätter unseres Kleeblatts.

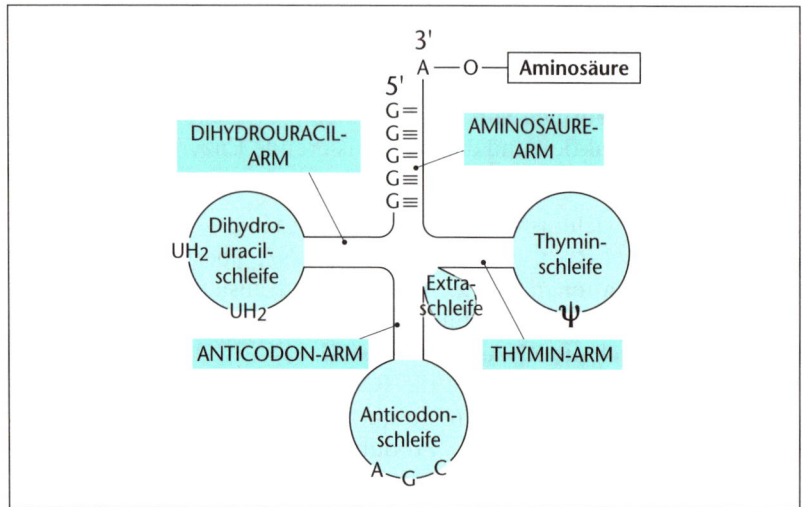

Abb. 2.11: tRNA-Sekundärstruktur

- **Tertiärstruktur:** Durch die Verdrillung der tRNA kommt es zu einer okularen Transformation vom nativen Kleeblatt auf das gespiegelte L. Thymin- und Aminosäurearm bilden dabei den kurzen, Dihydrouracil- und Anticodonarm den langen Schenkel.

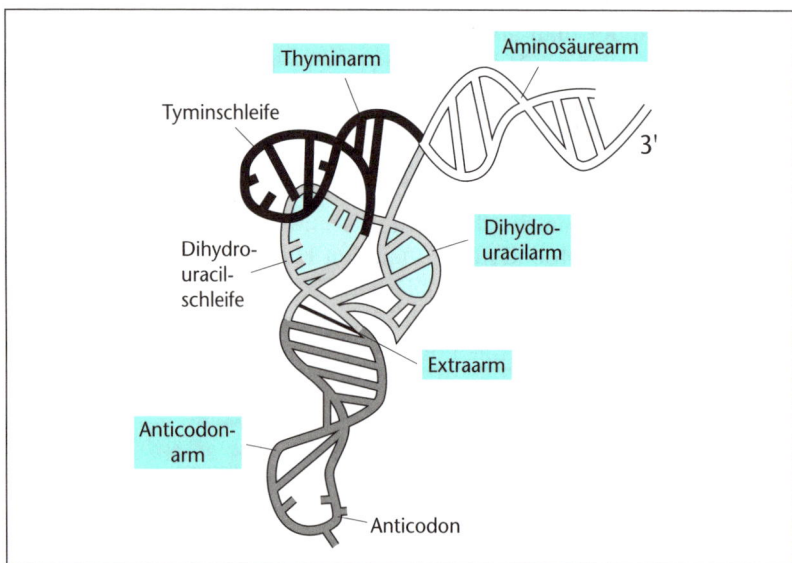

Abb. 2.12: tRNA-Tertiärstruktur

2.4 Proteinbiosynthese

Frage: Definieren Sie die Begriffe **Gen** und **genetischer Code**!

Antwort: Ein Gen ist ein DNA-Abschnitt, der für ein bestimmtes Strukturelement (Polypeptidkette, rRNA, tRNA) codiert. Es beinhaltet genau die DNA, die für die Ausbildung eines endgültigen Genproduktes notwendig ist und greift somit in die Merkmalsbildung ein. Polypeptide sind aus **20** verschiedenen, aber immer wiederkehrenden **Aminosäuren** aufgebaut. Der genetische Code oder auch **Triplettcode** enthält die Information, in welcher Sequenz die verschiedenen AS aneinandergereiht werden. Jede AS wird durch mindestens eine Dreiergruppe (Triplett) an Nukleotidbasen codiert, insgesamt existieren also **64** (4^3) **Codewörter**. Drei davon agieren als Stoppcodon, die restlichen 61 verbleiben für die AS-Verschlüsselung. Die meisten AS besitzen also mehr als nur einen Code **(degenerierter Code)**. Dabei unterscheiden sich die verschiedenen Codons für eine AS meist nur in der 3. Base **(Wobble-Base)**. Eine spezielle Aufgabe kommt den Startcodons (AUG, GUG) und den Stoppcodons (UAA, UAG, UGA) zu. Der genetische Code ist **kommafrei** und **nicht überlappend**, d.h. die genetische Information zwischen Start- und Stoppcodon wird ohne Auslassung Triplett für Triplett abgelesen. Da die 20 proteinogenen AS bei allen Organismen durch die gleichen Tripletts verschlüsselt werden, spricht man außerdem noch von einem **universellen** Charakter.

Frage: Nennen Sie die **Phasen der Proteinbiosynthese** und erläutern Sie kurz deren Ziel!

Antwort: Bei der **Transkription** erfolgt die Umschreibung der kernständigen DNA-Nukleotidsequenz in eine transportfähige mRNA-Nukleotidsequenz. Hierbei findet keine Veränderung der verschlüsselten genetischen Informationen statt. Bei der **Translation** wird dann die mRNA-Nukleotidsequenz in eine Aminosäuresequenz umgesetzt.

Frage: Schildern Sie bitte den genauen Ablauf der Transkription!

Antwort: Die Transkription startet mit der **Initiation:** Diese beginnt an spezifischen Startpunkten, denen **Promotoren** vorangestellt sind. Hierunter versteht man DNA-Abschnitte, die hauptsächlich die Basenpaarung A–T aufweisen (TATA-Boxen). Da man hier nur 2 statt 3 H-Brücken findet, wird die Aufspaltung der DNA durch die Helikase erleichtert. Zunächst müssen aber erst einmal mehrere **Transkriptions-**

faktoren an die **TATA-Box** koppeln. Erst dann kann die RNA-Polymerase II den Promotor als Startstelle erkennen und an diesen binden. Es entsteht ein Initiationskomplex, den man auch als **Holoenzym** bezeichnet.

Enhancer sind Verstärkersequenzen, die weit vor, hinter oder mitten im zu transkribierenden Gen liegen. Sie können, wie der Name schon sagt, die Transkriptionsaktivität noch intensivieren.

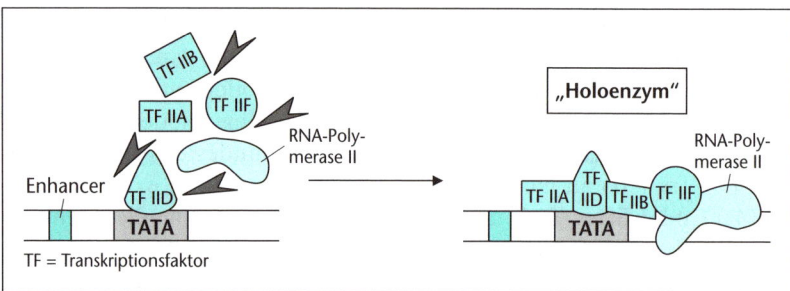

Abb. 2.13: Bildung des Initiationskomplexes

Nach dem Zerfall des Initiationskomplexes beginnt die **Elongation:** Die RNA-Polymerase II wird unter ATP-Verbrauch phosporyliert und die DNA lokal entspiralisiert. Nun startet die Synthese der sog. prä-mRNA. Sie verläuft in 5'-3'-Richtung am Matrizenstrang und endet erst dann, wenn bestimmte Stoppsignale auf der DNA erreicht werden **(Termination)**.

! **Merke:** Im Gegensatz zur Replikation ist ein De-novo-Start möglich, das heißt: ein Primer ist **nicht** erforderlich!

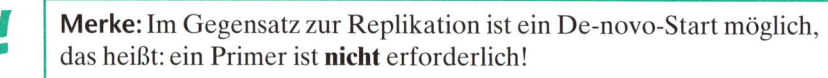 **?**

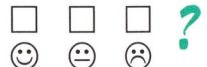

Frage: Wie entsteht aus der prä-mRNA die **mRNA?** Gibt es Mechanismen, die die mRNA auf den gefahrenvollen Weg durch das Cytosol vorbereiten?

✚ Splicing ist ein begrenzt autokatalytischer Vorgang!

Antwort: Prä-mRNA wird auch als heterogennukleäre RNA **(hnRNA)** bezeichnet. Unmittelbar nach der Synthese kommt es zum so genannten **RNA-Processing**. Darunter versteht man einen mehrschrittigen Umwandlungsvorgang, bei dem zunächst ein **5'-Cap** (N7-methyliertes GTP) an das 5'-Ende der prä-mRNA angehängt wird. Diese Kopfgruppe schützt vor Phospatasen und stabilisiert für das anschließende Spleißen. Außerdem gewährleistet sie einen sicheren Transport durch die Kernporen und das Anheften an die Ribosomen. Das 3'-Ende wird mit einem **Poly-A-Schwanz** (100–200 A-Nukleotide) versehen, welcher die genetischen Informationen vor einem enzymatischen Abbau schützt.

Den letzten Arbeitsschritt am Transkript bezeichnet man als **Splicing:** Hier werden unter Einwirkung einer Small-nuclear-RNA **(snRNA)** die nichtcodierenden **Introns** herausgeschnitten. Dazu lagert sich die snRNA einfach über komplementäre Basenpaarungen mit den zu eliminierenden Intronsequenzen zusammen. So werden die Introns lassoförmig ausgestülpt und die Exons zur fertigen **mRNA** aneinander gereiht. Diese umfasst nur noch 20% der ursprünglichen hnRNA. Durch eine sich anschließende chemische Modifikation der Basen **(Methylierung)** wird der Transkriptionsvorgang beendet.

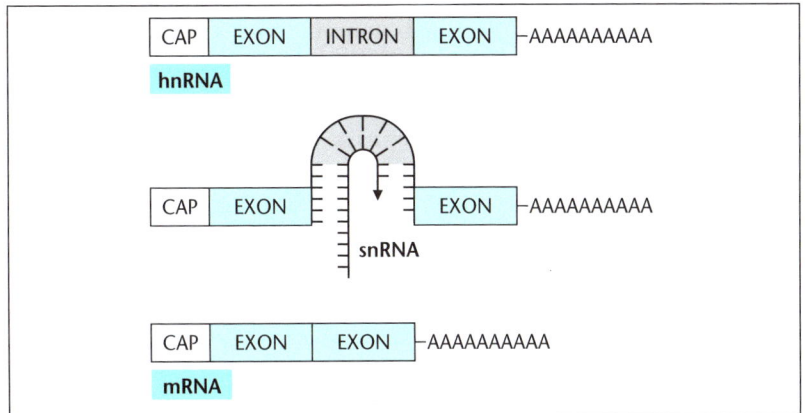

Abb. 2.14: Splicing

Nun kann die fertige mRNA den **Kern verlassen** und an den Ribosomen in die Translation eingehen. Sie wandert dabei jedoch nicht als fadenförmiges Molekül, sondern vielmehr als Knäuel durch das Cytosol. Dies beruht auf intramolekularen Paarungen komplementärer Basen, die das Molekül zusätzlich für den Transport stabilisieren.

Frage: Äußern Sie sich zu dem Ablauf der Translation!

Antwort: Zunächst kommt es im Rahmen der **Initiation** zur Anlagerung verschiedener Initiationsfaktoren an die kleine ribosomale Untereinheit. Anschließend wird die mRNA über ihr 5'Cap und Poly-A an diesen Initiationskomplex gebunden und auf das Startcodon abgesucht (↗ ① Abb. 2.15). Ist es gefunden, koppelt der eukaryontische Initiationsfaktor 1 (eIF1) an die Aminoacyl-Stelle des Ribosoms (↗ ② Abb. 2.15). Jene A-Stelle liegt ein Basentriplett hinter dem Startcodon und kann so nicht mehr vorzeitig beladen werden. Auf diese Weise wird ein Rahmen für die **Starter-Aminoacyl-tRNA** gebildet. Sie kann nun problemlos an die Peptidyl-Stelle **(P-Stelle)** binden, an der sich in diesem Moment das Startcodon AUG befindet (↗ ③ Abb. 2.15). Schließlich stößt die große ribosomale Untereinheit dazu (↗ ④ Abb. 2.15), die restlichen Initiationsfaktoren diffundieren ab und die **2. Aminoacyl-tRNA** kann über die **A-Stelle** an den Komplex binden (↗ ⑤ Abb. 2.15). Damit

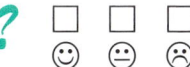 Bei dieser Frage besteht die Gefahr, sich sich im Detail zu verstricken. Deshalb sollte man versuchen, sich ein einfaches Schema ins Gedächtnis zu rufen und dieses nach und nach abzuarbeiten.

beginnt die Elongation: Eine **Peptidyltransferase** überträgt die Aminosäure der P-Stellen-tRNA auf die A-Stellen-tRNA. Dort wird eine Peptidbindung mit der neu hinzugekommenen Aminosäure ausgebildet (↗ ⑥ Abb. 2.15). Durch eine **Translokase** (eEF2) wandert das Ribosom um ein Codon weiter, wodurch das Dipeptid von der A- auf die P-Stelle rutscht und die desacylierte tRNA freigegeben wird (↗ ⑦ Abb. 2.15). Dieses Muster (Schritte 5–7) wiederholt sich solange, bis ein so genanntes **Stoppcodon** (UAA, UAG, UGA) erreicht wird (↗ ⑧ Abb. 2.15). Hieran bindet ein als Release- oder auch **Freisetzungsfaktor** bezeichnetes Protein (eRF) und es kommt zur hydrolytischen Abspaltung des Polypeptids sowie zum Zerfall des Ribosoms in seiner Untereinheiten.

✚ Polysomen sind „viele aktive Ribosomen", die wie Perlen hintereinander auf der mRNA angeordnet sind. Sie entstehen, wenn ein Ribosom seine Initiationsstelle räumt und ein zweites dort mit der Synthese beginnt usw.!

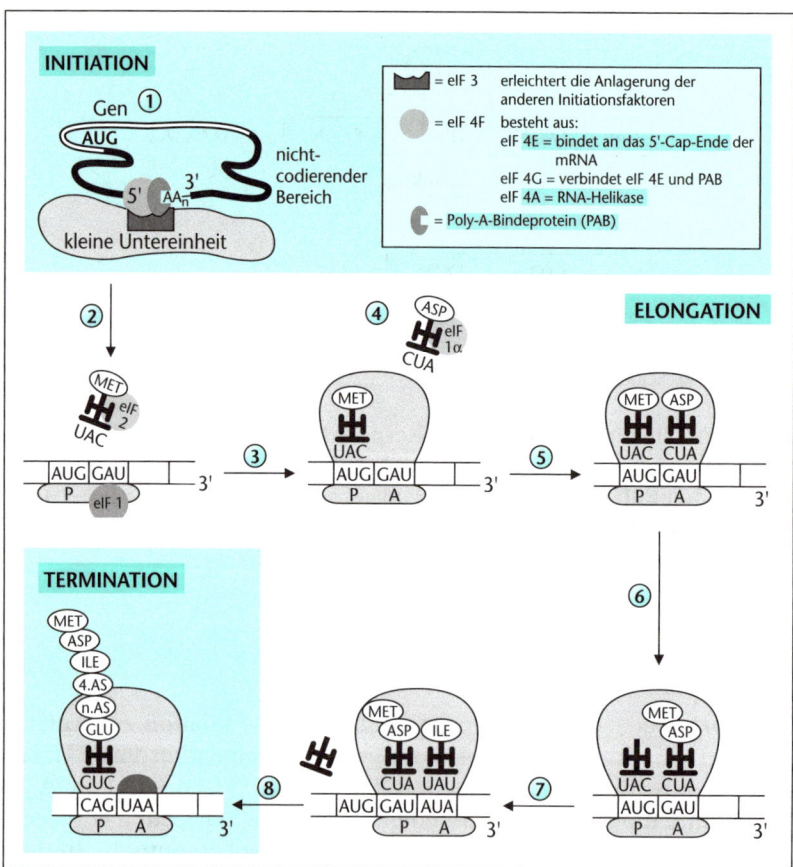

Abb. 2.15: Translation

Frage: Welche Möglichkeiten der co- und posttranslationalen Verfeinerung von Proteinen kennen Sie?

Antwort: Mir sind mehrere Möglichkeiten der co- und posttranslationalen Verfeinerung von Proteinen bekannt:

- **Gezielte Proteolyse:** Eine Abspaltung, die am C-, N-Terminus oder mitten im Molekül erfolgen kann. Am häufigsten beobachtet man das Herausschneiden wirksamer Proteine aus einem großen Vorläuferprotein (Präkursor). So z.B. beim Proopiomelanocortin: ACTH, MSH, Endorphin, Enkephalin.
- **Glykosylierung:** Dieser Vorgang beschreibt die O- oder N-glykosidische Bindung charakteristischer Kohlenhydratreste an einzelne Aminosäureketten von Membran- und Exportproteinen.
- **Anheftung von Lipidankern:** Dies gewährleistet die Verankerung von Proteinen in der Zellmembran. So heften sich entsprechende Proteine kovalent an lipophile Seitenketten (z.B. Farnesylgruppen, Myristylreste) anderer Verbindungen.
- **Kovalente Verknüpfung mit einem Coenzym** (z.B. Biotin)
- **Carboxylierung** (Vitamin K → γ-Carboxylierung der Gerinnungsfaktoren)
- **Acetylierung** des Aminoterminus

tipp Es ist günstig, die Frage des Prüfers am Beginn der Antwort aufzugreifen!

Frage: Das würde ich gerne noch etwas vertiefen. Berichten Sie bitte ausgehend vom Dolicholphosphat über den Mechanismus der Glykosylierung von Proteinen!

Antwort: Dolicholposphat ist ein membranständiges Isoprenderivat (→ Fette), welches als **Synthesewurzel für Oligosaccharidreste** von Glykoproteinen im endoplasmatischen Retikulum (ER) dient. Zum Mechanismus: Auf der zytoplasmatischen Seite erfolgt zunächst die schrittweise Kopplung von **2** Molekülen UDP-N-Acetylglucosamin **(GlcNAc)** und **5** Molekülen **Mannose** an das Dolicholphosphat. Anschließend wird die so entstandene polare Kette über einen noch nicht genau geklärten **Flip-Flop-Mechanismus** durch die hydrophobe Membran in den Innenraum des ER geklappt. Hier erfolgt schließlich die Anlagerung von **4** weiteren **Mannose-** und **3 Glucoseresten**. Glucosidasen verleihen den Zuckerresten ihre endgültige Gestalt und es kommt zur Übertragung auf das Zielprotein.

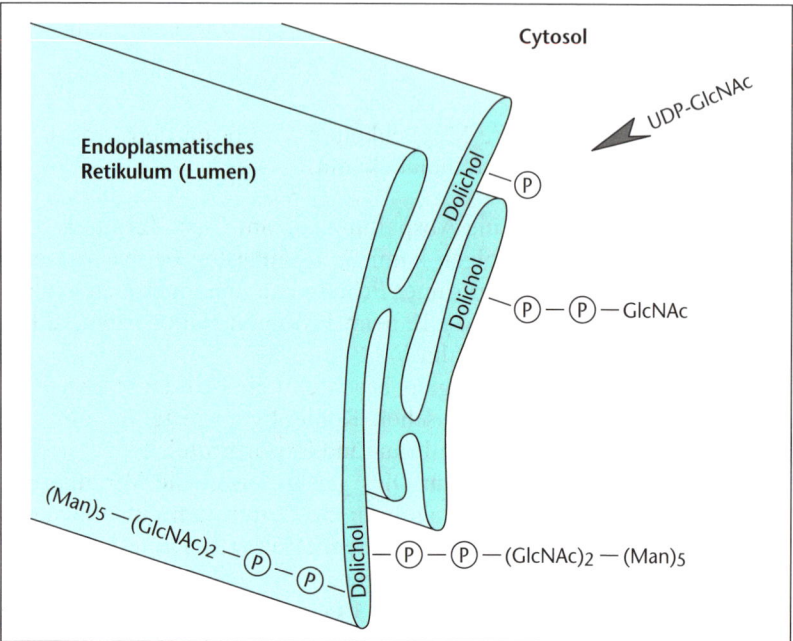

Abb. 2.16: Glykosylierung

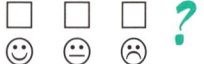

Frage: Beschreiben Sie die verschiedenen Einflüsse von Hemmstoffen auf die Proteinbiosynthese von Bakterien! Welche Grundbedingung müssen **Antibiotika** sinnvollerweise erfüllen?

Antwort: Antibiotika sind **prokaryontische Zellgifte**, die je nach Struktur in bestimmte Ablaufmechanismen der Proteinbiosynthese eingreifen. Hierbei nutzt man die Tatsache, dass Prokaryonten einen etwas anderen Proteinsyntheseapparat aufweisen als Eukaryonten. Durch gezielte Inaktivierung prokaryontischer Faktoren oder Enzyme kann man so deren Wachstums- und Vermehrungsprozesse stoppen, ohne dem Eukaryonten (also z.B. uns) dabei zu schaden.

Transkriptionshemmstoffe

Actinomycin D Pro- u. Eukaryonten	**Schiebt sich zwischen CG**-Basenpaare doppelsträngiger DNA→ DNA-Verformung. Hemmung der Transkription.
α-Amanitin Eukaryonten	Inhibitor der **RNA-Polymerase II** (mRNA) und in geringem Umfang der RNA-Polymerase III (tRNA).
Rifampicin Prokaryonten	Bindet an die β-**Untereinheit** der **RNA-Polymerase** und verhindert somit die mRNA-Synthese von Bakterien (Antibiotikum).
Gyrase-Hemmstoffe Prokaryonten	Stammen von der 4-Oxochinolin-3-Carbonsäure ab und beeinträchtigen die bakterielle Replikation und Transkription durch Hemmung der **Topoisomerase II**.

Translationshemmstoffe

Streptomycin Prokaryonten	Bindet an die **30-S-Untereinheit**, verändert das Ribosom und führt somit zu einer fehlerhaften Proteinsynthese.
Chloramphenicol Prokaryonten	Hemmung der **Peptidyltransferase** von 70-S-Ribosomen.
Erythromycin Prokaryonten	Unterdrückt die **Peptidyltransferase** und dadurch die Verknüpfung zu Di- bzw. Polypeptiden.
Tetrazyklin Prokaryonten	Hemmt die **Bindung der Aminoacyl-tRNA** an die mRNA (v.a. am 70-S-Ribosom).
Diphtherie-Toxin Eukaryonten	Besteht aus A- und B-Untereinheit, wobei B durch Bindung an die Zellmembran das Eindringen von A ermöglicht. A inaktiviert den **Elongationsfaktor EF2** durch Übertragung eines **ADP-Ribose-Restes** vom NAD^+ auf einen mod. Histidinrest **(Diphthamid)** des EF2. Dadurch verliert der Faktor seine Aktivität (Hemmung durch ADP-Ribosylierung).

Tab. 2.1: Zellgifte

tipp Die in der Tabelle aufgeführten Hemmstoffe sind nur dann potentielle Antibiotika, wenn sie keinen Einfluss auf Eukaryonten haben!

Frage: Was können Sie mir denn zum Thema **Penicillin** berichten?

Antwort: Penicillin ist quasi der Urvater der therapeutisch eingesetzten Antibiotika. Es entsteht durch Kondensation der Aminosäuren **Valin** und **Cystein** mit anschließender Acylierung der Cystein-Aminogruppe. Dabei bildet sich der für alle Penicilline typische, sehr reaktive **β-Lactamring** aus. Seine **bakteriostatische** Wirkung entfaltet Penicillin durch die irreversible Inaktivierung der **Glykopeptidtranspeptidase**. Dieses Enzym ist für die Quervernetzung des **Murein** und damit den Aufbau

+ Resistenzen entwickeln sich aufgrund der bakteriellen Produktion sog. β-Lactamasen, die den Ring spalten und somit das Antibiotikum ausschalten.

der bakteriellen Zellwand verantwortlich. Dabei simuliert der β-Lactamring die normalerweise zu verknüpfende Struktur, also das Substrat des Enzyms. Das Enzym spaltet den β-Lactamring und bildet einen biologisch inaktiven **Penicilloyl-Enzym-Komplex**. Auf diese Weise wird die **Vermehrung** des Bakteriums unausweichlich **gestoppt**.

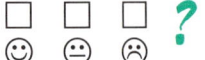

Frage: Welche Wirkungsweise haben Sulfonamide?

Antwort: Anders als der Mensch sind bestimmte Bakterien darauf angewiesen, Folsäure selbst zu synthetisieren. Und genau da setzen die Sulfonamide an. Sie ähneln sehr stark einem der Folsäure-Ausgangsprodukte: der β-**Aminobenzoesäure**. Dadurch führen sie in entsprechend hoher Dosierung zu einer **kompetitiven Verdrängung** des eigentlichen Substrates vom aktiven Zentrum des Syntheseenzyms. Das heißt: Es kommt zum Stopp des weiteren Aufbaus. Für den Menschen ist dieser Stoff nicht toxisch, da er Folsäure nicht selbst herstellen kann, sondern mit der Nahrung aufnehmen muss (Vitamin).

Frage: Was verstehen Sie unter den Begriffen Proto-, c- und v-Onkogen? Nennen Sie Beispiele für **Onkogenprodukte!**

Antwort: Onkogene sind zelluläre Gene, die bei einer entsprechenden Regulationsstörung Tumorentstehung fördern können. Unter normalen Bedingungen haben sie keinerlei pathologische Eigenschaft, deshalb bezeichnet man sie in diesem Zustand auch als **Protoonkogene**. Zu finden sind sie **in jeder kernhaltigen Zelle**, sie bilden meist die codierenden Abschnitte für Wachstumsfaktoren bzw. dementsprechende Rezeptoren (Signaltransduktionssystem). Kommt es nun z.B. durch eine **Mutation** zur Aktivierung des Protoonkogens, so bezeichnet man es ab diesem Zeitpunkt als **c-(zelluläres) Onkogen**. Eine Expremierung dieser Sequenz führt zur Synthese bösartiger Proteine. Dabei muss nicht einmal die Struktur des entsprechenden Proteins gestört sein. Handelt es sich bei dem Produkt um einen Wachstumsfaktor, so reicht dessen **Überexpression** bereits aus, um massivste pathologische Zustände auszulösen. **V-Onkogene** werden v.a. durch **Retroviren** übertragen. Sequenzanalysen haben ergeben, dass sich diese Gene von c-Onkogenen ableiten (Transduktion – Übernahme aus dem Wirtsgenom). Im Unterschied zu den c-Onkogenen weisen v-Onkogene jedoch zumeist **keine Introns** mehr auf.

Onkogen	Produkt
• sis-Onkogen	• PDGF (**Thrombozyten**wachstumsfaktor)
• int2-Onkogen	• FGF (**Fibroblasten**wachstumsfaktor)
• erbB-Onkogen	• EGF-Rezeptor (**epidermal**)
• erbA-Onkogen	• Cytoplasmatische **Hormonrezeptoren**
• Ras-Onkogen	• G-Proteine

Tab. 2.2: Onkogene

2.5 Viren

Frage: Worin unterscheiden sich **Viren** typischerweise von **Bakterien?** Nennen Sie jeweils 3 verschiedene DNA- und RNA-Viren!

Antwort: Viren sind im Gegensatz zu Bakterien **keine Lebewesen**. Sie unterscheiden sich in mehreren Punkten:

Viren	Bakterien
• kein Stoffwechsel	• fähig zum eigenen Stoffwechsel
• keine Zellorganellen	• prokaryontischer Aufbau
• DNA oder RNA	• besitzt DNA und RNA + Plasmide
• auf Wirte angewiesen	• Wirt ist kein muss, aber möglich

Tab. 2.3: Viren vs. Bakterien

Viren integrieren ihre Nukleinsäuren ins menschliche Erbgut und programmieren den Zellstoffwechsel ihres Wirtes nach den eigenen Bedürfnissen um. Nutzen Viren Bakterien als Wirtszelle, spricht man von Phagen.

Beispiele für DNA-Viren: Pockenviren, Adenoviren, Hepatitis-B-Viren, Herpesviren, Parvoviren (Einzelstrang-DNA)
Beispiele für RNA-Viren: HIV, Rötelnviren, FSME-Viren, Polioviren, Hepatitis-A-Viren, Rotaviren (Doppelstrang-RNA)

Frage: Erläutern Sie den **Vermehrungsmechanismus von RNA-Viren.** Gehen Sie dabei auf die Besonderheiten der verschiedenen Genome ein!

Antwort: Je nachdem, welche Zwischenschritte ein RNA-Virus durchlaufen muss, um seine Merkmale im Wirt expremieren zu können, unterscheidet man in:
- **Einsträngige RNA mit mRNA-Polarität ((+)-RNA):** Diese Form kann direkt in den Translationsapparat der Wirtszelle eingebracht werden (direkte Matrize).
- **Einsträngige RNA mit komplementärer mRNA-Polarität ((-)-RNA):** Hier muss zunächst eine Transkription erfolgen (indirekte Matrize).
- **Retroviren** (z.B. HIV): Dieses Virusgenom enthält RNA mit Plus-Orientierung. Anders als bei dem schon bekannten Modell kommt es hier unter Beteiligung einer reversen Transkriptase zur DNA-Doppelstrangbildung. Jener Doppelstrang kann in die Wirts-DNA integriert werden und dort solange ruhen bis spezifische Auslöser das Virus aktivieren.

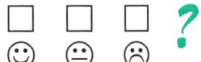

Frage: Berichten Sie anhand wichtiger Elemente der **HIV-Genkarte** über den Mechanismus der **Zellinfektion!** Was verstehen Sie unter dem Begriff Eklipse?

Antwort: Das **humane Immundefizienzvirus** (HIV-1) gehört zur Klasse der **Retroviren**. Es besitzt eine reverse Transkriptase, mit deren Hilfe es sein Erbmaterial (RNA) in die DNA der Wirtszelle integrieren kann. Damit das HIV seine Wirkung entfalten kann, benötigt es die Expression folgender wichtiger Strukturgene:
- **GAG:** Polyprotein, welches nach seiner Spaltung die Bausteine für **Capsidproteine** (p17) sowie Ribonucleoproteinkomplexe bereitstellt.
- **POL:** Codiert für eine **Protease** (spaltet das GAG-Polyprotein), eine **reverse Transkriptase** und eine **Integrase.**
- **ENV:** Bauplan für das **Membran-Glykoprotein** gp160. Dieses spaltet sich in das auf der Außenseite lokalisierte **gp120** (Anlagerung an Opfer) sowie das intramembranöse **gp41** (bedingt letztendlich die Aufnahme in die Wirtszelle).

Gelangt das HIV z.B. durch ungeschützten Geschlechtsverkehr oder den Kontakt mit kontaminiertem Blut in den Kreislauf, koppelt es mit seinem gp120 an das **CD4** von T-Helferzellen, Makrophagen oder Langerhans-Zellen. Die Einschleusung des HIV erfolgt dabei **nicht über Endozytose**. Vielmehr findet eine durch den **gp120/gp41-Komplex** und **Fusin** (ein Protein der Wirtszelle) vermittelte Fusion von Virushüll- und Zellmembran statt. So gelangt schließlich nur noch das Nukleokapsid (RNA + schützende Capsidschicht) in die Zelle. Hier erfolgt der Capsidabbau und somit die Freisetzung der Virus-Nukleinsäure. Es beginnt eine als **Eklipse** (griech.: verschwinden) bezeichnete Phase: Symptomlos katalysiert virale **reverse Transkriptase** die Umschreibung der RNA in cDNA sowie den anschließenden Abbau der Matrizen-RNA. Durch erneute komplementäre Basenpaarungen kann so ein DNA-Doppelstrang entstehen, der mittels viraler **Integrase** in das Wirtsgenom eingebaut wird. Die Bindung eines wirtszelleigenen Transkriptionsfaktors (NF-kB) an spezifische regulatorische Enhancer der **Provirus-DNA** löst schließlich die Expression viraler Gene aus. Die so synthetisierten gp160-Glykoproteine werden in die Wirtszellmembran eingebaut, das Virus erhält beim Verlassen der Zelle (Ausstülpung der Zellmembran) seine typische Hülle und kann nun im Extrazellulärraum nach neuen Opfern suchen.

Klinik: Ein gezielter Angriff gegen das HIV ist aufgrund der fehlerhaften reversen Transkriptase bzw. dem Mangel an entsprechenden Reparaturenzymen beinahe unmöglich. Man kann fast sagen, dass innerhalb eines Patienten nicht ein einziges Virus mit einem anderen identisch ist **(genomische Heterogenität)**. In der Therapie wird deshalb versucht, die Vermehrung des HIV durch frühzeitige Hemmung seines Enzymapparates (z.B. **Proteasehemmer** oder **Inhibitoren der reversen Transkriptase**) zu stoppen.

Frage: Welche Möglichkeiten zur **HIV-Diagnostik** kennen Sie?

Antwort: Beim so genannten AIDS-Test handelt es sich um eine Kombination aus ELISA und Western-Blot. Beide weisen **Antikörper gegen HIV-Proteine** (v.a. Anti-gp41, Anti-p24) nach. ELISA gilt hierbei als **sehr sensitiver** (aber unspezifischer) Suchtest. Er wird immer zuerst durchgeführt. Ist er **reaktiv**, überprüft man das Ergebnis mit dem weniger sensitiven, dafür aber **hochspezifischen** Western-Blot-Verfahren. Je nach Ergebnis dieses Testverfahrens spricht man dann von **HIV-positiv** oder **HIV-negativ**.

Frage: Können Sie noch etwas genauer auf den Mechanismus der Tests eingehen?

Antwort: Beim **ELISA** (enzyme linked immunoabsorbent assay) wird ein kleines **Plastikgefäß** mit den Virusproteinen **gp41 und p24** beladen. Darauf gießt man etwas **Patientenserum**. Besitzt der Patient Antikörper gegen die vorliegenden Proteine, bilden sich **Antigen-Antikörper-Komplexe**. Anschließend wäscht man das Gefäß gründlich aus, sodass alle nicht gebundenen Serum-Antikörper (z.B. gegen Masern, Hepatitis o.Ä.) entfernt werden. Nun gibt man spezielle **Antikörper gegen den Fc-Teil** humaner Antikörper in das Gefäß. Diese sind an ein **Enzym gekoppelt**, welches mit einem bestimmten Substrat eine Farbreaktion eingehen kann. Nach erneutem Auswaschen nichtgebundener Antikörper pipettiert man dieses Substrat dazu. Existieren nun Antigen-1-, Antikörper-2-Antikörper-Komplexe, kommt es zum **Farbumschlag**.

+ Natürlich kann man auch eine PCR zur Identifizierung viraler DNA durchführen. Dies gehört bei HIV aus Kostengründen allerdings noch nicht zu den Standarduntersuchungen.

Der **Western-Blot** wird zum spezifischen Nachweis von Proteinen (in unserem Beispiel von Anti-p24 und Anti-gp41) verwendet. Zunächst werden die einzelnen Serumproteine mittels Elektrophorese aufgetrennt. Danach wird eine Nitrocellulosefolie auf das Gel gelegt und in eine Halterung eingespannt. Senkrecht zur ursprünglichen Elektrophorese wird die Folie erneut einem elektrischen Feld ausgesetzt, wodurch die Proteine auf die Nitrocellulosefolie wandern. Nun wird die Folie in ein Gefäß mit Antikörpern gegen die gesuchten HIV-Antikörper gehalten. Sind entsprechende HIV-Antikörper auf der Folie vorhanden, bilden sich auch hier Antigen-Antikörper-Komplexe. Man gibt markierte Antikörper gegen den Fc-Teil des 1. Antikörpers sowie das farbgebende Substrats hinzu und wartet auf den Farbumschlag.

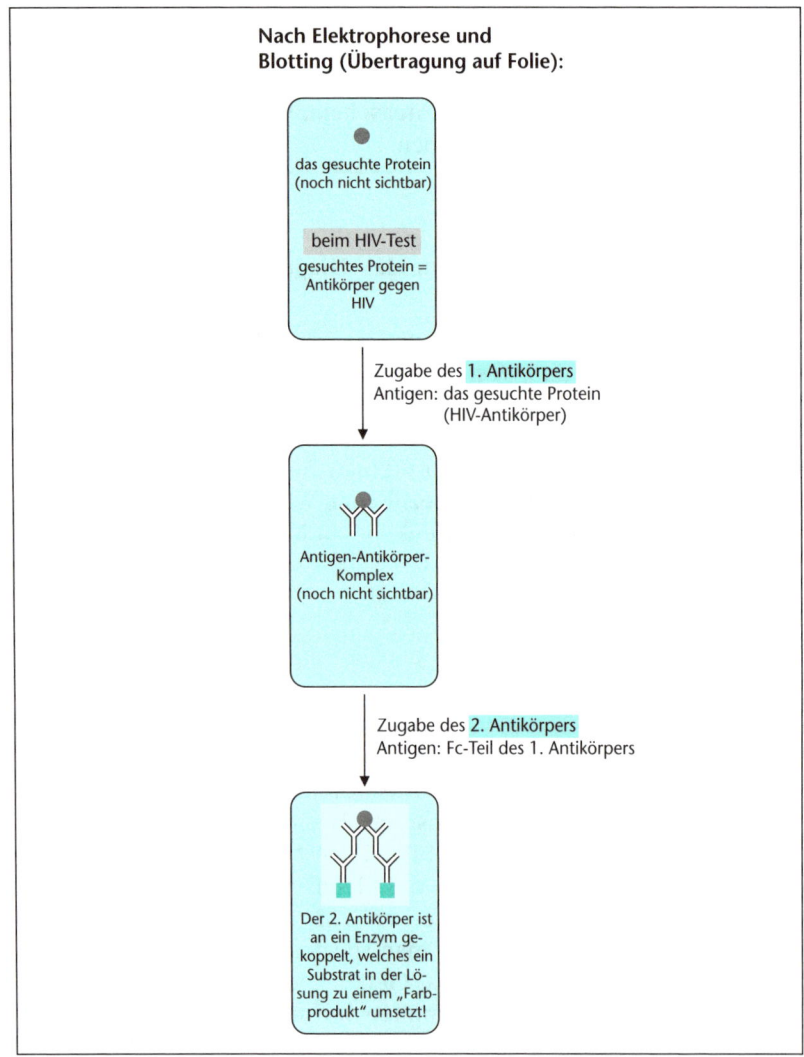

Abb. 2.17: Western-Blot

Frage: Welche besondere Struktur in der Hüllmembran von **Influenza-Viren** bedingt die Tatsache, dass jedes Jahr ein neuer Schutzimpfstoff erforderlich ist? Bitte gehen Sie auf die Begriffe „Antigendrift" und „Antigenshift" ein!

Antwort: Der Grippeerreger ist ein membranumhülltes Virus mit **(-)-RNA-Genom**. Im EM erkennt man Spikes, die von **2 transmembranösen Glykoproteinen**, dem Hämagglutinin (HA) und der Neuraminidase (NA) ausgehen. **Hämagglutinin** hat eine hohe Affinität zu Sialinsäureresten auf der Wirtszelloberfläche. Dies spielt eine entscheidende Rolle bei der rezeptorvermittelten Endozytose in die Zielzelle sowie der Freisetzung des Virusgenoms durch Fusion mit der Endosomenmembran. **Neuraminidase** schneidet endständige Sialinsäurereste sehr langer Molekülketten ab und bahnt somit dem Hämagglutinin den Weg durch den Abwehrschleim auf der Wirtszellmembran.

Der unbeständige Schutz durch aktive Immunisierung beruht auf der **raschen Veränderung** der HA-codierenden RNA durch Antigendrift und Antigenshift. Unter **Antigendrift** versteht man eine Punktmutation des HA-Gens. Ein Vorgang, der nicht unbedingt mit der Strukturveränderung des Hämagglutinins einhergehen muss, da mehrere Tripletts für ein und dieselbe AS codieren (entarteter genetischen Code). Spricht man hingegen von **Antigenshift**, meint man den Austausch eines vorhandenen Gens gegen ein neues und damit die fast sichere Tarnung gegen bereits produzierte Antikörper. Unter anderem spielt hierbei auch das **große Spektrum** an potentiellen Wirten eine Rolle. So befällt das Influenzavirus neben Menschen auch Vögel, Schweine oder Pferde. Gelingt es einem tierischen Influenza-Virus, sich für den Menschen zu rüsten, so kann dies zur Entstehung eines neuen, hochvirulenten Stammes führen.

Frage: Was wissen Sie zum Thema Herpes-Viren? Warum gilt hier der Leitspruch „Einmal Herpes, immer Herpes"?

Antwort: Bei den Herpes-Viren handelt es sich um **DNA-Viren** mit einer weltweiten Durchseuchungsrate von 95 %. Klassischerweise unterteilt man in einen **labialen Typ 1** und **genitalen Typ 2**. Dabei kann Typ 1 aber auch das für Typ 2 typische Gewebe infizieren und umgekehrt. Übertragen wird das Virus durch Kontakt mit infiziertem Speichel oder Genitalsekret. So erfolgt die Infektion meist sogar schon durch die Mutter (über den Geburtskanal oder ein „Küsschen"). Herpes-Viren gelangen durch Fusion von Virushülle und Zellmembran in die Wirtszelle. Hier findet nach Freilegung der viralen DNA eine Expression der entsprechenden Gene statt. Der Grund, warum man Herpes ein Leben lang in sich trägt ist, dass die Herpes-Viren nach einer Infektion nicht zwangsläufig zur Virus-Replikation und zum Zelltod führen. Vielmehr wandern sie als Nukleocapside **intraaxonal zu sensorischen Ganglien**, wo sie sich verstecken und von unseren Immunzellen nicht erreicht werden können. Erst bei einer **Reaktivierung** (z.B. Stress, Ekel, etc.) wandern manche von ihnen entlang der Nervenbahnen zurück zu den Epithelzellen der Lippen und führen dort durch Zellfusion zu den typischen Bläschen.

2.6   Gentechnologie

Frage: Was versteht man unter **rekombinanter DNA** und wie kann man sie gentechnologisch herstellen?

✚ Bei der gentechnischen Herstellung von **Insulin** betrifft dies z.B. die DNA-Abschnitte, die für die A - und B-Kette des Insulins codieren. Beide Gene werden mit je einem Plasmid rekombiniert und getrennt voneinander kloniert.

Antwort: Der Begriff rekombinante DNA beschreibt ein Molekül mit DNA-Abschnitten unterschiedlicher Herkunft. Hierzu wird ein kleines zu klonierendes **DNA-Molekül** mit einem so genannten **Vektor** (Plasmid oder virale DNA) verknüpft. Entscheidend für die Umsetzung sind **Typ-II-Restriktionsendonukleasen**, die die DNA an ganz spezifischen Stellen spalten. Außerdem benötigt man **DNA-Ligasen**, die eben jenes abgespaltene DNA-Fragment an einen geeigneten Vektor koppeln. Dieser Vektor kann schließlich in eine Wirtszelle (meist E. coli) eingeschleust und im Zuge der Wirtsteilungen vermehrt werden.

Frage: Wissen Sie auch, wie so eine **Restriktionsendonuklease** arbeitet? Welche Funktionen erfüllen diese Enzyme in Prokaryonten normalerweise?

✚ Erkennungssequenzen sind meist 4–6 Basenpaare lang und besitzen eine Pallindromstruktur. **Pallindrom:** Folge von Buchstaben, die vorwärts und rückwärts gelesen den gleichen Sinn ergeben (z.B. RADAR).

Antwort: Restriktionsendonukleasen kommen nur in Bakterien vor, wobei man insgesamt **3 Typen** unterscheidet. Allen gemeinsam ist der Aufbau aus zwei getrennten Enzymen: So bestehen sie aus der Restriktionsendonuklease selbst und einer SAM-abhängigen **Methyltransferase**.

In Bakterien spalten die Restriktionsendonukleasen eingedrungene Fremd-(z.B. virale)DNA. Gleichzeitig methyliert die integrierte Methyltransferase die Erkennungssequenzen auf dem eigenen Erbgut und schützt dieses somit vor einer Selbstzerstörung.

Zum Mechanismus: Restriktionsendonukleasen der Klassen I und III grenzen sich insofern vom Typ II ab, als dass sie nur unter ATP-Spaltung arbeiten und relativ unregelmäßig vor ihrer Erkennungssequenz schneiden. Deshalb sind sie für die Gentechnik relativ unbrauchbar. Besser geeignet sind Restriktionsendonukleasen der **Klasse 2:** Sie **spalten innerhalb** der Erkennungssequenz und **verbrauchen kein ATP**.

Manche schneiden die beiden Einzelstränge versetzt, sodass so genannte **klebrige Enden** (sticky ends) entstehen. Andere wiederum spalten an gegenüberliegenden Phosphodiesterbindungen, wodurch glatte Enden (bunt ends) entstehen. Sticky ends haben dabei den Vorteil einer höheren Effizienz bei der anschließenden Verbindung mit dem Plasmid.

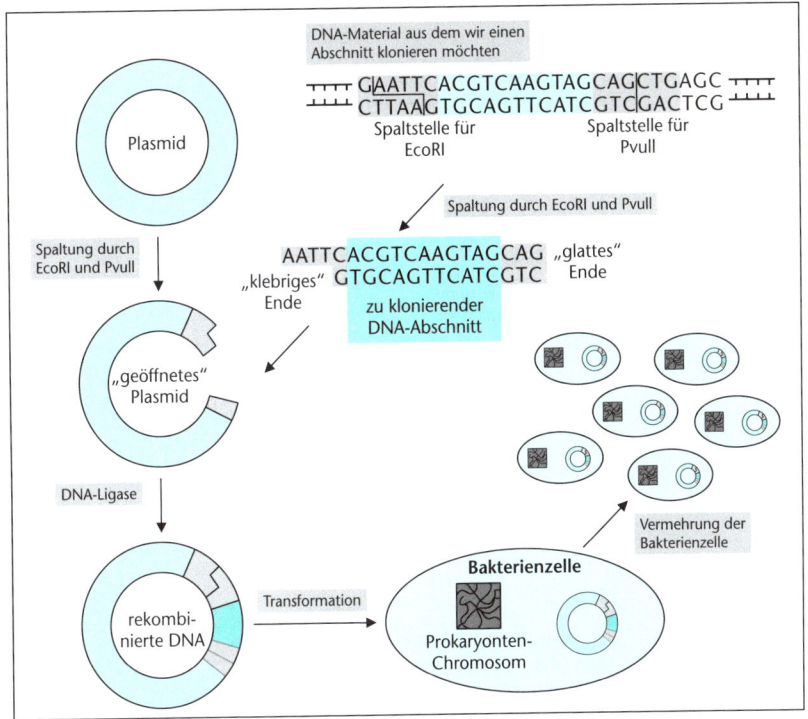

Abb. 2.18: Herstellung rekombinanter DNA

Frage: Was ist denn überhaupt ein **Plasmid?** Erläutern Sie bitte die Einschleusung eines DNA-Abschnittes mittels Plasmid (als Vektor) in eine Wirtszelle!

Antwort: Bei einem Plasmid handelt es sich um ein **ringförmiges** DNA-Molekül mit rund 5.000 – 400.000 Basenpaaren. Es kann sich **unabhängig** von der chromosomalen Kern-DNA der Wirtszelle verdoppeln. Die Einschleusung von Plasmiden in eine Bakterienzelle erfolgt mittels **Transformation:** Hierzu bringt man Plasmid und Wirt zusammen in eine Lösung und versetzt ihnen einen elektrischen Impuls mit hoher Spannung **(Elektroporation)**. Dadurch wird die Zellmembran der Bakterienzelle kurzfristig für größere Moleküle durchlässig und das Plasmid aufgenommen. Da dies allerdings nicht immer funktioniert, muss anschließend eine Erfolgskontrolle durchgeführt werden: Man versieht das Plasmid vor der Implantation mit Resistenzgenen für mindestens 2 Antibiotika. Nach Elektroporation kultiviert man alle Wirtszellen in

tipp Es gibt Prüfer, die sehr viel Wert auf derartige Grundlagen der Gentechnologie legen.

Präsenz dieser Antibiotika auf einem Nährboden. Hier findet nun eine Art künstliche Selektion statt: Es können sich nur die Wirte vermehren, die Resistenzen gegen die vorhandenen Antibiotika aufweisen. Deshalb bezeichnet man die eingesetzten Resistenzgene auch als **selektionierbare Marker**.

✚ Plasmide kann man nur für DNA-Abschnitte von bis zu 150.000 bp nutzen. Größere Fragmente werden über künstliche Bakterienchromosomen (**BAC**) eingeschleust.

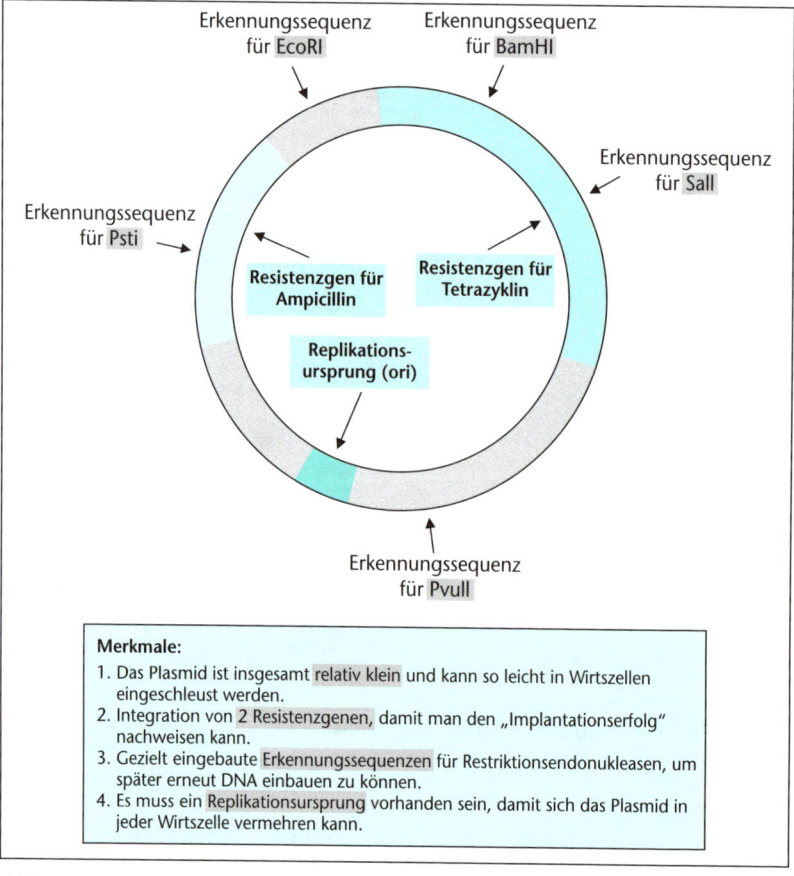

Merkmale:
1. Das Plasmid ist insgesamt relativ klein und kann so leicht in Wirtszellen eingeschleust werden.
2. Integration von 2 Resistenzgenen, damit man den „Implantationserfolg" nachweisen kann.
3. Gezielt eingebaute Erkennungssequenzen für Restriktionsendonukleasen, um später erneut DNA einbauen zu können.
4. Es muss ein Replikationsursprung vorhanden sein, damit sich das Plasmid in jeder Wirtszelle vermehren kann.

Abb. 2.19: Plasmid pBR322

Frage: Welche Bedeutung hat die **Polymerasekettenreaktion** in der Gentechnologie? Erklären Sie in Grundzügen den Ablauf des Verfahrens!

✚ Taq = Thermus aquaticus: eine Bakterienart die in Geysiren bei 90 °C überlebt! Deshalb muss die aus ihr isolierte Polymerase nicht nach jedem Einzelschritt erneuert werden.

Antwort: Die PCR (polymerase chain reaction) wurde erstmals 1983 von Kary Mullis beschrieben und ermöglicht die In-vitro-Vermehrung von kleinsten DNA-Spuren. Deshalb wird sie heute auch in vielen Gebieten eingesetzt:

• bei der Herstellung von DNA-Abschnitten, die man anschließend klonieren möchte (z.B. urzeitliche Proben in der molekularen Paläontologie)

- zur Erkennung von Virusinfektionen
- in der pränatalen Diagnostik
- zur Aufklärung von Vaterschaften
- als zuverlässiges Überführungsmittel in der Kriminalistik

Zunächst wird die DNA mit der zu vermehrenden Sequenz auf 90 °C erhitzt und damit in ihre 2 Einzelstränge aufgetrennt. Anschließend kühlt man wieder auf 50 °C herunter und gibt die **4 Desoxyribonukleotidtriphosphate**, eine hitzestabile **Taq-DNA-Polymerase** sowie **2** verschiedene, synthetisch hergestellte Oligonukleotide in großem Überschuss hinzu. Die 2 Oligonukleotide dienen als **Primer**, wobei einer an den 1. und der andere an den 2. Elternstrang (hier befindet sich die komplementäre Basenfolge) binden kann. Die 3'-Enden der beiden Primermoleküle weisen also aufeinander zu und sorgen deshalb mit zunehmender Wiederholung der Replikationsschritte dafür, dass letztendlich fast nur noch die gesuchte Sequenz vermehrt wird.

✚ Nach 25 Zyklen liegt bereits eine 10^6-fache Amplifizierung der gesuchten Sequenz vor.

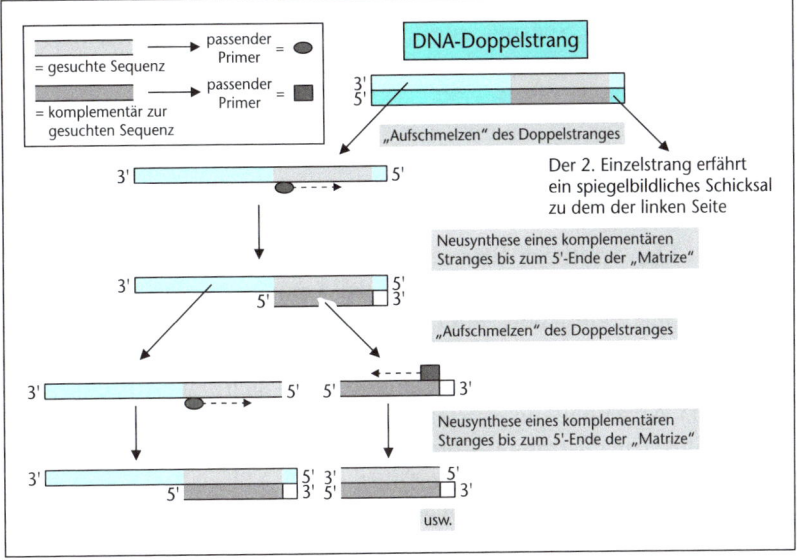

Abb. 2.20: PCR

Frage: Sie sprachen soeben vom Einsatz der PCR in der Kriminalistik. Was verstehen Sie unter einem **genetischen Fingerabdruck** und wie wird mit diesem gearbeitet?

tipp RFLPs sollten **nicht** mit **Satellitenbanden** verwechselt werden. Satelliten-DNA beschreibt nichtcodierende 1000fache Wiederholungen von kurzen Basensequenzen in Zentromernähe, die zur korrekten Anordnung der Chromosomen im Spindelapparat dienen! Auch sie können mittels DNA-Sonden in Vaterschaftsanalysen herangezogen werden!

Antwort: Der genetische Fingerabdruck beruht auf **Sequenzpolymorphismen**, also geringen DNA-Sequenz-Abweichungen, die ca. alle 1000 Basenpaare auftreten und einen Menschen zum Individuum machen. Einige dieser Sequenzveränderungen betreffen auch die Erkennungsstellen für Restriktionsendonukleasen. Dies hat zur Folge, dass es zu Abweichungen in der Größe von DNA-Fragmenten kommt, wenn man die DNA mittels bestimmter Restriktionsendonukleasen spaltet. Diese Abweichungen bezeichnet man auch als **Restriktionsfragmentlängen-Polymorphismus (RFLPs)**. Zum Nachweis der RFLPs nutzt man ein besonderes Hybridisierungsverfahren, den so genannten Southern-Blot, bei dem sich entsprechend unterschiedliche Bandenmuster ergeben. So kann man z.B. das Bandenmuster einer am Tatort gefunden DNA (Bluttropfen, Spermareste, ein Haar → in der PCR vermehrt) mit dem eines Verdächtigen vergleichen.

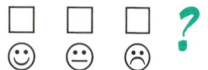

Frage: Das will ich jetzt aber genauer wissen! Wie funktioniert denn so ein **Southern-Blot**?

✚ Die später entwickelten Methoden zur Identifizierung von RNA (Northern) bzw. Proteinen (Western) wurden zwecks Einfachheit, in Ironie zum Erfindernamen, nach den anderen Himmelsrichtungen benannt.

Antwort: Der Southern-Blot wurde von Edwin Southern entwickelt und beschäftigt sich mit der **qualitativen Analyse von DNA-Abschnitten**. Vor dem eigentlichen Blot (engl. Abklatsch) werden die einzelnen DNA-Fragmente in einer Agarosegel-Elektrophorese nach Größe und Ladung getrennt und durch Ethidiumbromid sichtbar gemacht (↗ ① Abb. 2.21). Anschließend werden die DNA-Abschnitte mittels Natronlauge in ihre Einzelstränge aufgetrennt und zur **wasserfesten Fixierung** auf eine Nitrocellulosefolie überführt (↗ ② Abb. 2.21). Diese Folie wird in eine **Lösung mit Sonden** gegeben (↗ ③ Abb. 2.21). Hierbei handelt es sich um **radioaktiv markierte** Tatort-DNA-Moleküle, die durch die gleichen Restriktionsendonukleasen zerschnitten wurden und somit **komplementär zu** den **DNA-Fragmenten des Täters** sind. Nach 2–3 Stunden Inkubationszeit wird die Folie wieder herausgenommen und einer radioaktiven Messung unterzogen (↗ ④ Abb. 2.21). Stimmt die Radioaktivität von Beweismaterial und Verdächtigem überein, bedeutet dies die Überführung des Täters.

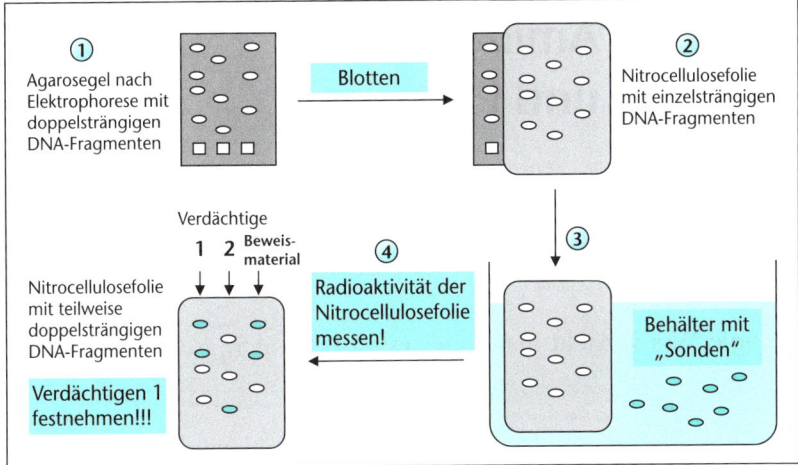

Abb. 2.21: Southern-Blot

3 Aminosäuren und Proteine

3.1 Aminosäuren

□ □ □ ?
☺ ☺ ☹

tipp Merksatz für essentielle AS: **Ph**änomenale **Is**olde **tr**übt **Leu**tnant **Val**entins **li**ebliche **Trä**ume **m**it **H**ans.

Frage: Was versteht man unter **essentiellen AS?** Nennen Sie Beispiele!

Antwort: Essentielle AS können aufgrund fehlender enzymatischer Kaskaden nicht vom menschlichen Organismus synthetisiert werden. Da sie allerdings zu den 20 proteinogenen und somit unverzichtbaren AS gehören, müssen sie **über die Nahrung** aufgenommen werden. Die Vertreter sind Lysin, Methionin, Threonin, Leucin, Isoleucin, Valin, Phenylalanin, Tryptophan; Histidin nur im Säuglingsalter.

✚ Pflanzen können die für uns essentiellen AS durch den Umbau von Zwischenprodukten des Pentosephosphatweges selbst synthetisieren!

□ □ □ ?
☺ ☺ ☹

tipp Die 20 proteinogenen AS lässt der Prüfer auch gerne mal zeichnen!

Frage: Erläutern Sie die grundlegenden Struktureigenschaften von Aminosäuren!

Antwort: Alle 20 proteinogenen sowie die über unsere Nahrung aufgenommenen nichtproteinogenen AS gehören der **L-Reihe** an und besitzen (bis auf eine Ausnahme: Prolin) die gleiche Grundstruktur. Das asymmetrische α-C-Atom ist Träger der für jede AS spezifischen **Seitenkette**. Bedingt durch deren unmittelbaren Einfluss auf die entsprechenden Eigenschaften der AS teilt man sie in folgende **Gruppen** ein: unpolar, polar (ungeladen, positiv, negativ) und aromatisch.

+ Glycin besitzt kein asymmetrisches C-Atom.

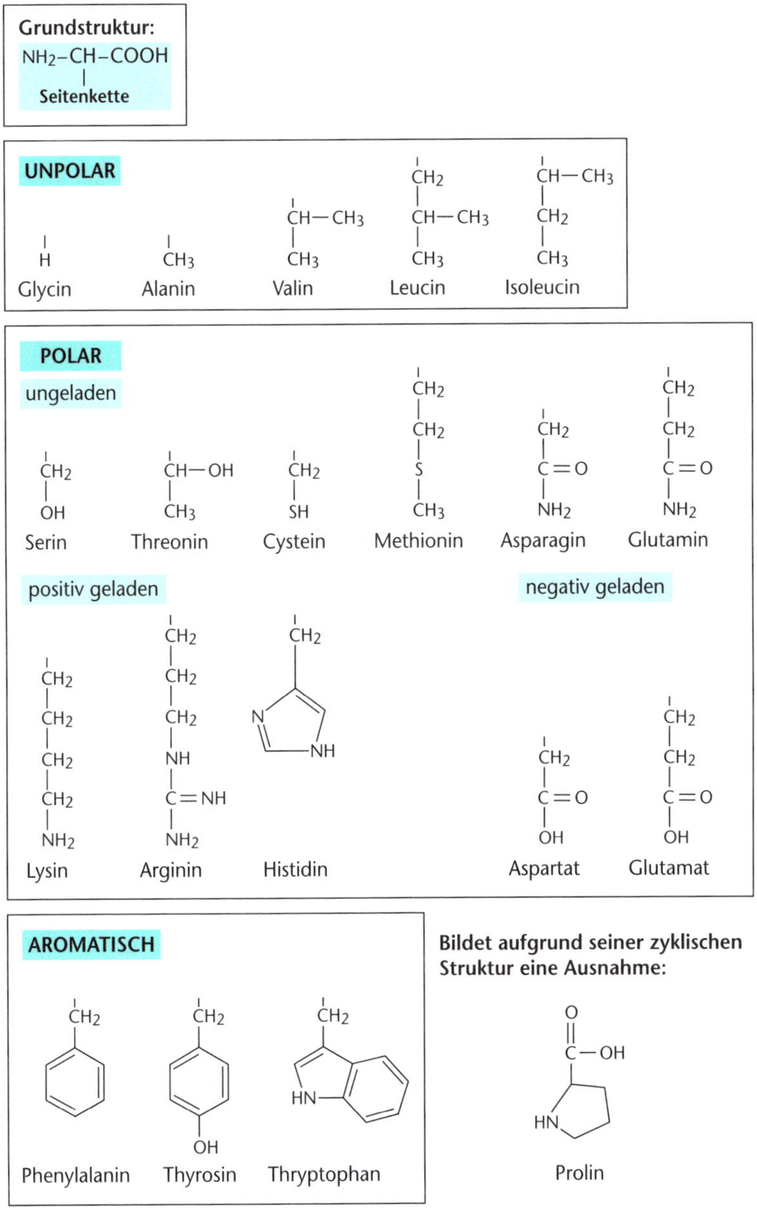

Grundstruktur:
$NH_2-CH-COOH$
|
Seitenkette

UNPOLAR

		$CH-CH_3$	CH_2	$CH-CH_3$
			$CH-CH_3$	CH_2
		$CH-CH_3$	$CH-CH_3$	CH_2
H	CH_3	CH_3	CH_3	CH_3
Glycin	Alanin	Valin	Leucin	Isoleucin

POLAR

ungeladen

			CH_2		CH_2
			CH_2	CH_2	CH_2
CH_2	$CH-OH$	CH_2	S	$C=O$	$C=O$
OH	CH_3	SH	CH_3	NH_2	NH_2
Serin	Threonin	Cystein	Methionin	Asparagin	Glutamin

positiv geladen   negativ geladen

	CH_2	CH_2		
CH_2	CH_2			
CH_2	CH_2			CH_2
CH_2	NH		CH_2	CH_2
CH_2	$C=NH$		$C=O$	$C=O$
NH_2	NH_2		OH	OH
Lysin	Arginin	Histidin	Aspartat	Glutamat

AROMATISCH

Bildet aufgrund seiner zyklischen Struktur eine Ausnahme:

CH_2	CH_2	CH_2	
			O
			‖
			C−OH
	OH	HN	HN
Phenylalanin	Thyrosin	Thryptophan	Prolin

Abb. 3.1: Aminosäuren

tipp Auf einer Trennseite am Ende des Buches befinden sich verschiedene Funktionen sowie die Synthesewege von nichtessentiellen Aminosäuren in einer Übersicht!

Frage: Aminosäuren sind die Grundbausteine des Lebens. So bilden sie nach entsprechenden Modifikationen unverzichtbare Bestandteile von Stoffwechselvorgängen! Welche wichtigen Funktionen kennen Sie?

Antwort: AS üben folgende Funktionen in Stoffwechselvorgängen aus:
- Biosynthese von **Peptiden**, **Polypeptiden**, **Proteinen**
- Vorläufer für die Biosynthese von **Hormonen** (z.B. Tyrosin → T3)
- Vorläufer für die **Pigmentbiosynthese** (z.B. Tyrosin → Melanin)
- Vorläufer für **Transmitter** (z.B. Glutamat → GABA)
- **Mediatorenvorläufer** (z.B. Histidin → Histamin)
- **Aminogruppendonatoren** (Glutamin, Aspartat)

tipp Vorsicht: Nicht OH – das H ist bereits vorhanden!

Frage: Gehen Sie bitte etwas genauer auf die Bedeutung der essentiellen Aminosäure **Phenylalanin** ein!

Antwort: Phenylalanin wird durch die irreversible Anheftung von Sauerstoff an den Aromatring in die **Aminosäure Tyrosin** überführt.

Von dieser gehen dann weitere, organspezifische Reaktionen aus:
- In den **Melanozyten** setzt eine Tyrosinase Tyrosin zu Dopa (Dihydroxyphenylalanin) um. Dieses wird in seine Chinonform überführt, empfängt ein Molekül Cystein und gibt schließlich Wasser sowie Wasserstoff ab. Dadurch entsteht das Hautpigment **Melanin**.
- In den **Follikelzellen der Schilddrüse** ist das Tyrosin an ein großes Protein (Thyreoglobulin) gebunden. Durch die Anlagerung von Iodoniumionen und das Zusammenfügen von 2 Tyrosinresten, entstehen hier die wichtigen Schilddrüsenhormone **T3** und **T4**.
- In den **Zellen des Nervensystems** reagiert Tyrosin über verschiedene Hydroxylierungs-, Decarboxylierungs- und Methylierungsreaktionen zu den Katecholaminen **Dopamin**, **Noradrenalin** und **Adrenalin**.

✚ Der bei der PKU denkbare Mangel an Tyrosin fällt symptomatisch kaum auf, da er durch eine tyrosinreiche Ernährung ausgeglichen werden kann (Tyrosin wird essentiell!).

Frage: Haben Sie eine Idee, welche Krankheitsbilder bei Störungen der Umbaureaktionen auftreten können?

Antwort: Die meisten Störungen dieser Vorgänge beruhen auf dem Fehlen oder Funktionsverlust von mindestens einem der beteiligten Enzyme.

Fehlt zum Beispiel die **Phenylalaninhydroxylase**, kann Phenylalanin nicht mehr zu Tyrosin umgebaut werden. Folglich fallen vermehrt die Abbauprodukte **Phenylpyruvat** und Phenylacetat an – Stoffe, die ab einer bestimmten Konzentration toxisch auf das ZNS einwirken. Da Phenylpyruvat in diesem Fall auch im Urin nachweisbar ist, spricht man klinisch vom Krankheitsbild der **Phenylketonurie** (PKU).

Eine weitere nennenswerte Krankheit ist der **Albinismus**: Hier herrscht in den Melanozyten ein akuter **Mangel an Tyrosinase**, was zu einer Störung der Melaninsynthese führt. Die Herstellung von Adrenalin und Noradrenalin bleibt dagegen völlig unbeeinflusst, da das entscheidende Enzym **nur in den Melanozyten** fehlt.

Klinik: In klinischen Reihenuntersuchungen Neugeborener testet man auf solche Stoffwechselstörungen mittels **Guthrie-Hemmtest**. Für dieses **mikrobiologische Verfahren** wird dem Kind Blut entnommen und auf Filterpapier aufgetrocknet. Anschließend werden kleine Scheibchen davon herausgestanzt und auf einen mit Bakterien versehenen Nährboden gelegt. Ist nun die Konzentration des unerwünschten Stoffwechselproduktes sehr hoch, kommt es zu einer für die jeweilige Krankheit charakteristischen Stimulierung oder Hemmung des Bakterienwachstums.

Frage: Erläutern Sie, welche Rolle die Leber beim Abbauprozess der Aminosäuren spielt!

Antwort: Die Leber ist das zentrale Organ im anabolen und katabolen Aminosäurestoffwechsel. Hier werden die über die Pfortader zugeführten AS entweder zu Proteinen aufgebaut oder über Transaminierung und Desaminierung verstoffwechselt.

Bei der **Transaminierung** handelt es sich um den **reversiblen** Austausch der Aminogruppe zwischen einer Aminosäure und einer α-Ketosäure: Pyridoxalphosphat (PALP = die prosthetische Gruppe der katalysierenden Transaminase) bildet dabei mit seiner Aldehydgruppe und der Aminogruppe der beteiligten AS eine **Schiff'sche Base**. Dadurch entsteht das Zwischenprodukt Pyridox**amin**phophat (PAMP). Nun überträgt PAMP die Aminogruppe auf die α-Ketosäure und wandelt sie so zur Aminosäure um. Die ursprüngliche AS geht aus dieser Reaktion als α-Ketosäure hervor.

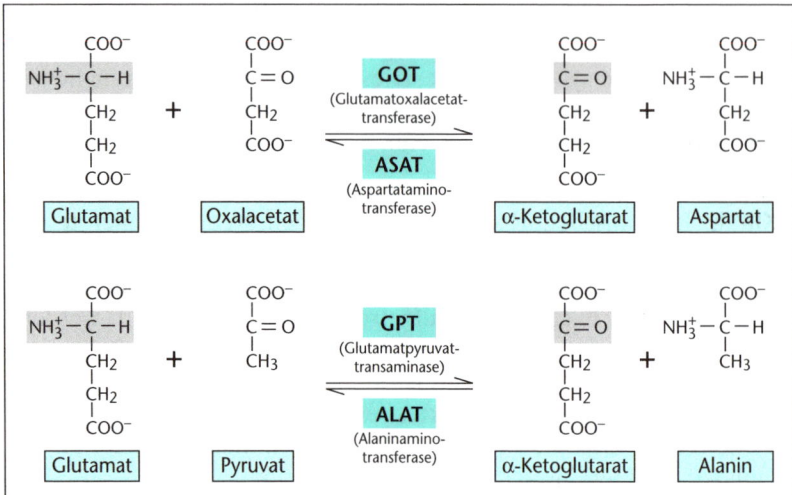

Abb. 3.2: Transaminierung

Die **Desaminierung** hat im Gegensatz zur Transaminierung nur eine katabole Funktion. Sie dient ausschließlich dem Umbau von Aminosäuren zu α-Ketosäuren und nicht umgekehrt. Je nach Aminosäure unterscheidet man dabei in **oxidative** (z.B. Glutamat) und **eliminierende** (z.B. Serin) Desaminierung. Bei beiden Mechanismen ist das Zwischenprodukt Iminosäure gleich, der Weg dorthin allerdings unterschiedlich. So geschieht dies bei der oxidativen Desaminierung über eine Dehydrierung und bei der eliminierenden Desaminierung durch Abspaltung von Wasser. Die weitere Reaktion zu den Endprodukten α-**Ketosäure** und Ammoniak erfolgt bei beiden Varianten über eine sich anschließende Hydratisierung.

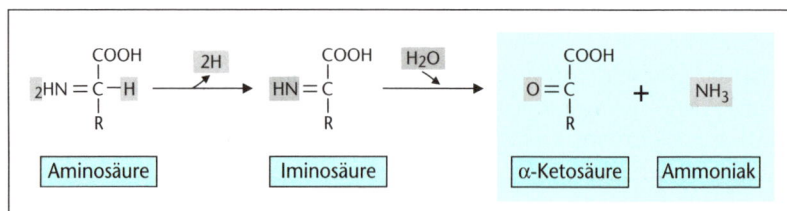

Abb. 3.3: Oxidative Desaminierung

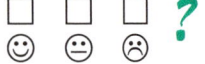

Frage: Nun ist Ihnen **Ammoniak** ja als hochwirksames Neurotoxin bekannt! Wohin und auf welchem Weg gelangt NH_3 zu seiner Entgiftung?

Antwort: Der Abbau von Aminosäuren erfolgt meist in der Peripherie (v.a. Muskulatur), also weit entfernt vom alleinigen Entgiftungsort des Ammoniaks, der **Leber**. Wir benötigen demnach Stoffe, die gewisse

Vermittlerrollen übernehmen und so helfen, die Distanz zwischen Abbau- und Entgiftungsort zu bewältigen. Diese Funktion kommt v.a. dem **Alanin** und diversen Transaminase-Reaktionen zu:

- In der Muskulatur wird die Aminogruppe einer **abzubauenden Aminosäure** auf α-Ketoglutarat übertragen: es bildet sich **Glutamat**. Dieses wiederum überträgt seine Aminogruppe auf Pyruvat und es entsteht **Alanin**.
- Alanin wird aus der Zelle geschleust und gelangt über den Blutweg zur Leber.
- Hier wird die Aminogruppe des Alanins wieder auf ein α-Ketoglutarat übertragen: Es entsteht erneut **Glutamat**. Dieses wird **desaminiert** und das frei werdende Ammoniak in den **Harnstoffzyklus** überführt.

Frage: Und welchen Sinn verfolgt der **Harnstoffzyklus?** Warum ist es denn überhaupt sinnvoll, Ammoniak in Harnstoff umzuwandeln? Erklären Sie den Mechanismus!

Antwort: Im Harnstoffzyklus wird das hochgiftige **NH_3** in den vergleichsweise ungefährlichen, ungeladenen und mit einem Reflexionskoeffizienten von nahe Null versehenen **Harnstoff** umgewandelt. Die ersten beiden Schritte finden in den Mitochondrien statt: Hier reagieren Ammoniak und Hydrogencarbonat (unter ATP-Verbrauch) zu **Carbamoylphosphat**. Dieses wird anschließend an Ornithin gebunden: es entsteht **Citrullin**. Der weitere Syntheseweg vollzieht sich im Cytosol: Hier reagiert zunächst Citrullin mit Aspartat (unter erneutem ATP-Verbrauch) zu **Argininosuccinat**. Da von Aspartat aber nur die Aminogruppe benötigt wird, findet schon im nächsten Schritt die Abspaltung seines Kohlenstoffgerüstes (= Fumarat) statt. Übrig bleibt **Arginin**, welches schließlich durch eine Arginase in **Harnstoff** und **Ornithin** gespalten wird. Ornithin wird wieder den Anfängen des Harnstoffzyklus zugeführt, Fumarat zu Aspartat regeneriert und Harnstoff (das Diamid der Kohlensäure) über die Nieren ausgeschieden (↗ Abb. 11.2).

✚ Unter Stickstoffbilanz versteht man die Differenz zwischen aufgenommenem Proteinstickstoff und ausgeschiedenem Harnstoffstickstoff. Sie ist ausgeglichen, wenn man mindestens 50 g Protein pro Tag aufnimmt.

✚ Der Reflexionskoeffizient ist ein Maß für die Permeabilität eines Stoffes an der glomerulären Filtrationsmembran. Er reicht von 0 bis 1, wobei der Wert 0 einer fast ungehinderten Durchlässigkeit entspricht.

3.2 Peptide

Frage: Beschreiben Sie das Bindungsverhältnis in Peptiden!

Antwort: Peptide sind unverzweigte Aneinanderreihungen von Aminosäuren. Die freien Amino- und Carboxylgruppen am α-C-Atom gehen dabei verloren. So findet man diese nur noch an den Enden des Peptids (links = **N-Terminus,** rechts = **C-Terminus**).

Zur Namensgebung: Die Aminosäuren, die mit ihrer COOH-Gruppe an der Peptidbindung beteiligt sind, erhalten die Endung -yl. Die Spender der NH_2-Gruppe behalten ihren Namen (Beispiel: Glycylalanin).

Chemisch betrachtet handelt es sich bei den Peptiden demnach um **Säureamide**. Trotz der zentralen Einfachbindung sind aber keine Faltungen innerhalb der Peptidbindung möglich. Ihre zweite mesomere Grenzstruktur weist nämlich eine partielle Doppelbindung auf, welche die freie Beweglichkeit stark einschränkt.

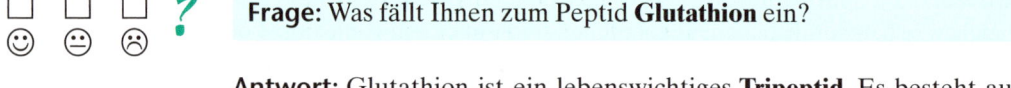

Abb. 3.4:　Peptidbindung

Frage: Was fällt Ihnen zum Peptid **Glutathion** ein?

Antwort: Glutathion ist ein lebenswichtiges **Tripeptid**. Es besteht aus **Glutamat**, **Cystein** und **Glycin**, wobei Cystein Träger der funktionell wichtigen **SH-Gruppe** ist. Als **biologisches Redoxsystem** erfüllt Glutathion die Funktion eines Schutzschildes besonders empfindlicher Enzyme in den Erythrozyten.

Zum Mechanismus: Zwei Moleküle Glutathion können unter Ausbildung einer Disulfidbrücke sehr leicht oxidiert werden, d.h. 2 Elektronen abgeben. Diese werden auf freie **Sauerstoffradikale** übertragen, wobei das entstehende O^{2-} sofort mit 2 H-Atomen weiter zu Wasser reagiert. Die hochreaktiven Sauerstoffradikale werden somit aus der Zelle befördert noch bevor sie Enzyme oxidieren, sprich denaturieren und somit eine Hämolyse einleiten können. Weitere wichtige Funktionen des Glutathions bestehen in der:
- reduktiven **Spaltung** (Inaktivierung) **des Insulins**
- Beteiligung an den entgiftenden Konjugationsreaktionen der **Biotransformation**
- Biosynthese von **Leukotrienen**

! **Merke:** Die Wiederaufbereitung des Glutathions, also die Auflösung der Disulfidbrücken (G-S-S-G → G-SH) wird durch das im Pentosephosphatweg gewonnene Coenzym NADPH katalysiert. Bei einem Mangel entsprechender Leitenzyme (z.B. Glucose-6-P-Dehydrogenase) sinkt die Konzentration des reduzierten Glutathions und es kommt zur Hämolyse!

Klinik: Im Zuge seiner Verstoffwechslung verbraucht **Paracetamol** extrem viele Glutathion-SH-Gruppen. So kommt es ab einer Menge von 10 g zu massiven Leberzellnekrosen und schließlich zum Tod. Als Antidot gibt man deshalb mit **N-Acetylcystein** einen SH-Gruppen-Spender, der das Glutathion schnellstmöglich regeneriert.

3.3 Proteine

Frage: Was können Sie mir zur Struktur von Proteinen sagen?

Antwort: Man unterscheidet Primär-, Sekundär-, Tertiär- und Quartärstruktur:

- **Primärstruktur:** Sie beschreibt die **Aminosäuresequenz** eines Proteins (Polypeptidkette) und bestimmt durch **Positionierung der Cysteine** (Disulfidbrücken) dessen globuläre Grundstruktur.

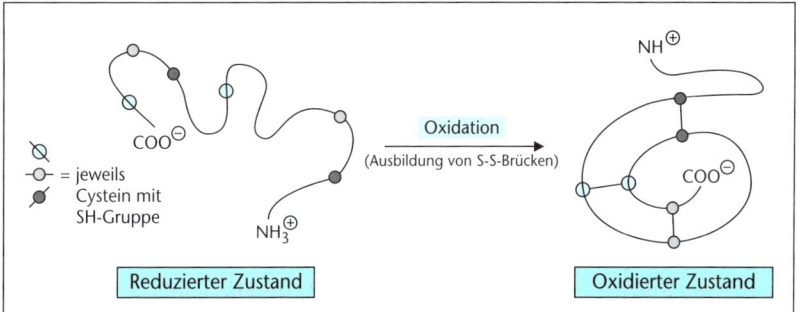

Abb. 3.5: Primärstruktur

- **Sekundärstruktur:** Diese räumliche Konformationsänderung stellt sich ab einer bestimmten Kettenlänge in wässriger Lösung ein. Sie wird über die Ausbildung zusätzlicher H-Brücken zwischen räumlich benachbarten Peptidbindungen erreicht.
  Hierbei fallen Strukturen in periodischer Wiederholung auf: In der α-**Helix-Struktur** liegt die Polypeptidkette als rechtsgewundene Schraube mit 3,6 AS pro Windung vor. Die H-Brücken befinden sich stets zwischen N–H und C=O der 4. darauf folgenden AS. Sie liegen also immer parallel zur Helixachse. Prominentestes Beispiel sind die Faserproteine (Kollagen, Myosin). Die β-**Faltblatt-Struktur** beschreibt regelmäßige Rückfaltungen, die durch H-Brücken zwischen verschiedenen Abschnitten einer Kette oder zwischen 2 Polypeptidketten entstehen. Ein Beispiel hierfür ist β-Keratin.

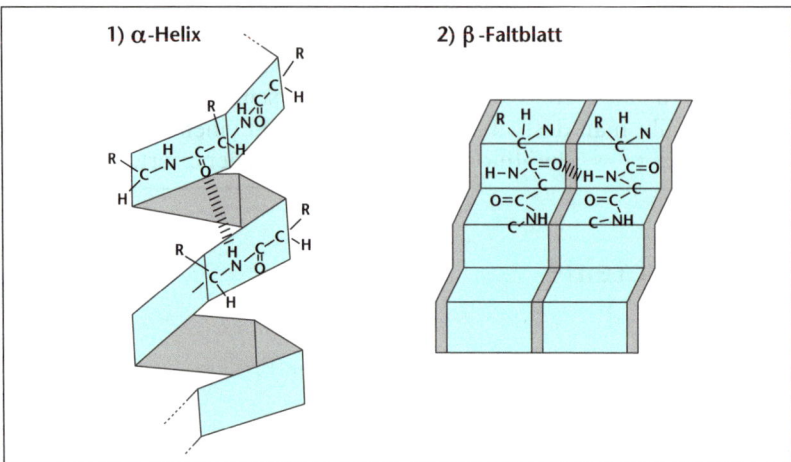

Abb. 3.6:   Sekundärstruktur

- **Tertiärstruktur:** Sie entsteht, wenn zusätzlich zu den genannten Bindungen stabilisierende Wechselwirkungen zwischen den Aminosäureseitenketten auftreten. Hierzu zählen:
  - **H-Brücken** zwischen COOH und OH bzw. NH-Gruppen
  - **Ionenbindungen** zwischen positiven und negativen Seitenketten
  - **Disulfidbrücken** durch Oxidation von 2 Cystein-SH-Gruppen
  - **Hydrophobe Wechselwirkungen**, die zu einem Wasserausschluss aus den hydrophoben Seitenketten führen
- **Quartärstruktur:** Hierbei handelt es sich um ein Organisationsprinzip **verschiedener Polypeptidketten**. Diese liegen jeweils in einer der bereits erwähnten Konformationen vor und bilden nun über schwache, nichtkovalente Bindungen eine **funktionelle Einheit**. So besteht Hämoglobin z.B. aus 4 Untereinheiten (2α- und 2β-Ketten).

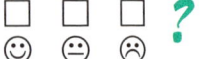

☐ ☐ ☐ **?**
☺ ☺ ☹

Frage: Schildern Sie bitte ausgehend von Ihren Strukturkenntnissen die **chemischen Eigenschaften** von **Proteinen!**

Antwort: In der Aminosäuresequenz von Proteinen kommen sowohl hydrophobe als auch hydrophile Seitenketten vor. Diese werden bei der Faltung zur Tertiärstruktur in eine für jedes Protein typische räumliche Anordnung gebracht. Gelangen die wasserlöslichen Bestandteile nach außen und die fettlöslichen nach innen, erhalten die Proteine die wichtige Eigenschaft eines **Lösungsvermittlers** zwischen polaren und unpolaren Substanzen (klassisches Beispiel: Albumin). Unter umgekehrten Voraussetzungen, wenn also hydrophob nach außen zeigt, können sich Proteine in Membranstrukturen einlagern. Beispiele hierfür: Enzymkomplexe, Ionenkanäle. Durch ihren **ampholytischen** Charakter, d.h. durch das gleichzeitige Vorhandensein von sauren und basischen Gruppen, haben Proteine außerdem häufig eine Puffereigenschaft. Der Einbau von Histidin (Imidazolring) verstärkt diesen Effekt.

3.4 Blut

Frage: Auf welche Störung ist das pathologische Bild der **Sichelzell-anämie** zurückzuführen und warum findet man die verformten Erythrozyten hauptsächlich im venösen Blut?

? ☐ ☐ ☐
☺ ☺ ☹

Antwort: Bei der Sichelzellanämie enthalten die Erythrozyten teilweise ein abnormes Hämoglobin (HbS). In jenem HbS wurde als Folge einer **Punktmutation** eine **polare gegen eine unpolare Aminosäure** ausgetauscht. Im arteriellen Blut ist diese Sequenzänderung noch relativ unerheblich. Nach der **Sauerstoffabgabe** jedoch kommt es im Hämoglobin zu einer **Konformationsänderung:** Die neue, hydrophobe AS wird freigelegt und führt durch die typisch klebrige Eigenschaft hydrophober Verbindungen zu einer **Verklumpung** mit weiteren Hämoglobinmolekülen. Es kommt zu der charakteristischen Formänderung der Erythrozyten (Sichelform).

Frage: Legen Sie bitte die grundlegenden Schritte der **Hämsynthese** dar!

? ☐ ☐ ☐
☺ ☺ ☹

Antwort: Ausgangsstoffe für die Hämsynthese sind die Aminosäure **Glycin** und das im Citratzyklus gewonnene **Succinyl-CoA**. Diese werden zunächst in den Mitochondrien von Knochenmark- und Leberzellen durch die **5-Aminolävulinat-Synthase** (Schrittmacherenzym) zu 5-Aminolävulinat umgesetzt. Anschließend kondensieren 2 Moleküle 5-Aminolävulinat zu **Porphobilinogen**. Im Cytosol bilden dann 4 dieser Pyrrol-Moleküle ein lineares **Tetrapyrrol**. Dieses wird über Methinbrücken zyklisiert, desaminiert, decarboxyliert und zu verschiedenen Oxidationsreaktionen wieder ins Mitochondrium überführt. Abgeschlossen wird die Hämsynthese durch eine **Ferrochelatase**, die das funktionell wichtige Eisenion einbaut.

✚ Blei vergiftet die Porphobilinogensynthase und Ferrochelatase, führt also zu Störungen der Hämsynthese!

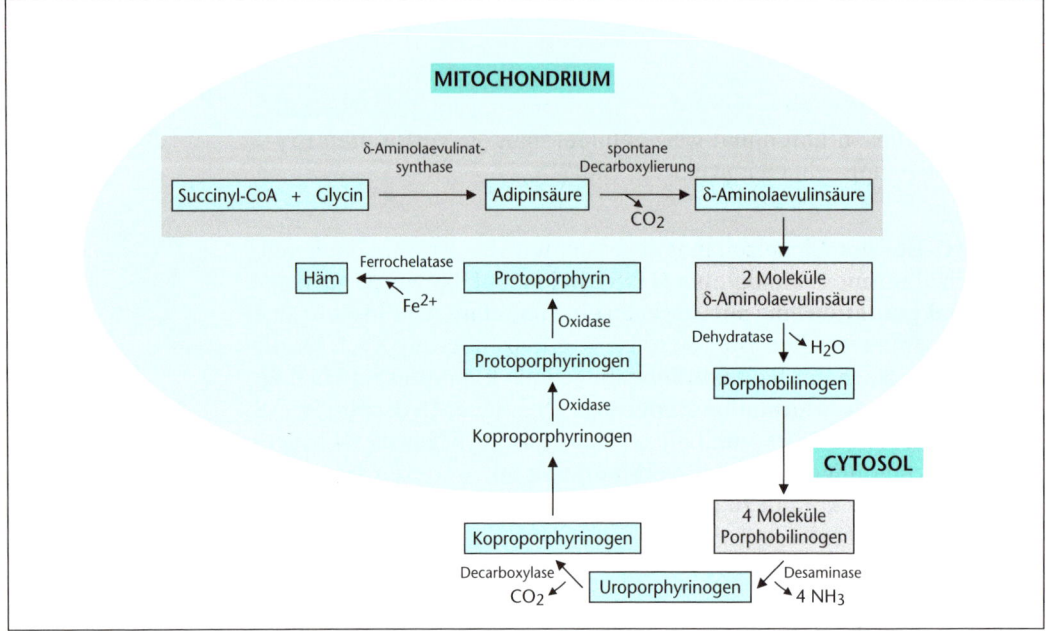

Abb. 3.7:   Hämsynthese

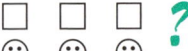 **Frage:** Berichten Sie bitte über den Zyklus des **Hämabbaus!**

Antwort: Der Hämabbau findet in den Zellen des reticuloendothelialen Systems (RES) statt und vollzieht sich an mehreren Zwischenstationen. Die mittlere Lebensdauer von Erythrozyten beträgt etwa 120 Tage. Danach werden sie unflexibel und bleiben im feinmaschigen Netzwerk von Milz oder Knochenmark hängen. Es folgt eine Hämolysereaktion und die Abspaltung des Globin-Anteils. Zu guter Letzt wird die Häm-Ringstruktur unter **NADPH-Verbrauch** durch eine nur im RES lokalisierte **Hämoxigenase** geöffnet. Es entsteht **Biliverdin**. Das dabei freiwerdende Eisen wird zur späteren Wiederverwertung an **Ferritin** gebunden, das Abfallprodukt CO über die Lunge abgeatmet. Biliverdin hingegen wird unter erneutem NADPH-Verbrauch zu **Bilirubin** reduziert und in die Blutbahn abgegeben. An **Albumin** gebunden (= **indirektes Bilirubin**) erfolgt der Transport zur Leber. Hier angekommen wird es an das cytoplasmatische Protein Ligandin übergeben und zum endoplasmatischen Retikulum geleitet. Dort erfährt es eine Konjugation mit **Glucuronsäure** (= **direktes Bilirubin**). Dieses Kopplungsprodukt wird **aktiv** in die Gallenwege sezerniert und so der **Bakterienflora** unseres Darms ausgesetzt.

Schließlich gibt es 2 Möglichkeiten der Ausscheidung: Entweder wird das Zwischenprodukt Urobilinogen resorbiert und gelangt über den großen Kreislauf zur Niere, wo es als **Urobilin** dem Harn seine charak-

teristische Färbung verleiht. Oder es wird als **Stercobilin** mit dem Fäzes
ausgeschieden.

LEBER

Glucuron-
säure

direktes
Bilirubin
(Bilirubin-
diglucoronid)

indirektes
Bilirubin

(an Albumin
gebunden)

V. portae

V. splenica

Albumin

MILZ

Ery
↓
Hämoglobin
↓
Hämin
↓
Biliverdin
↓
Bilirubin

GALLENGANG

Abspaltung der
Glucuronsäure

Meso-
bilirubin

Uro-
bilinogen

NIERE

Urobilin

DÜNNDARM

DICKDARM

Sterco-
bilinogen

Urin

Stercobilin

Faeces

✚ Nur 85% des Biliru-
bins stammen aus dem
Hämoglobinabbau. Der
Abbau von Cytochro-
men und unreifen Erys
steuert die restlichen
15% bei!

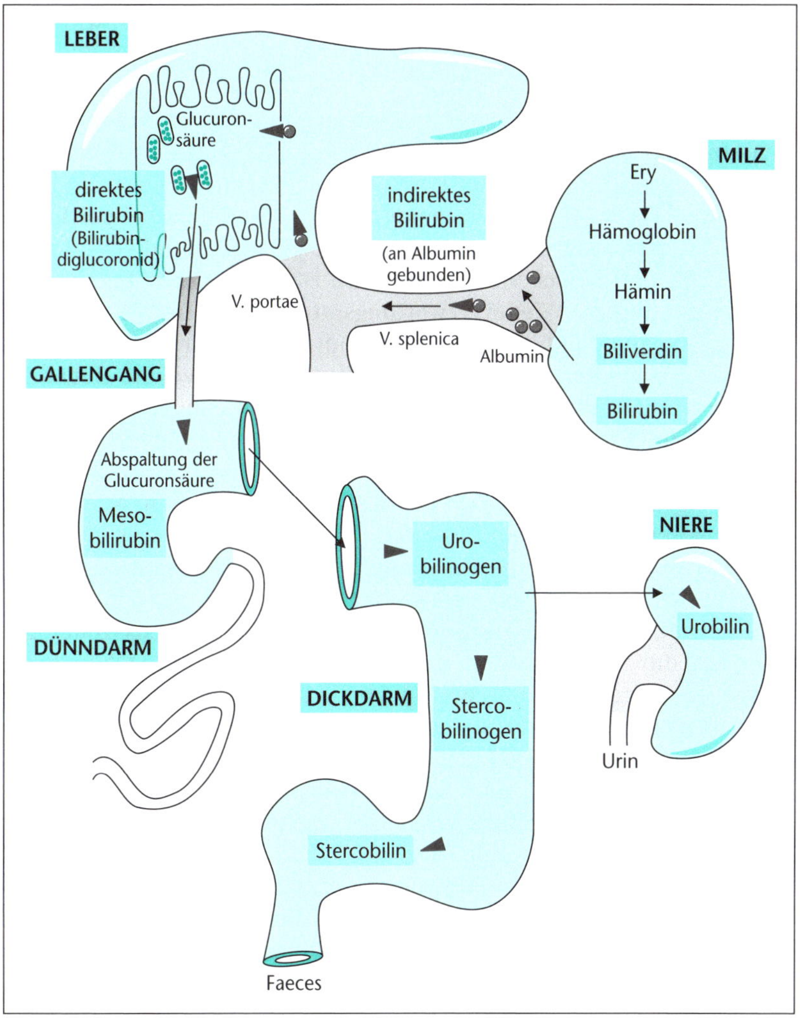

Abb. 3.8:   Hämabbau

Klinik: Kommt es aufgrund von Störungen in einem der oben beschriebenen Abbaustationen zu einer **Ansammlung von Bilirubin** im
Plasma, spricht man von einem Ikterus. Hierbei unterscheidet man
in **prähepatischen Ikterus** (verstärkte Hämolyse), **intrahepatischen
Ikterus** (fehlerhaftes Glucuronisierungssystem z.B. bei Leberzirrhose) und **posthepatischen Ikterus** (Gallensteine, Pankreatitis). Das
Krankheitsbild äußert sich in einer charakteristischen Gelbfärbung
von Skleren und Haut sowie einer Farbveränderung des Urins bzw.
Fäzes (prähepatisch = dunkel, intra- und posthepatisch = hell).

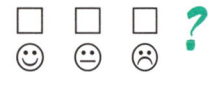

Frage: Demnach ist also Eisen eng mit dem Hämoglobin verknüpft. Erläutern Sie bitte grob den Weg des Eisens in unserem Organismus! Was verstehen Sie unter dem Begriff Funktionseisen und warum ist der Tagesbedarf an Eisen vergleichsweise gering?

✚ Unser Organismus enthält insgesamt 4–5 g Eisen. Der tägliche Bedarf beträgt ca. 1 mg (Männer) bzw. 1,5–2 mg (Frauen). Da allerdings nur etwa 10 % des zugeführten Eisens resorbiert werden kann, muss die 10fache Menge (10 bzw. 20 mg) über die Nahrung aufgenommen werden.

Antwort: Als **Funktionseisen** bezeichnet man das im Hämoglobin, Myoglobin (zusammen 70 %) und in eisenabhängigen Enzymen wie Cytochromen, Katalasen oder Peroxidasen (zusammen nur 0,2 %) vorkommende Eisen. Man unterscheidet es vom so genannten **Speichereisen** (20 %), welches an spezifische Proteine gebunden und vor allem in Leber, Milz und Knochenmark zu finden ist. Der geringe Tagesbedarf ist mit der **hohen Wiederverwertungsrate** des Eisens zu erklären. Hauptverlustquellen bilden eigentlich nur die regulären Abstoßungsprozesse von gealtertem Darm- oder Hautepithel sowie die Regelblutung der Frau. Aufgenommen wird Eisen hauptsächlich über Fleischprodukte und Eier. Hier liegt es bevorzugt in seiner dreiwertigen Form vor. Der Körper kann jedoch **nur zweiwertiges Eisen resorbieren**. Die notwendige **Reduktion zu Fe^{2+}** beginnt deshalb bereits im Magensaft. Hier agieren die Reduktionsmittel Vitamin C und Cystein (SH-Gruppe) sowie das komplexbildende Glykoprotein Gastroferrin. Die restliche Reduktionsarbeit übernimmt dann eine in der Duodenumschleimhaut lokalisierte **Ferrireduktase**. In die Darmmucosazellen gelangt Fe^{2+} durch den Divalent metal transporter 1 **(DMT1)**. Nun kann es entweder direkt über das **Ferroportin** in die Blutbahn weitergeleitet oder aber nach Überführung in seine 3-wertige Form im Ferritinverband gespeichert werden. Im Blut wird Fe^{2+} durch **Caeruloplasmin** (= Ferrioxidase) zu Fe^{3+} oxidiert und an **Transferrin** gebunden. In dieser Form gelangt es schließlich zu seinen Zielorganen (Knochenmark, Milz, Leber), wo es über einen Transferrinrezeptor aufgenommen und der Hämsynthese bzw. den Ferritinspeichern zugeführt wird. Ist die Eisenzufuhr zu hoch, kommt es zusätzlich zu Ablagerungen in Form von **Hämosiderin**. Dieses setzt sich aus abgebautem Ferritin und dem unlöslichen Eisen-III-hydroxid-oxid-phosphat zusammen.

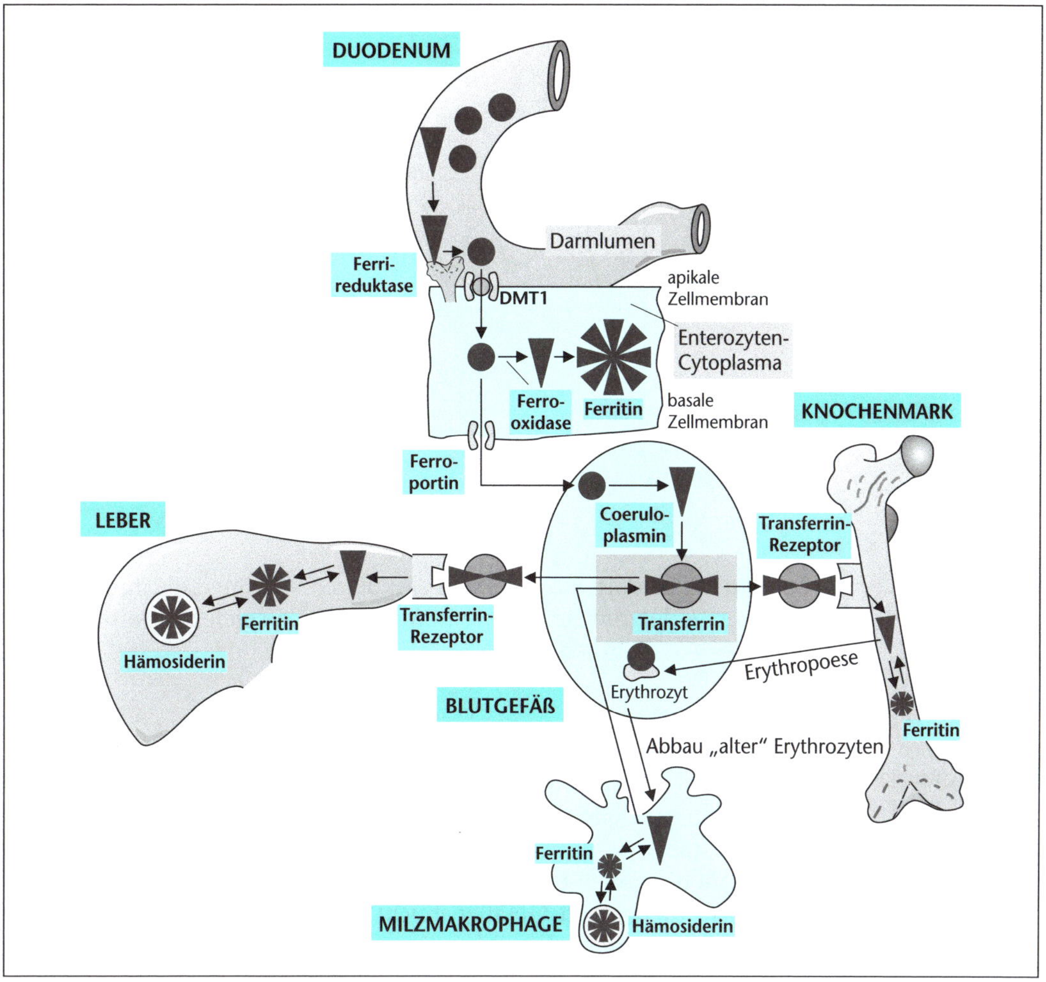

DUODENUM

Darmlumen

Ferri-
reduktase

DMT1

apikale
Zellmembran

Enterozyten-
Cytoplasma

Ferro-
oxidase   Ferritin

basale
Zellmembran

KNOCHENMARK

Ferro-
portin

Coerulo-
plasmin

Transferrin-
Rezeptor

LEBER

Ferritin

Transferrin-
Rezeptor

Transferrin

Hämosiderin

Erythrozyt

Erythropoese

BLUTGEFÄß

Ferritin

Abbau „alter" Erythrozyten

Ferritin

MILZMAKROPHAGE   Hämosiderin

Abb. 3.9:   Eisenstoffwechsel

Frage: Erläutern Sie, welche Aufgaben die **Serumproteine** in unserem Körper übernehmen!

Antwort: Den größten Anteil der Serumproteine bildet mit ca. **60 %** das **Albumin**. Die wichtigste Funktion dieses kleinen Proteins liegt in der Regulation des kolloidosmotischen Drucks und im unspezifischen Transport hydrophober Stoffe (z.B. Steroidhormone).

Ca. 16 % der Serumproteine sind γ-**Globuline**. Sie umfassen die für die spezifische Immunantwort notwendigen Antikörper. β- (12 %) und α_1-**Globuline** (4 %) sind wichtig für den Lipid- und Fe^{2+}-Transport. α_2-**Globuline** (8 %) dienen schließlich als Ca^{2+}-Speicher oder als Transporter für freies Hämoglobin und Antithrombin III.

tipp Die Verteilung der Serumproteinfraktionen lässt sich am besten mit der Viererregel (jeweils +4) merken!

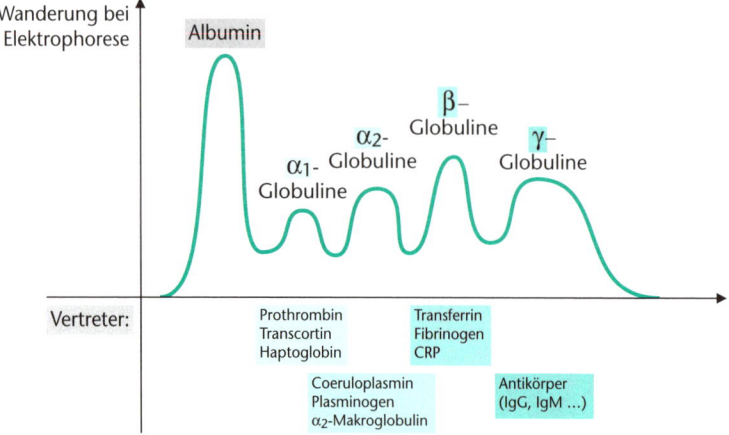

Abb. 3.10: Serumproteine

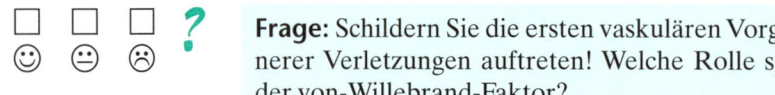

Frage: Schildern Sie die ersten vaskulären Vorgänge, die infolge kleinerer Verletzungen auftreten! Welche Rolle spielen Serotonin und der von-Willebrand-Faktor?

✚ **Fibrinogen** kann die beschriebenen Vorgänge **beschleunigen**, indem es an spezifische Rezeptoren auf den Thrombozyten bindet und somit deren Querverknüpfung fördert.

Antwort: Unter normalen physiologischen Bedingungen bewegen sich etwa 150.000–300.000 Thrombozyten pro µl durch unsere Blutbahn. Hierbei treten sie weder untereinander noch mit dem Gefäßendothel in Verbindung. Kommt es allerdings zu einem lokalen Einriss des Blutgefäßendothels, so geraten darunter liegende Strukturen wie **Kollagen**, **Laminin** oder auch **Fibronektin** in Kontakt mit zirkulierenden Thrombozyten. In venösen Gefäßen reicht dies bereits aus, um die spezifischen, integrinähnlichen Membranrezeptoren der Thrombozyten zu reizen und entsprechende Folgereaktionen auszulösen. In **Arteriolen** und im Kapillarsystem dagegen wird aufgrund viel höherer Scherkräfte ein Mittler benötigt: der sog. **von-Willebrand-Faktor (vWF)**. Dieses Glykoprotein wird von Endothelzellen synthetisiert und ins Plasma sezerniert. Bei Verletzungen bindet der vWF an freiliegendes Kollagen sowie heparinähnliche Strukturen im Subendothel. Er reagiert anschließend luminal mit einem für ihn zugeschnitten Rezeptor auf der Thrombozytenmembran (Glykoprotein Ib/IX) und fördert damit deren **Adhäsion am Endothel**. Der Thrombozyt selbst schüttet bei einem entsprechenden Rezeptorreiz **ADP** und die vasokonstriktorischen Substanzen **Adrenalin**, **Serotonin** und **Thromboxan A** aus. Dadurch werden weitere Thrombozyten zur **Aggregation** veranlasst und es tritt eine reversible Verklumpung ein. Diesen Vorgang nennt man **primäre Hämostase**. Der gebildete Blutpfropf (Thrombus) verschließt die Wunde allerdings noch nicht dauerhaft. Erst nach Ablauf der plasmatischen Blutgerinnung entsteht ein irreversibles Netzwerk (Konglomerat) aus Thrombozyten und Fibrin.

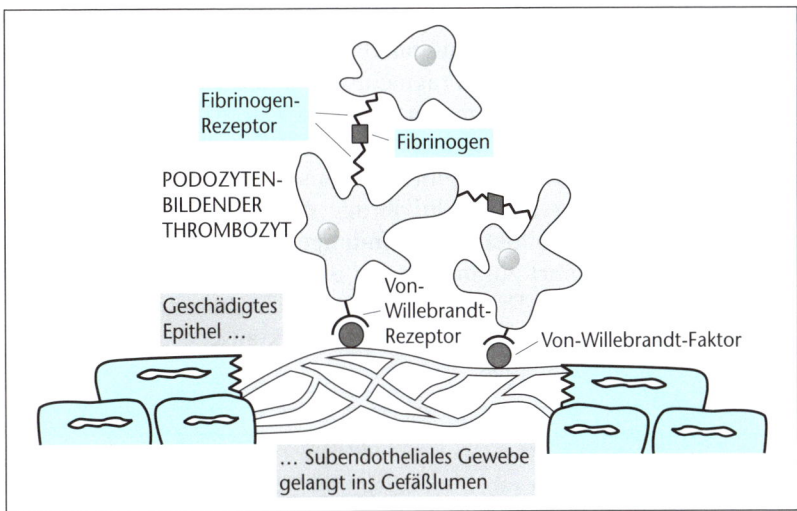

Abb. 3.11: Blutstillung (Thrombozytenaggregation)

Frage: Erzählen Sie mir etwas über das **intrinsische** und **extrinsische** System der Blutgerinnung!

Antwort: Die **sekundäre Hämostase** (Blutgerinnung) beschreibt jene Vorgänge, die sich der zellulären Blutstillung anschließen. Sie beruht auf der **Bildung von festem Fibrin** aus seinem flüssigen Vorläufer Fibrinogen. Hierzu werden eine Reihe von Reaktionen durchlaufen, die insgesamt als **Gerinnungskaskade** bezeichnet werden. Je nach Auslöser wird zusätzlich die Bezeichnung intrinsisch oder extrinsisch verwendet. Das langsamere intrinsische System hat seinen Ursprung im Blut. **Faktor XII** reagiert mit untypischen Substanzen wie **Subendothelialgewebe** im Blutgefäßlumen oder einem **Glasstab** (in vitro). Er wird dadurch aktiviert und startet eine Reaktionskaskade, die über Stimulation des Prothrombinaktivators mit der Bildung von Fibrin endet.

Beim schnelleren extrinsischen System aktivieren Substanzen, die von der verletzten Gefäßwand freigesetzt wurden (z.B. Gewebsthromboplastin), den **Faktor VI**. Dieser führt auch hier über den Prothrombinaktivator zur Bildung des irreversiblen fibrinhaltigen Thrombozytenaggregates.

➕ Die Gerinnungsfaktoren werden allesamt (bis auf Faktor IV = Calcium) in der Leber synthetisiert.

Frage: Was ist eine **Prothrombinase?** Welche Bedeutung hat das durch sie aktivierte Thrombin im weiteren Ablauf der Blutgerinnung?

Antwort: Die Prothrombinase wird auch **Prothrombinaktivator** oder Thrombokinase genannt. Sie setzt sich aus dem aktivierten **Faktor X**, **Faktor V**, **Calcium** sowie einigen **Phospholipiden** zusammen. Die

Thrombokinase katalysiert die Umwandlung von Prothrombin zu Thrombin. **Thrombin** wiederum spaltet jeweils von 2 Peptidketten eines Fibrinogenmoleküls kleinere Fragmente ab. Dadurch werden Bereiche freigelegt, welche die Zusammenlagerung mehrerer Fibrinbausteine ermöglichen. Es entsteht ein noch **zerbrechliches Fibrinpolymer** aus nicht-kovalent verbundenen Fibrinmonomeren. Stabilisiert wird das Fibringerüst erst durch die Aktivierung des **Faktor XIII** (ebenfalls durch Thrombin). Er bildet **Peptidbindungen** zwischen den Fibrinmonomeren aus und führt zusammen mit dem myosinähnlichen Thrombosthenin (aus intakten Thrombozyten) zu einem **Zusammenziehen des Gerinnsels**. Die Wundränder nähern sich stark an und es kommt zum endgültigen Wundverschluss.

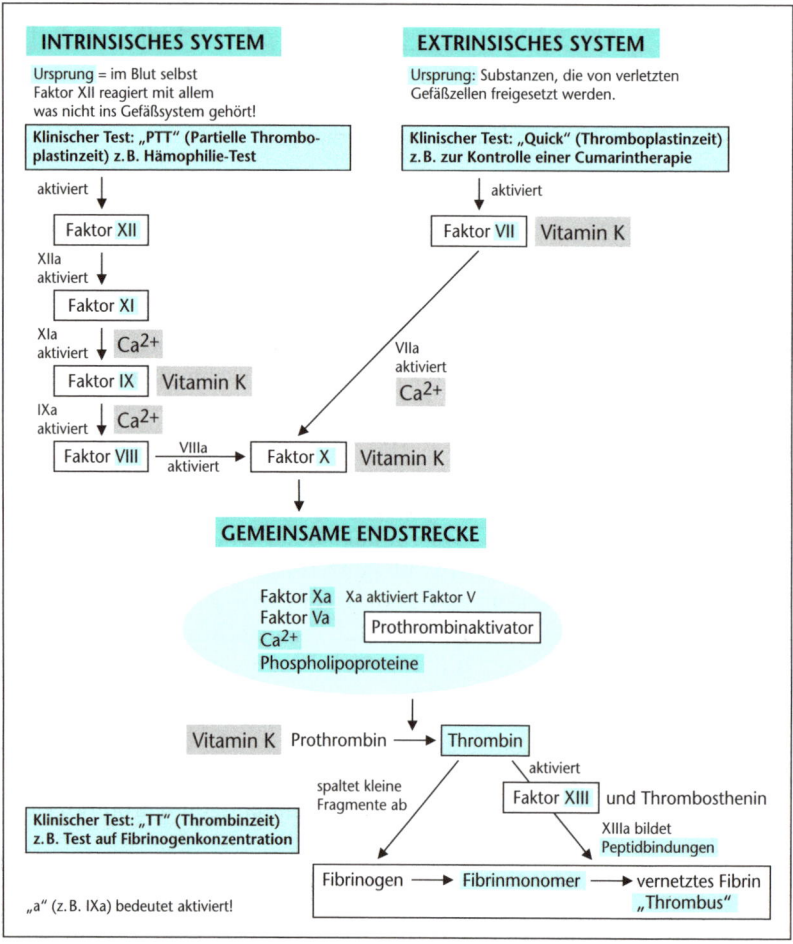

Abb. 3.12: Blutgerinnung

Frage: Welche Bedeutung hat die **Fibrinolyse?** Wie wird sie ausgelöst und welche grundlegenden Mechanismen finden hier statt?

Antwort: Fibrinolyse beschreibt die **Antikoagulation** und ist Voraussetzung für eine ungestörte Hämodynamik. Sie liegt im ständigen **Gleichgewicht mit der Blutgerinnung** und verhindert so eine Thrombusbildung in intaktem Gewebe. Auch hier muss zunächst eine Vorstufe des funktionstragenden Enzyms (Plasminogen) aktiviert werden. Diese Aufgabe übernehmen sog. **Plasminogenaktivatoren**. Sie können vom Körper selbst (Urokinase, t-PA) freigesetzt oder von außen (Streptokinase) appliziert werden. **t-PA** z.B. ist an Endothelzellen gebunden und wird bei Kontakt mit Thrombin freigesetzt. Aktiviertes Plasminogen bindet an Fibrinmoleküle des Thrombus. Dadurch entsteht ein ternärer (= dreifacher) Komplex, der die Spaltung von Plasminogen zu Plasmin und somit die lokale Fibrinolyse induziert.

✚ Plasmin bewirkt neben der Fibrinolyse auch eine Hemmung der erneuten Gerinnung, indem es Fibrinogen sowie die Faktoren V und VIII angreift!

Klinik: Streptokinase kann sich als kontraindiziert erweisen, wenn der Patient schon einmal an einer entsprechenden Streptokokkeninfektion gelitten und somit bereits Antikörper gegen diese ausgebildet hat.

3.5   Binde- und Stützgewebe

Frage: Was fällt Ihnen zum allgemeinen Aufbau des **Kollagens** ein?

Antwort: Kollagen wird in 2 Unterklassen eingeteilt: fibrillenbildendes und nichtfibrillenbildendes Kollagen. Beide haben das gleiche Grundgerüst: eine **rechtsgängige Tripelhelix**, die aus **3 linksgängigen α-Ketten** (Helices) besteht. Betrachtet man die AS-Sequenz der Ketten, fällt vor allem die hohe Frequenz von **Glycin** auf: 1/3 aller Aminosäuren. Kollagen ist demnach ein Polypeptid aus den Tripeptid-Einheiten **(Gly-X-Y)$_n$**. Der Grund für das hohe Vorkommen des Glycins ist seine extrem kleine Seitenkette. Durch die Ausbildung von H-Brücken zu benachbarten Ketten kommt es so zu einer optimalen Komprimierung des Moleküls. Die Position X wird meistens von **Prolin** (25%) und Y von **Hydroxyprolin** (40% des Prolins) eingenommen. Deren Ringstruktur hebt die freie Drehbarkeit der einzelnen Peptidfäden auf und stabilisiert somit nochmals das Molekül in seiner Gesamtheit. Lagern sich 5 solcher Tripelhelices zu einer Mikrofibrille zusammen, spricht man von fibrillenbildenden Kollagenen.

✚ Nichtfibrilläre Kollagene sind v. a. in Basalmembranen zu finden. Dort treten sie in Assoziation mit fibrillären Kollagenen auf.

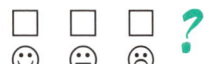

☺ ☹ ☹ ?

Frage: Und wie wird Kollagen in vivo synthetisiert?

Antwort: Die Synthese ist ein Zusammenspiel von intra- und extrazellulären Reaktionen.

Im Fibroblasten findet zunächst an den freien Ribosomen die Synthese eines Signalpeptides statt. An dieses bindet ein Signal Recognition Particel (SRP), der das Ribosom an die richtige Stelle des rER heranführt. Durch die Ankopplung wird ein benachbarter Kanal, das Translokon, geöffnet und die Translation in das Lumen des rER fortgesetzt. Es bilden sich α_1- und α_2-Polypeptidketten (Präprokollagene), die neben dem Signalpeptid C- und N-terminale Propeptide tragen. Anschließend findet die Abspaltung des nun nicht mehr benötigten Signalpeptids sowie eine **ascorbinsäureabhängige Hydroxylierung** von Prolyl- und Lysylresten statt. Hydroxylysin dient im nächsten Schritt als Angriffspunkt für die O-glykosidische **Bindung von Zuckerresten** (Galactose, Glucose). Hydroxyprolin dagegen ist eine wichtige Voraussetzung für die Stabilisierung der sich ausbildenden **Tripelhelix (Prokollagen)**. Die Tripelhelix wird anschließend aus dem Fibroblasten ins Interstitium geschleust.

Im Extrazellulärraum wird durch die **Abspaltung der Propeptide** (C- und N-terminale Extensionspeptide) das eigentliche Kollagenmonomer mit 4 Sequenzabschnitten freigesetzt. Nun folgt die Zusammenlagerung zur **pentameren Mikrofibrille**. Da die einzelnen Sequenzabschnitte des Monomers dabei sowohl hydrophilen als auch hydrophoben Charakter besitzen, beobachtet man eine charakteristische, immer wiederkehrende **1/4-Verschiebung**. Stabilisiert wird das Ganze nochmals durch **kovalente Bindungen** zwischen den parallel angeordneten Ketten. Sie sind das Produkt einer **Lysyloxidase**, die die ε-Aminogruppe eines Lysylrestes zur Aldehydgruppe oxidiert. Diese reagiert im Anschluss entweder mit einer weiteren auf gleichem Wege entstandenen Aldehydgruppe (Aldolkondensation) oder aber mit einer noch unberührten ε-Aminogruppe (Schiffbase). Mehrere pentamere Mikrofibrillen bilden letztendlich eine **Kollagenfibrille**.

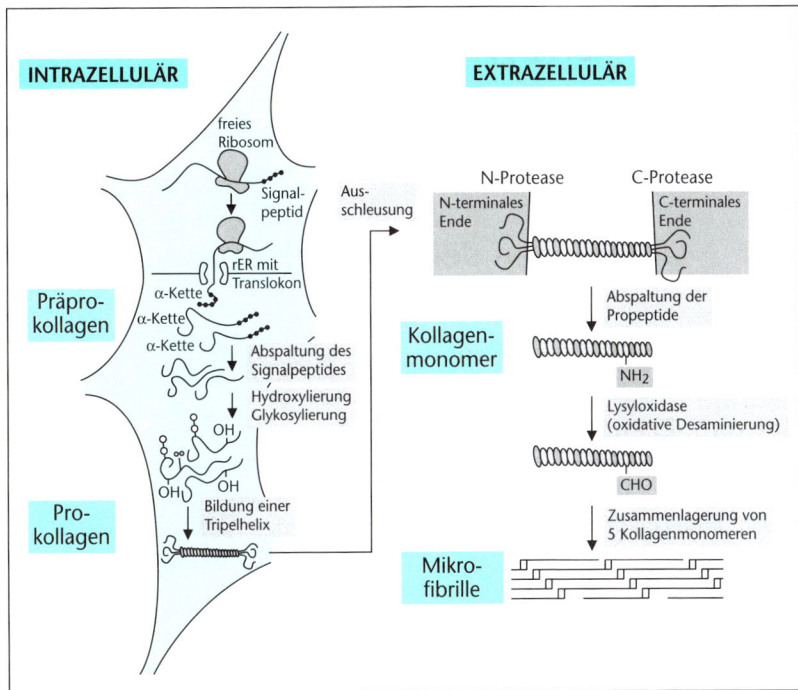

Abb. 3.13: Kollagenbiosynthese

Merke: Die Extensionspeptide spielen durch die Ausbildung von Disulfidbrücken lediglich eine tragende Rolle bei der Tripelhelixbildung, haben aber keine funktionelle Bedeutung im fertigen Kollagenmolekül!

4 Enzyme

4.1 Grundlagen der Enzymchemie

Frage: Was sind **Enzyme** und wieso brauchen wir sie?

Antwort: Enzyme sind Proteine mit einem Molekulargewicht von >10.000 Dalton. Ihre Funktion als **biologische Katalysatoren** besteht darin, chemische Reaktionen im Organismus zu beschleunigen ohne Einfluss auf das chemische Gleichgewicht zu nehmen. Dies geschieht durch Erniedrigung der für die Reaktion benötigten **Aktivierungsenergie**.

Der Mechanismus läuft folgendermaßen ab: Stoffe, die ein Enzym umsetzt, werden als **Substrate** bezeichnet. Das Enzym reagiert mit einem entsprechenden Substrat zum Enzym-Substrat-Komplex (E+S → ES). Anschließend wird die katalysierte Reaktion ausgelöst (ES → EP). Das Produkt wird abgestoßen (EP → E+P) und das unveränderte Enzym kann erneut Substrat binden.

Alternativ könnte man die Herabsetzung der Aktivierungsenergie nur durch eine massive Temperaturerhöhung erreichen. Dies wäre jedoch nicht lange mit dem Leben vereinbar.

In unserem Organismus kommen verschiedenste Enzyme zum Einsatz: Die Bandbreite reicht von relativ unspezifischen (z.B. Peptidasen) bis hin zu hochspezifischen Enzymen (z.B. Aspartase).

Frage: In welche Klassen lassen sich Enzyme am sinnvollsten einteilen?

Antwort: Enzyme werden entsprechend ihrer Funktion in **6 Hauptklassen** eingeteilt:

Enzymklasse	Funktion	Beispiele
Hydrolasen	Hydrolytische Abspaltungen	Peptidasen, Proteasen
Isomerasen	Umwandlung von Isomeren	UDP-Galaktose-4-Epimerase
Ligasen	Verknüpfung von Bindungen	Pyruvatcarboxylase
Lyasen	Nicht-hydrolytische Abspaltung	Aldolase
Oxidoreduktasen	Reduzierte Form ←→ oxidierte Form	Lactatdehydrogenase (LDH)
Transferasen	Übertragung von funktionellen Gruppen	Phosphorylase, Hexokinase

Tab. 4.1: Enzymklassen

Frage: Erläutern Sie bitte den Begriff **Enzymkinetik!**

Antwort: Enzymkinetik beschreibt die **Substrat-** und **Produktkonzentration** während einer enzymatisch katalysierten Reaktion in Abhängigkeit von der **Zeit**. Dadurch lassen sich verschiedene Enzymaktivitäten miteinander vergleichen.

Frage: Zu welchen entscheidenden Erkenntnissen gelangten die Forscher **Michaelis** und **Menten** in dieser Richtung? Was können Sie mir zu **Lineweaver und Burk** berichten? Verdeutlichen Sie Ihre Ausführungen anhand einer Skizze!

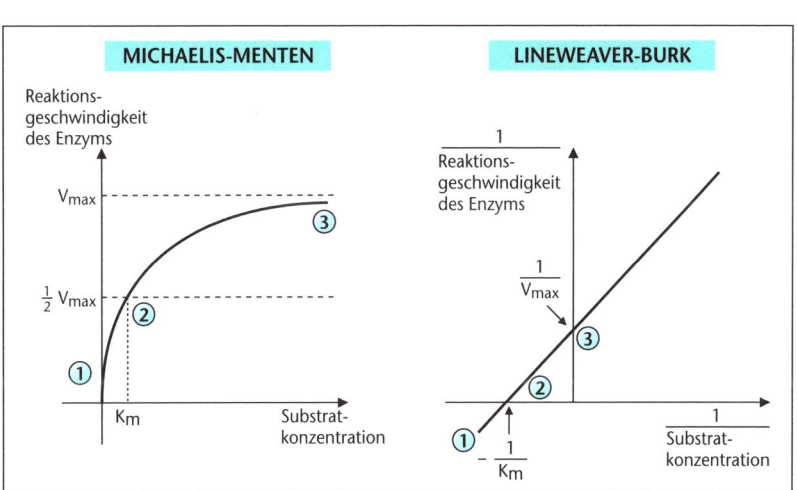

Abb. 4.1: Michaelis-Menten und Lineweaver-Burk

Antwort: Die Michaelis-Menten-Gleichung beschreibt die Veränderungen der Reaktionsgeschwindigkeit eines Enzyms mit zunehmender Substratkonzentration.

Zur Abbildung: Am Punkt ① ist die Konzentration des Substrates geringer als die des Enzyms. Hier existieren noch relativ wenig Enzym-Substrat-Komplexe, die Reaktionsgeschwindigkeit ist entsprechend gering. Bei Punkt ② liegt die Hälfte der Enzymmoleküle in gebundener Form vor. Ein Zustand, bei dem das **Enzym mit halber Maximalgeschwindigkeit** arbeitet. Die Substratkonzentration an dieser Stelle wird als **Michaeliskonstante K_m** bezeichnet. Sie ist ein **Maß für die Affinität** des Enzyms zum Substrat. Ist der Wert klein, so ist die Affinität groß und umgekehrt. Am Punkt ③ sind alle Enzymmoleküle mit Substrat gesättigt, die Maximalgeschwindigkeit ist erreicht. V_{max} ist demnach ein **Maß für die Arbeitskapazität** des Enzyms. Lineweaver und Burk verarbeiteten diese Erkenntnisse in ihrer Darstellung. Durch doppelt reziproke Auftragung der Michaelis-Menten-Gleichung, erreichten sie eine genauere Ablesemöglichkeit von V_{max} und K_m (Schnittpunkte statt Annäherungen!).

Merke:
1. Die Reaktion darf nur von einem Reaktionspartner abhängig sein.
2. Der geschwindigkeitsbestimmende Schritt ist ES → E+P.
3. V_{max} ist nur dann möglich, wenn alle Enzymmoleküle vom Substrat besetzt sind.
4. In vivo gibt es keine Enzyme, die im Sättigungsbereich arbeiten. Ausnahme: Die Glukokinase nach Nahrungsaufnahme!

4.2   Regulationsmechanismen

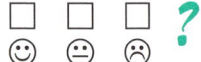

Frage: Besitzt unser Organismus Möglichkeiten zur **kontrollierten Enzymregulation?**

Antwort: Unser Organismus besitzt eine Vielzahl an Möglichkeiten, die Enzymaktivität zu beeinflussen. Neben der **Enzyminduktion**, d.h. der gezielten Synthese von Enzymen, findet man dabei hauptsächlich folgende Mechanismen:
- **Regulation durch Rückkopplung** (enzymatische Selbstregulation): Hier hat ein Stoffwechselendprodukt direkten Einfluss auf ein Enzym seines eigenen Syntheseweges. Kommt es zu einer Hemmung liegt eine **negative Rückkopplung** vor. Stimuliert es seine Produktion spricht man von **positiver Rückkopplung**.

- **Allosterische Regulation:** Allosterische Effektoren binden an die regulatorische Untereinheit eines oligomeren Enzyms. Dies führt zu einer **Konformationsänderung der katalytischen Untereinheit** und somit zu einer Verbesserung (Aktivator) oder Verschlechterung (Inhibitor) der Substratbindung.
- **Interkonversion:** Hierbei findet eine ein- oder ausschaltende **chemische Veränderung** des Enzyms statt. Die häufigste Interkonversion erfolgt durch **Phosphorylierung** der OH-Gruppen vereinzelter Serin- und Threoninreste. Je nachdem um welches Enzym es sich handelt, führt dies zu einer Aktivierung oder Inaktivierung.
- **Limitierte Proteolyse:** Enzyme werden häufig in Form von inaktiven Vorstufen **(Zymogenen)** synthetisiert. Diese werden erst durch die **proteolytische Abspaltung bestimmter Kettenreste** in ihre aktive Form überführt. Ein wichtiges Beispiel hierfür bilden die Verdauungsenzyme Trypsin und Elastin. Sie werden im Pankreas produziert (Trypsinogen, Proelastase), aber erst im Duodenum aktiviert. Das verhindert eine Verdauung der Pankreasgänge.

✚ Phosphoryliert wird durch eine Proteinkinase (ATP-Verbrauch), dephosphoryliert durch eine Proteinphosphatase.

Frage: Was verstehen Sie unter **kompetitiver Hemmung?** Erläutern Sie den Reaktionsverlauf und gehen Sie auf die wichtigsten Unterschiede zur nicht-kompetitiven Hemmung ein!

Antwort: Die kompetitive Hemmung findet man hauptsächlich bei monomeren Enzymen. Hier konkurriert das Substrat mit einem strukturähnlichen, aber nicht umsetzbaren Inhibitor um das **aktive Zentrum** des Enzyms. Daher ist die Umsatzmenge einer kompetitiv gehemmten enzymatischen Reaktion abhängig von der Konzentration beider Substanzen: Ist die Konzentration oder Enzymaffinität des Inhibitors im Vergleich zum Substrat sehr hoch, so wird entsprechend weniger Produkt gebildet als bei umgekehrten Voraussetzungen.

✚ Das sog. **Induced-fit-Modell** beschreibt die Bindung des Substrats im aktiven Zentrum des Enzyms und die daran gekoppelte Veränderung der räumlichen Struktur beider Moleküle!

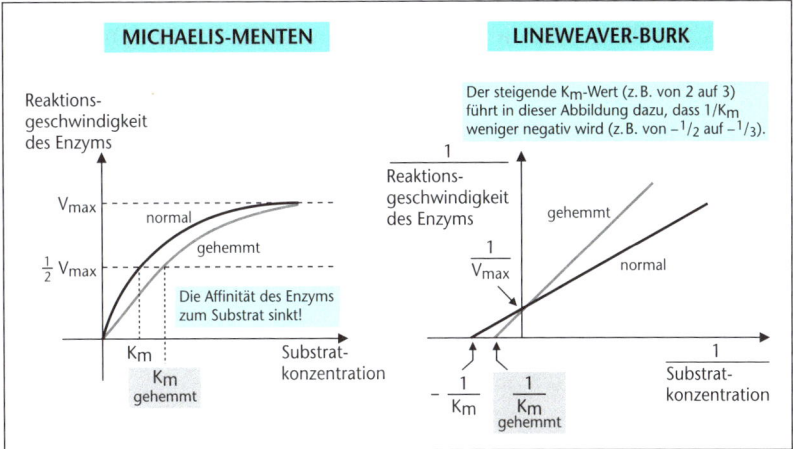

Abb. 4.2: Kompetitive Hemmung

Die **nicht-kompetitive Hemmung** betrifft Enzyme, welche neben dem aktiven Zentrum noch ein weiteres, **allosterisches** Zentrum besitzen. An dieses können nun, unabhängig davon, ob bereits Substrat am aktiven Zentrum gebunden ist, reversible Bindungen von Inhibitoren erfolgen. Die Affinität vom Enzym zum Substrat bleibt dabei unverändert. Durch die Hemmung der Reaktion ES → EP wird jedoch die maximale Reaktionsgeschwindigkeit negativ beeinflusst.

!

> **Merke:** Kompetitive Hemmung: Maximalgeschwindigkeit bleibt gleich, K_m-Wert steigt! Nicht-kompetitive Hemmung: Maximalgeschwindigkeit sinkt, K_m-Wert bleibt gleich!

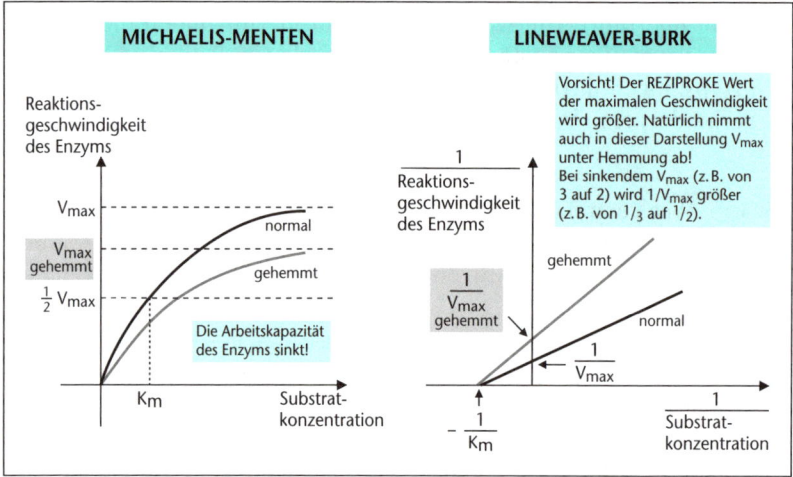

Abb. 4.3: Nicht-kompetitive Hemmung

☐ ☐ ☐ **?**
☺ ☹ ☹

> **Frage:** Sie sprachen soeben von **Allosterie**. Erläutern Sie anhand einer Skizze die Reaktionsverschiebungen durch Effektoren, die an das allosterische Zentrum eines Enzyms anlagern!

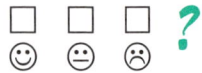 Der V-Typ wird manchmal auch als M-Typ bezeichnet.

Antwort: Die sinnvollste Einteilung der Effekte, die Aktivatoren oder Inhibitoren am allosterischen Zentrum von Enzymen auslösen können, erhält man bei der Betrachtung von sog. **K-Typ-** und **V-Typ-Effektoren**. Dabei bezieht sich die Wirkung des K-Typs auf die Affinität des Enzyms zum Substrat (K_m). Der V-Typ hingegen beeinflusst die maximale Reaktionsgeschwindigkeit.

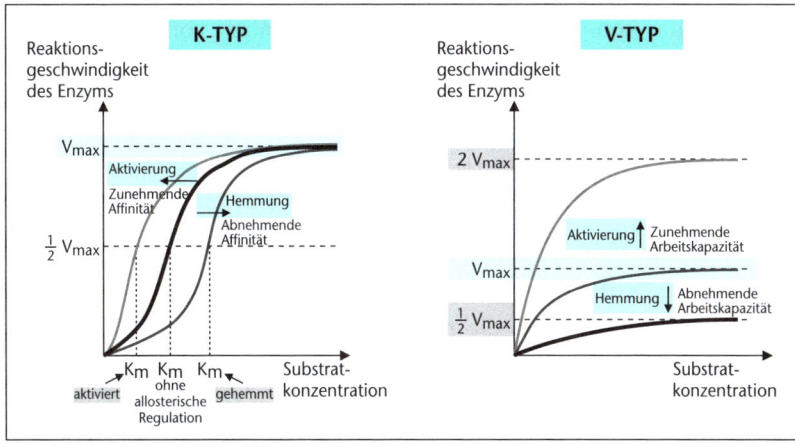

Abb. 4.4: Allosterische Regulation vom K- und V-Typ

Zur Verdeutlichung dient das Beispiel der allosterischen Regulation einer **Endprodukthemmung**: Hierbei entsteht mit dem Endprodukt (P) ein spezifischer Hemmstoff, der an das allosterische Zentrum des Enzyms ankoppelt. Sinnbildlich ragt er mit seiner „Spitze" in das aktive Zentrum hinein und verhindert so über den **Stopp einer weiteren Substratanlagerung** die Umsetzung zu noch mehr Produkt. Die Endprodukthemmung sorgt also für eine gewisse Konstanz der Endproduktkonzentration. Wird nun aufgrund einer außergewöhnlichen Situation doch mehr Produkt benötigt, kann die Hemmung durch Ausschüttung einer nicht-hemmenden Konkurrenzsubstanz aufgehoben werden. Diese koppelt ebenfalls an das allosterische Zentrum des Enzyms und behindert damit die Anlagerung des Endproduktes. Sie blockiert allerdings, aufgrund der „fehlenden Spitze", nicht das aktive Zentrum, wodurch nun wieder eine Katalyse der zuvor inhibierten Reaktion möglich ist.

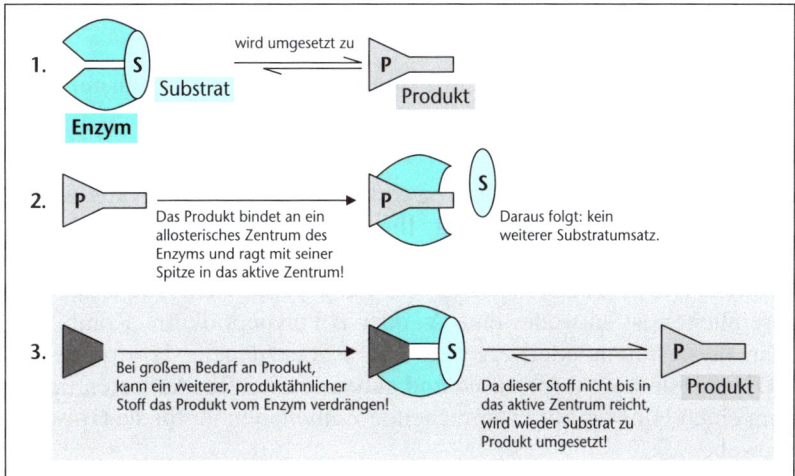

Abb. 4.5: Endprodukthemmung

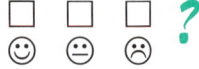

Frage: Nun kommt es aber auch in Abwesenheit von Aktivatoren und Inhibitoren zu einem sigmoiden Kurvenverlauf allosterischer Enzymreaktionen. Wie erklären Sie sich das?

Antwort: Der sigmoide Kurvenverlauf findet seinen Ursprung in der **positiven Kooperativität**. Hier führt die Bindung von Substrat an eine Enzymuntereinheit zur Veränderung der Konformation einer benachbarten Untereinheit. Dadurch kommt es zur Freigabe einer vorher versteckten Substratbindungsstelle. Man sagt, die Untereinheiten gehen von der **t**(tense)-**Form** in die **r**(relaxed)-**Form** über. Die Affinität des Enzyms zum Substrat wird also mit zunehmender Substratbindung größer.

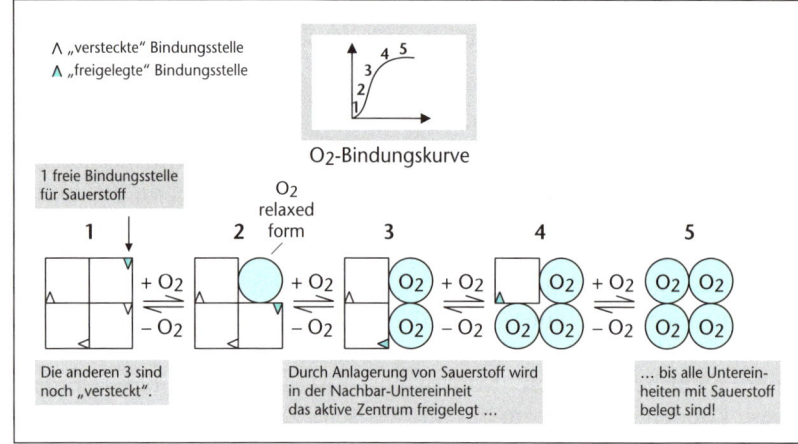

Abb. 4.6: Positive Kooperativität am Beispiel des Hämoglobins

4.3 Enzymdiagnostik

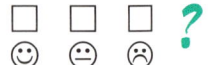

Frage: Erklären Sie den Begriff **Isoenzyme**! Gehen Sie auch auf ihre Bedeutung in der Enzymdiagnostik ein!

Antwort: Isoenzyme katalysieren trotz **unterschiedlicher Aminosäuresequenz** die **gleichen Reaktionen**. Ihr Aufbau und die diagnostische Bedeutung wird am ehesten am Beispiel der Lactatdehydrogenase (**LDH**) deutlich: Die LDH ist ein Enzym aus **4 Untereinheiten**. Jede dieser Untereinheiten ist entweder eine A- oder B-Polypeptidkette. Kombiniert man diese miteinander, ergeben sich 5 verschiedene Isoenzyme der LDH. Sie sind organspezifisch und geben somit beim Auftreten im Serum einen Hinweis auf entsprechende Zellschäden im für sie typischen Gewebe.

Isoenzym	Kombination der Untereinheiten	Vorkommen
LDH-1	BBBB	v.a. **Herz** (gering: Erythrozyten, Niere)
LDH-2	BBBA	**Herz, Erythrozyten**, Niere
LDH-3	BBAA	Granulozyten, Lunge, Gehirn
LDH-4	BAAA	**Leber, Skelettmuskel**, Lunge, Milz
LDH-5	AAAA	**Leber, Skelettmuskel**

Tab. 4.2: Isoenzyme der LDH

Frage: Worauf beruht das Auftreten der Enzyme im Serum und welche weiteren „Organschaden-Marker" kennen Sie? Wie sieht die Serum-Enzymaktivität eines Herzinfarkt-Patienten aus?

Antwort: Zellenzyme kommen normalerweise gar nicht oder in nur sehr geringen Mengen im Serum vor. **Organschäden** gehen allerdings häufig mit **Permeabilitätsstörungen der Zellmembran** einher. Infolgedessen können entsprechend ansässige Enzyme in das Serum übertreten und dort vergleichsweise hohe Konzentrationen erreichen. Je nach Spezifität des Enzyms für ein Organ kann man dann Rückschlüsse auf den pathologischen Herd ziehen.

Enzym	Lokalisation	erhöhte Konzentration im Plasma
Alkalische Phosphatase (AP)	**Osteoblasten, Leberu. Gallenwegsepithel** (Zellmembran)	Knochenerkrankungen, Rachitis
Amylase	**Pankreas, Mundspeicheldrüsen**	Akute Pankreatitis, Mumps, Niereninsuffizienz, Parotitiden
Creatinkinase (CK)	**Skelettmuskel** (CK-MM) **Herzmuskel** (CK-MB) **Gehirn** (CK-BB)	Erkrankungen von Herz- und Skelettmuskulatur
Glutamatdehydrogenase (GLDH)	**Leber** (Mitochondrium)	Leberschädigungen

Enzym	Lokalisation	erhöhte Konzentration im Plasma
γ-Glutamyltranspeptidase (γ-GT)	**Leber- u. Gallenwegsepithel** (Zellmembran)	Alkoholabusus, Hepatiden, Cholestasen
Lactatdehydrogenase (LDH)	**Herz, Erythrozyten**	Herzinfarkt (Spätdiagnose), hämolytische Anämien
Saure Phosphatase	**Prostata** (Lysosomen)	Prostatakarzinom

Tab.4.3:   Klinisch wichtige Enzyme

Die Serum-Enzymaktivität eines Herzinfarktpatienten hängt stark davon ab, wie weit das schädigende Ereignis bereits zurückliegt. Handelt es sich um einen **frischen Infarkt**, so ergibt sich ein starker Anstieg von **CK-MB** und **HBDH** (= LDH-1 + LDH-2). Zur **Spätdiagnose** hingegen eignet sich **nur** die **HBDH**, da die CK-MB schon nach 4 Tagen wieder Normalwerte erreicht, die HBDH aber noch bis zu 2 Wochen erhöht bleibt.

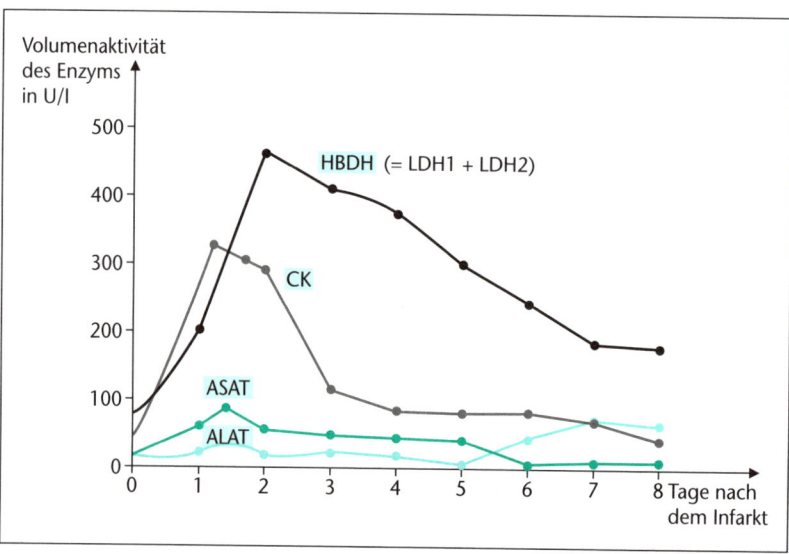

Abb. 4.7:   Enzymaktivität nach Herzinfarkt

4.4 Biotransformation

Frage: Was verstehen Sie unter dem Begriff **Biotransformation?**

Antwort: Der Begriff Biotransformation beschreibt eine Vielzahl von Reaktionen, die vorwiegend in der **Leber** ablaufen. Diese dienen dazu, **exogene** Giftstoffe (z.B. Pharmaka) oder auch **endogene** Abfallprodukte (z.B. Steroidhormone) weitgehend unschädlich zu machen bzw. deren Ausscheidung zu beschleunigen.

Man unterteilt grob in 2 Phasen:
- In **Phase I** werden die Stoffe so genannten **Funktionalisierungsreaktionen** unterworfen. Dadurch werden sie in eine – für die zweite Phase wichtige – reaktivere Form überführt. Es finden **oxidierende** (Cytochromoxidase, Katalasen, Peroxidasen, Mono- und Dioxygenasen), **hydrolytische** (Hydrolasen, Esterasen) und **reduzierende** Enzyme Verwendung.
- Die Produkte der ersten Phase werden schließlich in **Phase II** an **Glucuronsäure**, **Glutathion**, **Glycin**, **Taurin** oder **Sulfatgruppen** gekoppelt. Somit werden sie nochmals in ihrer Wirkung verändert und vor allem **wasserlöslicher** gemacht. In diesem Zustand können sie relativ problemlos über die Nieren bzw. zu geringen Teilen auch mit der Galle **ausgeschieden** werden.

✚ In der Biotransformation findet leider **nicht nur Entgiftung**, sondern manchmal auch Giftung statt, d.h. eine eigentlich harmlose Substanz (Prodrug) wird in einen schädlichen Stoff überführt!
Beispiel: Methanol → Formaldehyd → Ameisensäure.

4.5 Cofaktoren

Frage: Welche Rolle spielen **Cofaktoren** bei enzymatisch katalysierten Reaktionen und woher beziehen wir diese?

Antwort: Viele Enzyme erlangen ihre katalytische Funktion erst durch die Anlagerung eines Cofaktors. Cofaktoren leiten sich von verschiedenen Stoffen ab: So bilden neben den **Purin-** und **Pyrimidinderivaten** (z.B. ATP, UTP) auch **Metalle** (z.B. Fe^{2+}, Cr^{2+}) oder **Vitamine** entsprechende Vorläufer. Entsprechend ihrer Assoziation zum Enzym teilt man Cofaktoren in 2 große Klassen ein: **Prosthetische Gruppen** (z.B. FAD, Häm) sind kovalent mit dem Apoenzym verbunden und liegen am Ende der Reaktion vollständig regeneriert vor. **Coenzyme** (z.B. NAD^+) hingegen binden nur für den Verlauf der Reaktion an das Apoenzym. Sie müssen in einer Folgereaktion wieder aufbereitet werden. Wichtige Funktionen von Cofaktoren sind (De-)Carboxylierungen, Gruppen- und Restübertragungen (z.B. C, NH, H) und die Aktivierung von Sacchariden.

✚ Apoenzym + Cofaktor = **Holoenzym.**

5 Vitamine

5.1 Fettlösliche Vitamine

☐ ☐ ☐ ?
☺ ☺ ☹

+ β-Carotine kommen hauptsächlich in Pflanzen bzw. ihren Früchten (Karotten, Spinat, Fenchel) sowie in Leber, Milchprodukten und Fisch vor!

Frage: Erläutern Sie bitte die Aufnahme und den Bluttransport des **Vitamin A!**

Antwort: Wie der Name **Retinol** bereits andeutet, handelt es sich beim Vitamin A (Axerophthol) um einen Alkohol. Dieser kann entweder direkt aufgenommen oder über das ebenfalls mit der Nahrung zugeführte β-**Carotin** (Provitamin A) aufgebaut werden. Beide Substanzen werden wie alle Fette im Darm mithilfe der Gallensäuren resorbiert. β-Carotin erfährt bereits hier die Spaltung in 2 Moleküle **Retinal** (Enzym: **Dioxygenase**). Anschließend wird Retinal in Chylomikronen verpackt zur Leber transportiert, wo eine NADH-vermittelte Reduktion des Retinals zum Retinol stattfindet. Es folgt die Veresterung des Retinols mit Palmitat zu Retinylpalmitat und die Ablagerung des Esters in den **ITO-Zellen** der Leber. Bei Bedarf kommt es dann schließlich zur kontrollierten Freigabe durch Aktivierung einer spezifischen Esterase. Ito-Zellen fungieren demnach als Vitamin-A-Speicher und erfüllen so eine wichtige Funktion bei der Steuerung der Blutkonzentration. Aufgrund seines hydrophoben Charakters muss das Retinol an bestimmte Transportproteine gebunden werden. Extrazellulär, also im Blut, übernimmt diese Rolle das RBP (Retinol-Bindungsprotein). Intrazellulär kann man CRBP (zelluläres Retinolbindungsprotein) sowie CRABP (zelluläres Retinsäurebindungsprotein) nachweisen.

☐ ☐ ☐ ?
☺ ☺ ☹

Frage: Welche Funktionen können Sie dem Vitamin A zuordnen?

Antwort: Vitamin A ist ein wichtiger Faktor für die Aufrechterhaltung der normalen **Membranintegrität**. Über die **Stabilisierung der Mitochondrienmembranen** stellt es somit u.a. die oxidative Phosphorylierung sicher. Dabei besitzt Retinolphosphat eine ähnliche Funktion wie Dolicholphosphat: Als Lipidanker ist es entscheidend an der Ausbildung von Glykolipiden beteiligt. Zusätzlich bewirkt Vitamin A über die **Regulation bestimmter Genexpressionen** ein geordnetes Wachstum von Skelett und Bindegewebe. Es ist aber auch Bestandteil des Sehvorgangs und stellt hierfür einen wichtigen Bestandteil der **Photorezeptoren** bereit.

Klinik: Eine **Überdosierung** von Vitamin A führt u.a. zu Haarausfall, Verdickung des Periosts und unregelmäßigen Schmerzattacken. **Hypovitaminose** hingegen verursacht v.a. Nachtblindheit.

Frage: Wie meinen Sie denn das mit der **Genexpression?**

Antwort: Retinoide haben die Fähigkeit, die Transkription bestimmter Gene zu regulieren. Deshalb werden sie v.a. in der Therapie von spez. Leukämieformen und Erkrankungen der Haut eingesetzt. Hierbei bilden sie mit **zytoplasmatischen Rezeptoren** Ligand-Rezeptor-Komplexe, welche nach Anlagerung eines zusätzlichen nukleären Faktors (RXR) zu aktiven Transkriptionsfaktoren (Heterodimeren) werden. Durch deren Einfluss kommt es schließlich zur vermehrten Expression von Rentinolbindungsproteinen, Laminin, Keratin, PEP-Carboxykinase und Apolipoprotein A1 (HDL).

Frage: Erzählen Sie mir etwas über die **molekularen Vorgänge** des **Sehvorganges!** Gehen Sie vor allem auf die Photorezeptoren ein!

Antwort: Auch hier spielt das Vitamin A eine entscheidende Rolle: Es bildet in Form des 11-cis bzw. all-trans-Retinals einen wichtigen Bestandteil der Stäbchen in unserer Retina. Genauer gesagt beteiligt es sich durch die Reaktion mit einem als **Opsin** bezeichneten Protein an der Ausbildung des Sehpigments **Rhodopsin.** Rhodopsin ist im Außensegment und in der Hüllmembran der Stäbchensinneszelle lokalisiert. Bildungsort des Opsins ist das mitochondrienreiche Innensegment. Zum Sehvorgang:

- Im **Dunkeln** werden plasmamembranöse **Na⁺-Kanäle** aufgrund eines relativ hohen cytosolischen cGMP-Spiegels **offen gehalten**. Durch die dadurch eingeleitete Depolarisierung öffnen sich spannungsabhängige Ca²⁺-Kanäle. Das intrazellulär ansteigende Ca²⁺ führt zu einer **Freisetzung von Glutamat**. Dieses bindet in der Rolle eines Neurotransmitters an Rezeptoren der **Bipolarzellen** und übermittelt so das Signal „Dunkel".
- Kommt es zur Belichtung der Photorezeptormembran geht die 11-cis-Form des Retinals in die **all-trans-Form** über (lichtinduzierte Stereoisomerisierung). Es folgt eine mehrschrittige Konformationsänderung des Opsins und schließlich die Bildung des aktiven Rhodopsins. Dieses bindet an ein spezielles Membranprotein, das **Transducin**. Transducin ist eine Art G-Protein und **aktiviert** (über GDP → GTP) eine **cGMP-abhängige Phosphodiesterase**. Es kommt zu einem schnellen Abfall von cGMP und über den entsprechenden Schluss der zuvor offen gehaltenen Na⁺-Kanäle zu einer intrazellulären Senkung der Ca²⁺-Konzentration. In letzter Konsequenz **stoppt**

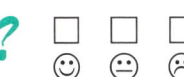
+ Zapfen enthalten anstelle des Rhodopsins farbempfindliche Photopigmente (blau, rot, grün)! Statt Retinal findet man hier Retinol. Dieses ist an andere Isoformen des Opsins gebunden, welche aufgrund geringfügiger Strukturabweichungen spezifisch auf rotes, blaues oder grünes Licht reagieren.

die **Glutamat-Freisetzung** und damit auch das „Dunkel"-Signal. Dies wird von der Bipolarzelle als „Licht" interpretiert.
- Bleibt ein weiterer Lichtreiz aus, wird das Rhodopsin durch enzymatische Isomerisierung wieder in die 11-cis-Form überführt. Die cGMP-Konzentration in der Zelle steigt sehr rasch an und an der Bipolarzelle wird es erneut „dunkel".

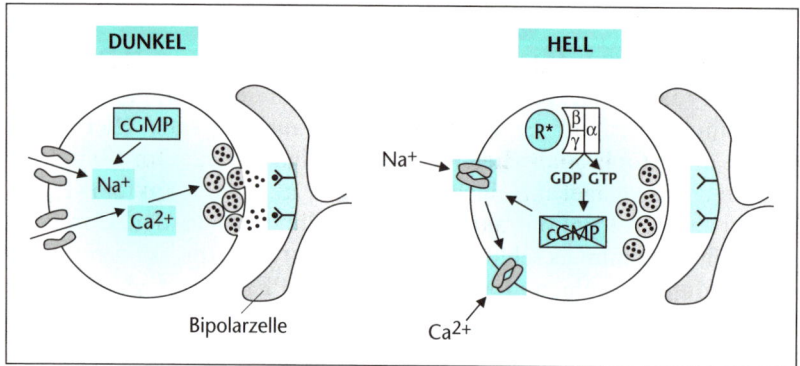

Abb. 5.1:   Sehvorgang

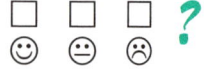

Frage: Erläutern Sie bitte Syntheseweg und Wirkungsentfaltung des **Vitamin D** bzw. des heute eher als D-Hormon bezeichneten Calcitriols!

✚ Calcidiol hat eine sehr lange Halbwertszeit (15 Tage). Somit handelt es sich hierbei um eine sehr effektive Parathormon-regulierte Speicherform des biologisch aktiven Calcitriols!

Antwort: Ausgangssubstanz der humanen Calcitriolsynthese ist das in der Leber vorkommende **7-Dehydrocholesterol**, ein Zwischenprodukt der Cholesterinbiosynthese. Dieses wandert über verschiedene Transportproteine zur **Haut**, wo durch die Einwirkung von UV-Licht eine intramolekulare **Sprengung des B-Ringes** erfolgt. Es entsteht **Calciol**, ein Molekül, dem noch 2 OH-Gruppen zur Vollendung fehlen. Deshalb wandert Calciol zurück zur **Leber**, wo durch Hydroxylierung am C_{25} **Calcidiol** gebildet wird. Im Zustand niedriger Ca^{2+}-Blutkonzentrationen induziert Parathormon schließlich eine 1α-Hydroxylase in der **Niere**. Unter deren Einwirkung empfängt Calcidiol am C_1-Atom eine weitere OH-Gruppe, wodurch das erwünschte **Calcitriol** (D-Hormon) entsteht. Dieses führt im Dünndarm und in der Niere zu einer gesteigerten Ca^{2+}-Resorption und an Knochen und Zellen zu einer vermehrten Ca^{2+}-Freisetzung. Somit kommt es zu einer **Erhöhung des Ca^{2+}-Spiegels** im Blut.

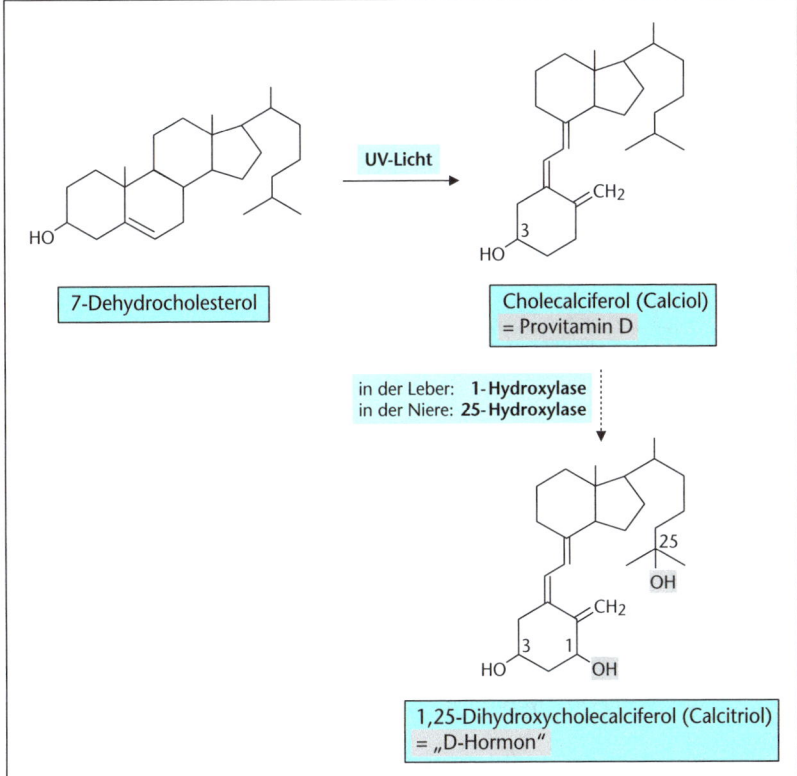

Abb. 5.2: Vitamin-D-Synthese

Frage: Erklären Sie anhand der chemischen Struktur die Funktion des **Vitamin E!**

Antwort: Der Begriff Vitamin E fasst ca. 7 verschiedene Tocopherol-Strukturen zusammen. Allen gemeinsam ist jeweils der **wirkungsvermittelnde Chromanring** (trägt eine OH- und mindestens eine CH$_3$-Gruppe) sowie eine **isoprenoide Seitenkette**. Vitamin E spielt eine große Rolle für den Schutz empfindlicher Verbindungen, die SH-Gruppen oder mehrfach ungesättigte Fettsäuren im Molekül aufweisen (z.B. Vitamin A, Membranen). Seine Hauptfunktion besteht dabei im **Schutz der Lipidstrukturen** vor oxidativer Denaturierung: Hierzu geht das Tocopherol zunächst unter Wassereinbau in seine Hydrochinonform (Tocopherol-OH) über. Nun kann es **Peroxyl-Radikale** in harmlose Lipidperoxide **umwandeln** und somit entsprechende Lipid-Peroxidations-Ketten unterbrechen. Tocopherol-OH wird durch diesen Prozess zwar selbst zum Radikal (Tocopherol-O *), aber gleich im Anschluss unter Einwirkung von Ascorbat zum Tocopherol-OH reoxidiert (Redoxsystem). Es wirkt also als **nichtenzymatisches Antioxidans.**

✚ Die Tocopherole unterscheiden sich lediglich durch die Anzahl bzw. Stellung der jeweiligen CH$_3$-Gruppen am Chromanring! Vorkommen: Pflanzliche Öle.

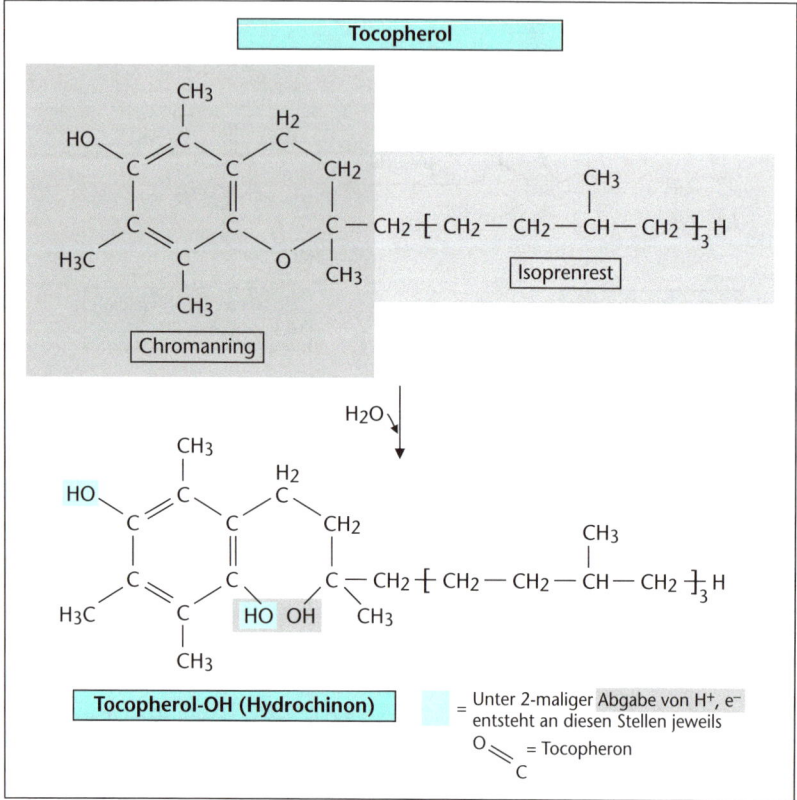

Abb. 5.3: Tocopherol

☐ ☐ ☐ ❓
☺ ☺ ☹

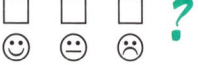 Der Name **Phyllochinon** leitet sich von dem gehäuften Vorkommen in **grünen Pflanzen** (Spinat, Bohnen, Kohl) ab!

Frage: Über welche Quellen beziehen Säugetiere ihren Bedarf an **Vitamin K** (Phyllochinonen)?

Antwort: Alle Vertreter des Vitamin K (**Koagulatoren**) besitzen einen 2-Methyl-1,4-Naphtochinon-Ring mit einer biologisch entscheidenden Methylgruppe am C_2. Dieser Ring kann leider nicht vom Organismus selbst synthetisiert werden, da hierfür eine photochemische Reaktion (Vit. K_1) bzw. spez. bakterielle Enzyme (Vit. K_2) notwendig sind. Vitamin K muss also **oral aufgenommen** bzw. von **Mikroorganismen** unseres Intestinaltraktes synthetisiert werden. Die natürlichen Phyllochinone tragen zusätzlich an Position 3 eine Phytylseitenkette (Vitamin K_1) oder eine Difarnesylseitenkette (Vitamin K_2). Das synthetische **Meniadion** (oft als Vitamin K_3 bezeichnet) weist am C_3 lediglich ein H-Atom auf, kann aber im Organismus durch das Anheften einer Seitenkette in das Vitamin K_1 überführt werden.

Frage: Welche Bedeutung hat das Vitamin K in Bezug auf die **Blutgerinnung?**

Antwort: Vitamin K ist eine unbedingte Voraussetzung für die posttranslationalen Modifikationen der Blutgerinnungsfaktoren II, VII, IX und X (Merkhilfe: 1972!). Zunächst wird Vitamin K NADH-abhängig zum Hydrochinon reduziert. In dieser Form dient es in Anwesenheit von CO_2 als Cofaktor für die **γ-Carboxylierung** der ersten 10 N-terminalen Glutamylreste in den genannten Glykoproteinen (Gerinnungsfaktoren II, VII, IX, X). Diese Reaktion führt zu einer Vermehrung der negativen Ladungen und macht so den relativ schwachen Ca^{2+}-Chelator **Glutamat** zu einem **starken Ca^{2+}-Komplexbildner** (γ-Carboxyglutamat). Dadurch nimmt die Fähigkeit des gesamten Gerinnungsfaktors, Ca^{2+} zu binden, zu. Auf diese Weise wird z.B. die Wirkung von Prothrombin (Faktor II) um das 10.000fache beschleunigt.

tipp Merkhilfe fettlösliche Vitamine: EDKA

Klinik: Phyllochinon selbst wird bei der Decarboxylierungsreaktion zu einem 2,3-Epoxid umgesetzt. Die Wiederaufbereitung geschieht über das Enzym Epoxidreduktase. Diese und das für die Bildung der Hydrochinonform notwendige NADH kann spezifisch durch sog. **Cumarine** (Vitamin-K-Antagonisten z.B. in der Thrombosetherapie) gehemmt werden.

5.2 Wasserlösliche Vitamine

Frage: Welche Funktionen besitzt **Vitamin B$_1$?** Unter welchem Namen ist Ihnen dieses Vitamin noch bekannt?

Antwort: Vitamin B$_1$ wird auch als Thiamin bezeichnet. Es kommt vor allem in ungemahlenen Getreidesorten, Hefe, Leber, Nieren und Herz vor. Bei hohen Temperaturen, also z.B. beim Kochen, geht es allerdings in relativ großen Mengen verloren. Thiamin besteht aus einem **Pyrimidinderivat** mit **regulatorisch** wichtigen CH_3- und NH_2-Substituenten und einem **funktionell** entscheidenden **Thiazolring**. An diesem findet nach der Aufnahme in der Leber die Anlagerung von anorganischem Pyrophosphat statt. Dadurch wird das Vitamin B$_1$ in seine aktive Form überführt. Neben Liponamid, CoA, FAD und NAD^+ ist Thiaminpyrophosphat ein wichtiges Coenzym der **oxidativen Decarboxylase von α-Ketosäuren** (z.B. Pyruvat, α-Ketoglutarat) und der **Transketolase des Pentosephosphatweges**. Dabei bindet es eine entsprechende Carbonylgruppe reversibel an die CH-Gruppe seines Thiazolringes und gewährleistet so die Übertragung dieses aktivierten Aldehyds auf ein anderes Substrat.

✚ Ein Austausch der Pyrimidinsubstituenten führt zur Hemmung bis hin zur vollständigen Inaktivierung des Vitamins!

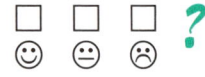

Frage: Mit welchen Störungen müssen Sie rechnen, wenn die Vitamin-B_1-Versorgung über längere Zeit nicht gewährleistet werden konnte?

Antwort: Das **Vitamin-B_1-Mangelsyndrom** bezeichnet man als **Beriberi**. Es wirkt sich vor allem auf Organe mit einem hohen Glucoseumsatz (wie ZNS, Magen-Darm-Trakt, Herz) aus. Das Krankheitsbild beginnt mit Übelkeit, Müdigkeit, Schwächegefühl, Parästhesien und Koordinationsstörungen. Die Symptome steigern sich allerdings bei anhaltendem Thiaminmangel über Ödembildungen, Herzinsuffizienz und Nervenstörungen bis hin zum Tod. Beriberi kommt vor allem in Ländern vor, in denen polierter (also auch Vitamin-B_1-befreiter) Reis Hauptnahrungsmittel ist.

Eine ähnliche Symptomatik bildet die bei **chronischen Alkoholikern** auftretende **Wernicke-Encephalopathie**. Betroffene Patienten erleiden einen Vitamin-B_1-Mangel durch Störungen in der Darmresorption bzw. durch Schädigung des Thiamin-Speichers Leber.

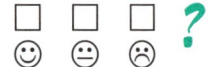

✚ Riboflavin enthält anstelle einer Ribose den Zuckeralkohol Ribitol!

Frage: Welche Bedeutung kommt dem **Riboflavin (Vitamin B_2)** zu?

Antwort: Riboflavin kommt vor allem in Milch, Leber und Herzmuskel vor. Das mit der Nahrung aufgenommene freie Riboflavin wird in den Mucosazellen des Intestinaltraktes phosphoryliert und in der aktiven Form als **Flavinmononukleotid (FMN)** resorbiert. Kommt es zusätzlich zur Anlagerung eines AMP an dieses FMN, entsteht das zweite biologisch wirksame Molekül, das **Flavinadenindinukleotid (FAD)**. Beide Formen sind wichtige Coenzyme bzw. prosthetische Gruppen von wasserstoffübertragenden Flavoproteinen. Die Funktion dieses Redoxsystems geht von den **N-Atomen 1** und **10** der dreigliedrigen Ringstruktur (Isoalloxazinring) aus. Eines der beiden übernimmt ein Hydridion, das andere ein Proton. So findet man FMN und FAD hauptsächlich bei folgenden Reaktionen:

Coenzym	Katalysierte Reaktion (Enzym)
FMN	Oxidative Desaminierung von Aminosäuren (L-Aminooxidase) Atmungskomplex I (NADH-Dehydrogenase)
FAD (FMN + AMP)	β-Oxidation (Acetyl-CoA-Dehydrogenase) Citratzyklus (Succinat-Dehydrogenase) Abbau von Purinbasen (Xanthinoxidase) Pyruvatdehydrogenasereaktion (Liponsäure-Dehydrogenase)

Tab. 5.1:   Wirkungsspektrum der Riboflavine

Klinik: Ein Mangel an Riboflavin kann zu Entzündungen der Zunge, Lippen und Mundwinkel sowie zu einer ausgeprägten Dermatitis im Gesicht führen.

Frage: Was wissen Sie über die **Nicotinsäure** bzw. das **Nicotinsäureamid?**

Antwort: Dieses Molekül des Vitamin-B_2-Komplexes wird oft als **Vitamin B_3** bezeichnet. In der Natur kommt es als Nicotinsäureamid in Hefe, Leber und Geflügel vor. Neben der **direkten Aufnahme** und Weiterverarbeitung kann es aber auch durch den Umbau der **Aminosäure Tryptophan** synthetisiert werden. Nicotin(säure)amid ist der entscheidende Baustein der wasserstoffübertragenden Coenzyme **NAD^+** (Nicotinamidadenindinukleotid) und **$NADP^+$**. N-glykosidisch an eine **Ribose** gebunden steht es über eine **Pyrophosphatbrücke** mit dem Nukleotid **Adenosin** in Verbindung (Dinukleotid).

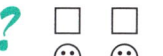 **tipp** NAD^+/NADH findet man v.a. bei Katabolen, $NADP^+$/NADPH hingegen bei anabolen Stoffwechselwegen.

Merke: Tryptophan bildet das Provitamin des Nicotinsäureamids (60 mg ergeben 1 mg)!

!

Klinik: Nicotinamid- und Tryptophanmangel in Kombination münden in den **Morbus Pellagra** (pelle agra = kranke Haut). Neben einer Hyperpigmentierung und Entzündung der Haut leiden Betroffene an anhaltendem Durchfall und geistiger Retardierung. Es kommt also zur „**3D**"-Symptomatik: **D**ermatitis, **D**iarrhoe, **D**emenz!

Frage: Erzählen Sie mir etwas über die **Pantothensäure!**

Antwort: Pantothensäure ist eine dem Vitamin-B_2-Komplex zugeordnete Verbindung aus **β-Alanin** und **Pantoinsäure**. Sie kommt vor allem in Hefe, Leber und Nieren vor, wird aber auch von intestinalen Mikroorganismen gebildet. Die Aktivierung der Pantothensäure erfolgt durch die Anlagerung einer SH-Gruppe (Sulfhydrylgruppe). In dieser Form ist sie unverzichtbarer **Bestandteil des Acylcarrierprotein** (Fettsäure, Phospholipid-, Steroidhormonbiosynthese) und des **Coenzym A**. So kann sie einen definierten Stoff an diese Gruppe binden und damit dessen Reaktivität für anschließende Prozesse entscheidend erhöhen. Beispiele sind:
- die Ausbildung aktivierter Essigsäure, sprich des **Acetyl-CoA**,
- die **Aktivierung von Fettsäuren** und
- die **Synthese von Ketonkörpern**

Klinik: Ein Pantothensäuremangel führt vor allem zu einer Störung der Pyruvatdehydrogenasereaktion und somit zu Wachstumsstillstand, Ermüdung, Störungen der Sensorik sowie dem sog. „Burningfeet-Syndrom".

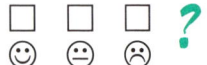 **Frage:** Welche Funktion hat die **Folsäure?**

Antwort: Auch die Folsäure (Blattsäure) wird dem Vitamin-B_2-Komplex zugerechnet. Sie besteht aus einem **Pteridinkern**, einem **p-Aminobenzoesäurerest** und der Aminosäure **L-Glutamat**. Nach Aufnahme der Folsäure (z.B. über Hefe oder Blattgemüse) wird sie gegen ihr Konzentrationsgefälle über spezifische Carrier in die Darmzellen eingeschleust. Dort erfolgt durch eine **zweistufige**, jeweils NADH-abhängige **Reduktion des Pteridinringes** die Überführung in die biologisch aktive Form **Tetrahydrofolsäure (FH_4)**. Diese wiederum bildet ein unverzichtbares Coenzym für Reaktionen mit **C_1-Übertragungen**. Hierzu werden entsprechende C_1-Reste (Methyl-, Formyl-, Formiat-, Hydroxymethylreste) reversibel an die N-Atome 5 und/oder 10 der FH_4 gebunden und letztendlich auf ein entsprechendes Substrat übertragen. Je nach Beladung entstehen dabei:

FH_4-Derivate	Reaktion
N_5-Methyl-Tetrahydrofolsäure	• Ethanolamin→ **Cholin** (in Zusammenarbeit mit aktiv. Methionin) • Homocystein → **Methionin**
N_{10}-Methyl-Tetrahydrofolsäure	• liefert Formylgruppe der **N-Formyl-Methionin-tRNA** • liefert C_2 und C_8 des **Purinringes**
N_5,N_{10}-Methyl-Tetrahydrofolsäure	• liefert Methylgruppe für **Thymin** • liefert β-Kohlenstoff für Glycin → **Serin**

Tab. 5.2: C1-Übertragungen mittels Folsäure

 Klinik: In der Tumortherapie nutzt man Dihydrofolatreduktasehemmer wie z.B. Amedopterin als Zytostatikum.
Chronischer Folsäuremangel führt zu Störungen des Zellstoffwechsels wie **Folsäuremangelanämie** (Müdigkeit, Blässe) und Erkrankungen im Magen-Darm-Bereich.

Frage: Kennen Sie noch einen anderen **Methylgruppenüberträger?**

+ Homocystein entspricht einem um ein CH_2-Glied verlängerten Cystein.

Antwort: Ein anderer wichtiger Methylgruppenüberträger ist das **S-Adenosyl-Methionin** (SAM). Es entsteht durch eine energieverbrauchende Reaktion (- 3 ATP) zwischen der essentiellen Aminosäure **Methionin und ATP.** Der so erworbene Adenosylrest erleichtert dem Methionin, seine endständige CH_3-Gruppe abzugeben. Beispiele sind:

- Ethanolamin + 3 CH_3 → Cholin
- Noradrenalin + CH_3 → Adrenalin
- Guanidinoacetat + CH_3 → Kreatin

Nach Abspaltung der CH_3-Gruppe entsteht Adenosylhomocystein, welches zu Adenosin und Homocystein zerfällt. Unter Einwirkung von **Folsäure** und **Cobalamin** kann Homocystein dann wieder zu Methionin reagieren.

Frage: Welche Funktionen fallen Ihnen zum **Vitamin B$_6$** (Pyridoxin) ein?

Antwort: Vitamin B$_6$ ist die Sammelbezeichnung der für den Aminosäurestoffwechsel wichtigen Wirkstoffe Pyridoxol, Pyridoxal und Pyridoxamin. Hauptquellen sind Hefe, Getreide, Mais und Leber. Das mit der Nahrung aufgenommene Pyridoxol oder Pyridoxal wird erst im Gewebe in die aktive Form, das **Pyridoxalphosphat (PALP)** überführt. Dieses stellt das entscheidende Coenzym für über **25 Reaktionen des AS-Stoffwechsels** dar. Hierzu bildet es mit seiner Aldehydgruppe und der Aminogruppe der AS eine **Schiff'sche Base** aus. Das, plus die kationische Kraft des aktiven enzymatischen Zentrums, bewirkt eine Art Elektronenzug auf das α-C-Atom der entsprechenden Aminosäure. Damit führen sie zu einer Schwächung der Bindung, die in der nachfolgenden Reaktion angegriffen werden soll.

„Unterstütztes" Enzym	Reaktion
Transaminase	Aminosäure → α-Ketosäure
Decarboxylase	Bildung biogener Amine (Histidin → Histamin, Dopa → Dopamin) und GABA-Synthese aus Glutamat
Phosphorylase	Glykogenabbau
Aminosäure-Hydratase	Wasserabspaltung aus AS
Aminolävulinsäure-synthetase	Hämsynthese

Tab. 5.3: Bedeutung des Vitamin B$_6$

Klinik: Ein Mangel an Pyridoxin äußert sich in Dermatitis, Krämpfen, Depressionen und hypochromen Anämien (Störung der Hämsynthese).

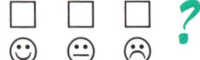 **Frage:** Was wissen Sie über das **Cobalamin** (Vitamin B$_{12}$)?

Antwort: Cobalamin ist das Produkt von Mikroorganismen (z.B. Aerobacter aerogenes) und wird vorwiegend über **tierische Lebensmittel** (v.a. Wiederkäuerinnereien) aufgenommen. Es handelt sich hierbei um ein kompliziertes **Corrinring-System**, welches starke Ähnlichkeiten zum Porphyrin des Häm aufweist. Genauer gesagt besteht Cobalamin aus 4 reduzierten Pyrollringen, die um ein zentrales Cobaltion angelagert sind. Nach der Aufnahme des Vitamins erfolgt zunächst im Magen die Bindung an den **Intrinsic Factor,** ein Syntheseprodukt der Belegzellen. Dieses Glykoprotein schützt Cobalamin durch seinen hohen Neuraminsäureanteil vor Verdauungsenzymen. Dadurch kann es bis zum **distalen Ileum** gelangen und über einen spezifischen Rezeptor der Enterozyten aufgenommen werden. Im Blut wird Cobalamin wegen seiner anfälligen Struktur an das Transcobalamin II gebunden. Nach entsprechender Freigabe und Aufnahme in die Zelle kann Cobalamin dann 2 Wege bestreiten: Entweder wird es im Zytosol zu **Methylcobalamin** umgewandelt und beteiligt sich an der folatabhängigen Remethylierung von **Homocystein zu Methionin.** Oder es wandert direkt weiter in die Mitochondrien, wo eine FAD$^+$- und NAD$^+$-abhängige Reaktion zu **Adenosylcobalamin** stattfindet. Adenosylcobalamin ist von entscheidender Bedeutung für die **Ribonukleotidreduktase** bei der DNA-Synthese (Bildung der Desoxyribonukleotide) sowie die **Umlagerung von Alkylresten** (z.B. Methylmalony-CoA → Succinyl-CoA).

 Fallbeispiel: Welche Faktoren können zu einem Vitamin-B$_{12}$-Mangel führen? Gehen Sie kurz auf die Leitsymptome ein!

Antwort: Ein Mangel an Vitamin B$_{12}$ entsteht praktisch **nie wegen Mangelernährung** (Lebervorrat reicht für 3 Jahre!). Die Ursache ist vielmehr in dem **Fehlen des Intrinsic Factors** (z.B. Autoimmunerkrankung gegen Belegzellen) oder der **gestörten Resorption** im distalen Ileum (z.B. bei Morbus Crohn) zu suchen. Da Erythrozyten besonders häufig erneuert werden, eine Störung der DNA-Synthese hier also extrem schnell sichtbar ist, ergibt sich als Leitsymptom eine **perniziöse** (megaloblastäre, makrozytäre) **Anämie.** Außerdem leiden betroffene Patienten an einer verminderten Leukozyten- und Thrombozytenzahl (Blutungsgefahr!) sowie aufgrund eines Markscheidenschwunds im Rückenmark an neurologischen Störungen wie **Lähmungen** oder **Gangun-**

sicherheit. Letztere Erscheinung dient auch der Differentialdiagnose zum Folsäuremangel.

Frage: Äußern Sie sich bitte zur Struktur und biologischen Funktion der **L-Ascorbinsäure!**

Antwort: Ascorbinsäure ist für Menschen trotz ihrer chemischen Abstammung von der Glucose **streng essentiell**. Wir können zwar einige Zwischenprodukte (UDP-Glucose, Glucuronsäure, L-Gluconsäure, L-Gluconolacton) des entsprechenden Syntheseweges herstellen. Da jedoch eine L-Gluconolactonoxidase fehlt, bleibt die Reaktionskette unvollendet: Die Umwandlung zu L-Ascorbinsäure ist nicht möglich. Vitamin C wird also im Intestinaltrakt aufgenommen und gelangt über das Blut zu den Zielzellen. Hier bildet es aufgrund seiner stark reduzierenden Wirkung (Fähigkeit zweimalig Elektronen abzugeben) ein klassisches **Antioxidans**. So erfüllt es u.a. eine wichtige **Schutzfunktion** für **eisenhaltige Hydroxylasen**.

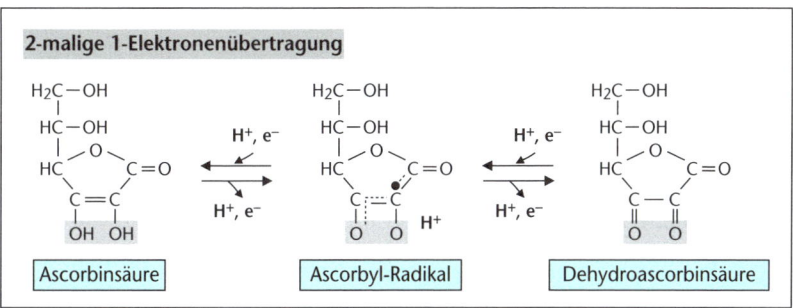

Abb. 5.4: Ascorbinsäure-Redoxsystem

Reaktion	Enzym (Metallion)
Kollagensynthese	Hydroxylierung von Prolin und Lysin (Fe^{2+})
Carnitinsynthese	Hydroxylierung von Trimethyllysin (Fe^{2+})
Noradrenalinsynthese	Hydroxylierung von Dopamin (Cu^{2+})
Steroidsynthese	Hydroxylierungen zu Progesteron, Aldosteron, Cortisol

Tab. 5.4: Ausgewählte Vitamin-C-abhängige Reaktionen

Klinik: Ein lang anhaltender Mangel an Vitamin C führt zum Krankheitsbild des „**Skorbut**", einer schwerwiegenden Störung des Bindegewebestoffwechsels. Symptome sind Zahnfleischbluten mit anschließendem Zahnausfall, Knochen- und Gelenkveränderungen und petechiale Blutungen.

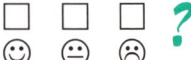 **Frage:** Welche Bedeutung hat das **Biotin** (Vitamin H) für unseren Stoffwechsel?

Antwort: Biotin wird wie die meisten wasserlöslichen Vitamine durch den Verzehr von Hefe und Leber aufgenommen. Eine zusätzliche Quelle bilden aber auch die Bakterien der Darmflora. Es handelt sich um eine Verbindung aus **Harnstoff** und **Thiophanring**, die durch eine kovalente Bindung an das zu unterstützende Enzym aktiviert wird. Biotin ist das Coenzym sämtlicher **Carboxylierungsreaktionen:** Unter ATP-Verbrauch bindet und aktiviert es CO_2. Anschließend überträgt es die so gebildete Carboxylgruppe auf die Zielsubstanz.

Stoffwechselvorgang	Reaktion (Enzym)
Gluconeogenese	Pyruvat + CO_2 → Oxalacetat
Fettsäuresynthese	Acetyl-CoA + CO_2 → Malonyl-CoA
Fettsäureabbau	Propionyl-CoA + CO_2 → Methylmalonyl-CoA

Tab. 5.5:   Wichtige biotinabhängige Reaktionen

 Klinik: Biotinmangel führt zu neurologischen Störungen, Lethargie, Muskelschmerzen und Dermatitis. Ein spezifischer Hemmstoff des Biotins ist Avidin, das in rohem Eiweiß hoch dosiert vorkommt.

6 Immunsystem

6.1 Grundlagen des Immunsystems

Frage: Was verstehen Sie unter dem Begriff **Antigen?**

Antwort: Als Antigen bezeichnet man jede Struktur, die in der Lage ist, mit Bestandteilen des Immunsystems (z.B. Antikörpern) zu interagieren. Sehr gute Antigene sind Proteine, weniger gut sind Polysaccharide, Nukleinsäuren oder Lipide. Die Erkennungseinheit des Antigens bildet das **Epitop** in Form von Zuckerresten oder Aminosäuren. Diese **antigene Determinante** kann entweder allein (**univalent**), mit vielen Zwillingen (**unideterminant, multivalent**) oder mit gemischten Brüdern (**multideterminant**) vorkommen. Antigene sind von den **Haptenen** zu differenzieren: Diese sind aufgrund ihrer geringen Größe in ungebundener Form nicht immunogen, d.h. sie lösen **keine Immunantwort** aus. Erst durch ihre Fixierung an größere Moleküle (z.B. Albumin) werden sie von unserem Immunsystem als bedrohlich erkannt.

> **Merke:** Um ein Antigen als gut **immunogen** bezeichnen zu können, muss es eine komplexe Struktur mit einem Molekulargewicht von **über 6000 Dalton** aufweisen. Außerdem muss es sich von körpereigenen Strukturen unterscheiden, als **fremd** eingestuft werden.

6.2 Unspezifisches Immunsystem

Frage: Was verstehen Sie unter dem **unspezifischen Abwehrsystem?**

Antwort: Die unspezifische Abwehr ist **angeboren**. Sie stellt über die Dauer von mehreren Tagen eine Art Übergangsreaktion des Organismus auf Fremdkörper dar bis andere, spezifischere Systeme eingreifen können. Zu den **humeralen** Bestandteilen (also gelösten Proteinen) gehören das Lysozym, β-Interferon, die Faktoren des Komplementsystems, Akute-Phase-Proteine, Enzyme des Oxidative burst und Lactoferrin. **Zelluläre** Vertreter des unspezifischen Immunsystems sind die Granulozyten und Monozyten.

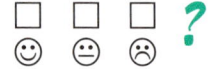

✚ Gesamtheit der Monozyten: MPS = Mononukleäres Phagozytensystem.

Frage: Gehen Sie bitte etwas genauer auf die Bedeutung der Granulozyten und Monozyten ein! Wo findet man welche Mediatoren?

Antwort: Von **Granulozyten** existieren 3 Klassen: neutrophile, eosinophile und basophile:

- Die **neutrophilen** Granulozyten beinhalten **Lysozym**, **Hydrolasen**, **Kollagenasen**, **Lactoferrin** und **Peroxidasen**. Sie sind die ersten Abwehrzellen, die am Entzündungsort eintreffen. Hier gelangen sie über **Diapedese** (Durchwanderung der Gefäßwand) ins Gewebe. Durch die anschließende Freisetzung ihrer Enzyme bauen sie allerdings nicht nur Krankheitserreger ab. Sie erweichen auch das umliegende Gewebe und weitere Vertreter ihrer Art. Es kommt zum lokalen Zelluntergang und zu einer Ansammlung abgestorbener Granulozyten: Dieses Gemisch bezeichnet man als Eiter.
- **Eosinophile** Granulozyten gelangen auf dem gleichen Weg ins Gewebe. Sie besitzen eine etwas weniger aggressive Enzymausstattung: **saure Phosphatase, Ribonuklease** und **Cathepsin**. Eosinophile dienen damit vor allem der Bekämpfung antigenbehafteter Parasiten.
- **Basophile** sind die seltensten Granulozyten im Blut. Sie enthalten hauptsächlich **Histamin** und **Heparin**.

Monozyten differenzieren sich nach Verlassen der Blutbahn zu **Makrophagen**. Diese sind regelrechte Fresszellen, die mit dem gleichen Enzympaket wie neutrophile Granulozyten ausgestattet sind. Darüber hinaus endozytieren sie erkannte Fremdzellen und **präsentieren** deren Antigene auf ihrer Oberfläche (**MHC-II-Komplexe**).

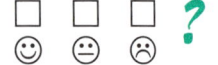

✚ Das C im CRP leitet sich davon ab, dass jenes Protein unter Ca^{2+}-Einwirkung ein Polysaccharid C aus der Zellwand von Pneumokokken auszufällen vermag.

Frage: Was verstehen Sie unter dem Begriff **Akute-Phase-Proteine?**

Antwort: Sämtliche Akute-Phase-Proteine werden in der Leber gebildet. Ihre Blutkonzentration kann bei entzündlichen bzw. degenerativen Prozessen stark zunehmen. Zu ihnen gehören **Prothrombin**, **Fibrinogen**, **Haptoglobin** (Hämolyse-Indikator!), **Caeruloplasmin** (Radikalfänger der Zelle), die Komplementkomponente **C3** und das klinisch sehr relevante **C**-**R**eaktive-**P**rotein (**CRP**). CRP kann das Komplementsystem aktivieren und dient in der Serumanalyse als unspezifischer Indikator für Entzündungsreaktionen oder Tumoren (Konzentration kann um Faktor 1000 steigen).

Frage: Erzählen Sie mir etwas über die immunologische Bedeutung von **Interferonen!**

?

Antwort: Der Begriff Interferon bezeichnet eine Gruppe von Proteinen (Cytokinen), die zwar strukturell nicht miteinander verwandt sind, aber alle das gleiche Ziel verfolgen: die Bekämpfung von Viren. Die **antivirale Wirkung** der Interferone basiert grob betrachtet auf 3 großen Mechanismen: der verstärkten **Expression von MHC-I-** und **MHC-II-Komplexen**, der **Aktivierung von natürlichen Killerzellen** und **B-Zellen** und der **direkten Hemmung viraler Replikation**. Die systematische Unterteilung der Interferone erfolgt in die 3 Gruppen:

✚ γ-Interferon hemmt die IgE-Produktion und ist somit ein klassischer Antagonist des Interleukin 4!

- α-**Interferon** wird von **Leukozyten** produziert und sezerniert. Im Gegensatz zu den anderen Interferon-Gruppen ist es nicht glykosyliert. Seine Freisetzung erfolgt direkt nach dem Virusbefall und ähnelt dem β-Interferon-Mechanismus.
- β-**Interferon** wird v. a. im **Fibroblasten** gebildet. Befällt ein Virus einen Fibroblasten, so löst dies die Synthese und Glykosylierung von β-Interferon in der **erkrankten Zelle** aus. INFβ wird in die Umgebung abgegeben und trifft dort auf spezifische Interferonrezeptoren von Nachbarzellen (parakrines Alarmsystem). Die Ankopplung führt zu einer Zusammenlagerung benachbart liegender Rezeptoren (Dimerisierung) und in der Folge zur Aktivierung einer cytoplasmatischen Tyrosinkinase. Diese wiederum aktiviert STAT-Proteine (**S**ignalüber**t**räger und **A**ktivatoren der **T**ranskription), welche die Bildung einer Proteinkinase sowie einer Adenylatsynthetase einleiten. Beide Enzyme dienen einer einigermaßen selektiven Hemmung der Virusvermehrung: Die **Proteinkinase** phosphoryliert (hier: **inaktiviert**) ein für den Zusammenbau der Ribosomen benötigtes Enzym (**eIF2**). Die **Adenylatsynthetase aktiviert** eine RNA-abbauende **Ribonuklease**.
- γ-**Interferon** wird von **aktivierten T-Zellen** und natürlichen Killerzellen gebildet. Es gilt auch als **Immuninterferon**, da seine Konzentration mit zunehmender Immunaktivierung steigt: Durch die Induktion von **MHC-II-Komplexen** wird die Zahl der aktivierten **T-Zellen** nochmals erhöht (positives Feedback). Neben der antiviralen Wirkung entfaltet das γ-Interferon also auch immunregulatorische Eigenschaften.

Frage: Welche Werkzeuge besitzt unser Körper zur Abwehr eingedrungener Bakterien?

?

Antwort: Die Abwehr von Bakterien erfolgt vor allem durch das unmittelbare Einwirken folgender humeraler Vertreter des unspezifischen Immunsystems:

✚ Das Komplementsystem besteht aus mehr als 20 Serumproteinen, die überwiegend in der Leber synthetisiert werden.

- **Lysozym** (Muramidase) ist Bestandteil des Blutplasmas, der Tränenflüssigkeit sowie des Nasen- und Darmschleims. Es hat eine **hydroly-**

tische Wirkung auf 1,4-glykosidische Bindungen im Polysaccharidgerüst des Mureins von **Bakterienwänden** und führt somit zu einem osmotischen Schock.

- **Lactoferrin** wird von neutrophilen Granulozyten bzw. Makrophagen freigesetzt. Indem es das gesamte **Eisen** in der Umgebung der Bakterien **bindet**, entzieht es ihnen eine wichtige Wachstumsgrundlage.

- **Oxidative burst (respiratory burst)** beschreibt die Zunahme des nichtmitochondrialen Sauerstoffverbrauchs in neutrophilen Granulozyten und Makrophagen um das 100fache. Nach Stimulation der Proteinkinase C kommt es zur Aktivierung einer NADPH-abhängigen Oxidase. Diese wiederum katalysiert die **Reduktion von Sauerstoff zum Superoxidanion (O^{2-})**. O^{2-} wird enzymatisch zu H_2O_2 reduziert und reagiert anschließend mit Chloridionen weiter zu **Hypochloridionen** ($H_2O_2 + Cl^- \xrightarrow{\text{Superoxiddismutase}} H_2O + OCl^-$). All diese Sauerstoffverbindungen sind hochreaktiv und verursachen die **Peroxidation** von Membranlipiden. Eine Reaktion, die die betroffenen Bakterien in letzter Konsequenz förmlich platzen lassen.

- **Das Komplementsystem** besitzt eine tragende Rolle in der Markierung des Eindringlings, der chemotaktischen Anlockung von Effektorzellen, der Gefäßpermeabilitätssteigerung (Anaphylatoxine) und der **Cytolyse von Bakterien**. Für die letzt genannte Funktion kann man sich vereinfacht folgenden Reaktionsablauf vorstellen: Der **alternative Weg** der Komplementkaskade ist angeboren und somit **antikörperunabhängig**. Für seine Aktivierung reicht bereits das Vorhandensein von Mikroorganismen aus. Der durch Plasmaproteasen entstandene **Komplementfaktor 3b** lagert sich an der Zelloberfläche an und bindet Faktor B ($\rightarrow$ C3b**B**). Anschließend erfolgt die Spaltung des Faktor B durch eine **Protease D**. Der nun aktivierte Komplex (C3b**Bb**) spaltet und **aktiviert C5**. Hierdurch entsteht eine Konvertase, die weitere Zwischenschritte einleitet und somit zur Bildung eines lytischen **C9-Porenkomlexes** führt.

6.3 Spezifisches Immunsystem

☐ ☐ ☐ **?**
☺ ☺ ☹

+ Der alternative Weg läuft meist neben dem klassischen ab. Er wird sogar durch dessen Nebenprodukt C3b verstärkt.

Frage: Findet die Aktivierung der Komplementkaskade immer auf dem gleichen Weg statt?

Antwort: Nein. Neben dem alternativen Weg (Properdinweg) kann die Komplementkaskade auch über den **klassischen Weg** aktiviert werden. Dieser ist Bestandteil der spezifischen Immunantwort: Für seine Aktivierung sind bereits vorhandene Antikörper, also mindestens 1 IgM oder 2 IgG, unbedingte Voraussetzung. Nur so kann sich ein **Antigen-Antikörper-Komplex** bilden, an den sich ein als Erkennungseinheit fungierender Multiproteinkomplex (C1qrs) anlagern kann. Es folgt ein

Prozess, der als **limitierte Proteolyse** bezeichnet wird: Vereinfacht findet hier die Spaltung von **C4 und C2** mit anschließender Zusammenlagerung zu C2bC4b statt. Dieses Protein ist in der Lage, die beiden Faktoren **C3 und C5** proteolytisch zu aktivieren und die gemeinsame Endstrecke von alternativem und klassischen Weg einzuleiten. Es kommt zur Translokation von C5b, zur Anlagerung der Komplementfaktoren 6–8 (mit begleitender Perforation der Zellmembran) und schließlich zur Auskleidung der Pore mit etwa 15 C9-Molekülen. Dadurch wird eine **kanalartige Struktur** ausgebildet, durch die Wasser ein- bzw. ausströmen kann: Die Fremdzelle stirbt ab.

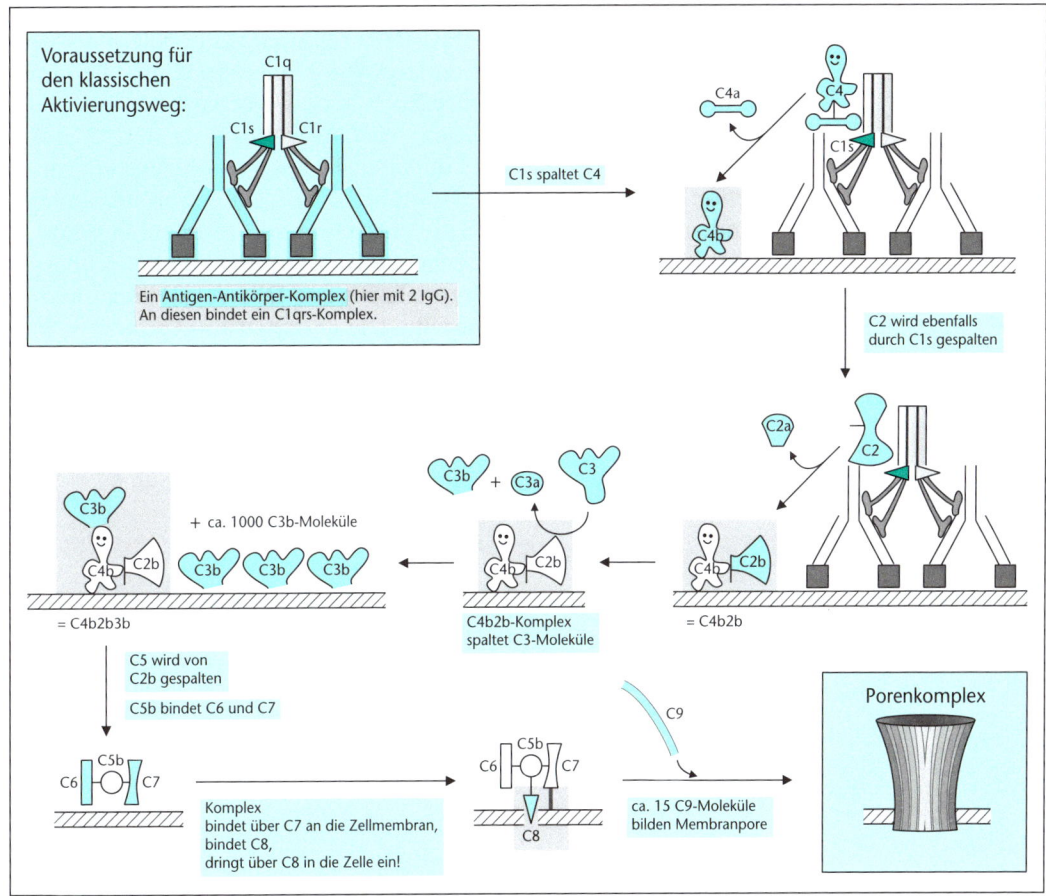

Abb. 6.1: Komplementsystem (klassischer Weg)

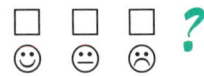

✚ CD4 ist ein Corezeptor des T-Zellrezeptors. Es verstärkt dessen Bindung zum Antigen, wenn der Rezeptor passt (Ankerprotein).

Frage: Der klassische Weg des Komplementsystems ist also **antikörperabhängig!** Woher kommen diese Antikörper und welche Rolle spielen sie im Ablauf der Kaskade?

Antwort: Die Produktion von Antikörpern folgt der **klonalen Selektionstheorie**. Diese beschreibt die gezielte Aktivierung geeigneter B-Zellen bei einem entsprechenden Antigenkontakt.

Zunächst greift eine **antigenpräsentierende Zelle (APC)** die eingedrungene Fremdzelle an und endozytiert sie. Intrazellulär findet dann eine **lysosomale Fragmentierung** zu kleinen Antigen-Bruchstücken (etwa 20 AS) statt. Diese werden an **MHC-II-Rezeptoren** gekoppelt und so auf der Oberfläche der APC präsentiert. Nun binden T-Helferzellen über ihren hoch spezifischen T-Zellrezeptor an jeweils passende Antigene. Sie bewirken damit die Sekretion von **Interleukin 1** aus der APC. IL1 wiederum stimuliert die angekoppelten T-Helferzellen zur autokrinen Sekretion von **Interleukin 2**. Dies führt zur gezielten Vermehrung der passenden T-Helferzellen und zur Sekretion von **Interleukin 4** und **8**. IL4 und IL8 binden an entsprechende Rezeptoren einer benachbarten B-Zelle und bewirken deren **Vermehrung und Differenzierung** zur antikörperproduzierenden **Plasmazelle**. Die sezernierten Antikörper binden mit ihrem Fab-Teil an die Epitope der Fremdzellen und bilden schließlich mit ihrer freien Fc-Bindungsstelle einen Angriffspunkt für die Aktivierung der klassischen Komplementkaskade.

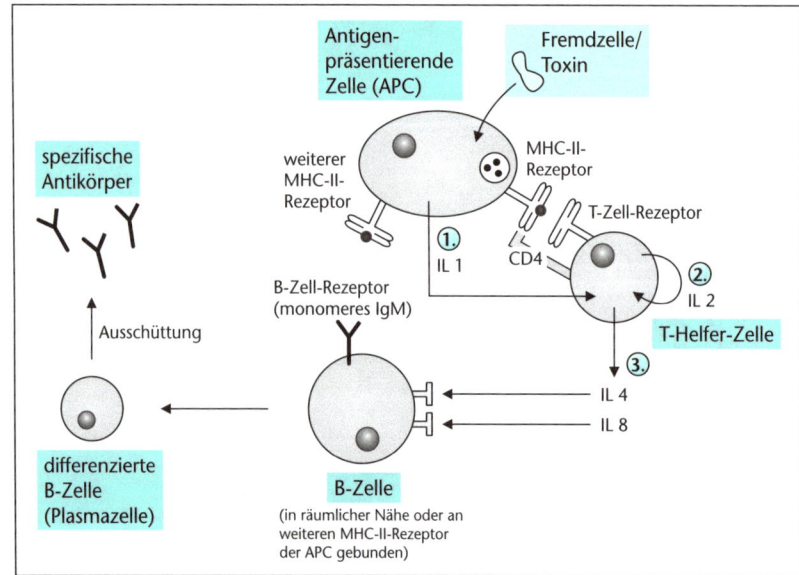

Abb. 6.2:   Klonale Selektionstheorie

Klinik: HIV gelangt über den CD4-Corezeptor in die T-Helferzelle und zerstört sie. Auf diese Weise entzieht es dem Immunsystem den Koordinator.

Frage: Beschreiben Sie kurz anhand einer Skizze den schematischen Aufbau eines Antikörpers!

? ☐ ☐ ☐
☺ ☺ ☹

Antwort: Antikörper sind **Glykoproteine** (γ-Globuline), die aus jeweils **2 schweren** und **2 leichten Ketten** bestehen. Dabei unterscheidet man grob einen **paratoptragenden**, antigenbindenden **Fab-Abschnitt** von einem sich nach unten anschließenden **Fc-Abschnitt**. Dieser erhält seinen Namen (F**c**) aufgrund folgender Funktionen:

- Anlagerung bestimmter Faktoren des **K**omplementsystems (am KH-Rest)
- Fixierung von **K**ohlenhydratresten (bestimmt die Ig-Klasse, Halbwertszeit, Plazentapassage)
- **K**onstante Regionen
- Voraussetzung für die **K**ristallisation von Immunglobulinen (IgA, IgM)
- **C**-terminales Ende der Ketten
- **C**ell-binding-Komponente: z.B. Bindung an Mastzellen (IgE)

Beide Teile sind über eine **Hinge-(Scharnier-)Region** miteinander verbunden, welche durch die hochreaktive Protease Papain gespalten werden kann. Eine weitere sinnvolle Unterteilung erfolgt in kleine funktionelle Einheiten der Kette: die **Ig-Domänen**. Diese bestehen aus jeweils 110 Aminosäuren und besitzen je nach Region eine **konstante** oder aber **variable** Sequenz. V- und C-Segmente sind hierbei über **Switch-(Umstell-)Peptide** miteinander verbunden.

✚ Jeder Antikörper besitzt 2x das identische Paratop (Fab)!

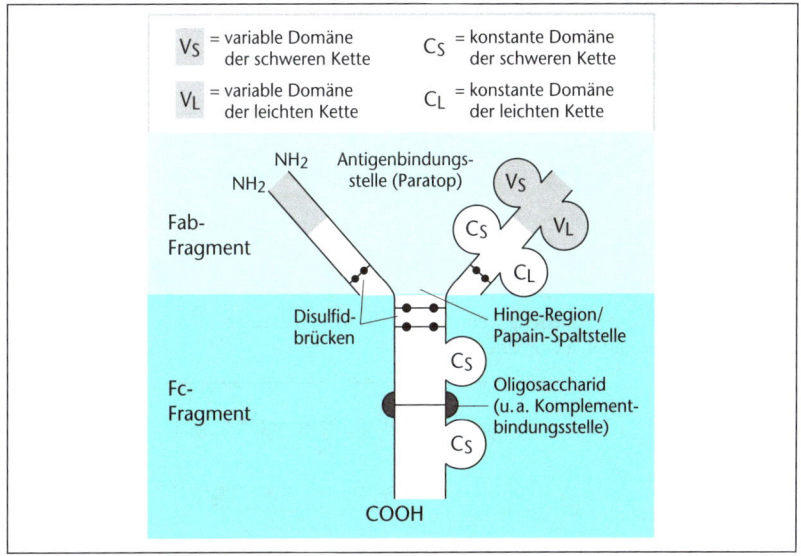

Abb. 6.3: Antikörperstruktur

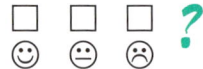

?

Frage: Der Mensch ist in der Lage mehr als 10^6 verschiedene Antikörper herzustellen. Stellen Sie in Grundzügen dar, wie diese große Vielfalt möglich ist!

Antwort: Die leichten Ketten eines Antikörpers besitzen jeweils 1 konstante (c) und 1 variable (v), die schweren Ketten 3 konstante sowie 1 variable Domäne. Bevor die Antikörpersynthese startet, muss zunächst für jede Kette ein gültiges Gen gebaut werden. Dies geschieht bei der Reifung des B-Lymphozyten im Knochenmark. Die Informationen für die konstanten und variablen Regionen sind auf **unterschiedlichen DNA-Abschnitten** lokalisiert. Zunächst zur **leichten Kette**: Nach dem Zufallsprinzip wird aus **100 verschiedenen v**-Sequenzen **eine** ausgewählt und über **eines von 5 verschiedenen j-Genen** (engl. joining) **mit dem konstanten** Segment verbunden. Es findet also eine Deletion von 99 v- und 4 j-Sequenzen statt. Ein Prozess bei dem **500 verschiedene kurze Ketten** hergestellt werden können. Bei den **schweren Ketten** wird zusätzlich **1 von 50** möglichen **D-Segmenten** integriert und somit die Bandbreite auf etwa **30.000** verschiedene schwere Ketten erhöht. Multipliziert man alle Möglichkeiten miteinander ergibt das schließlich eine Zahl zwischen 10^6 und 10^8.

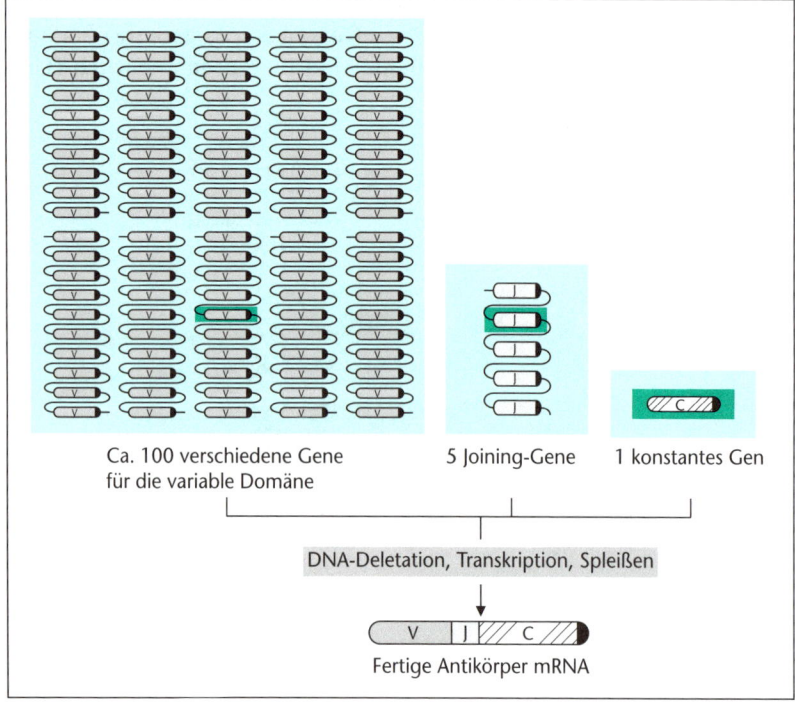

Abb. 6.4:   Antikörpergenrekombination

> **Merke:** Die Umlagerung, d.h. die Entscheidung, welches v-Gen mit welchem j-Gen kombiniert wird, findet auf **DNA-Ebene** durch Chromosomenverkürzung und **nicht durch alternatives Spleißen** der mRNA statt!

Frage: Nennen und beschreiben Sie die verschiedenen Antikörperklassen!

Antwort: Der menschliche Organismus besitzt 5 verschiedene Klassen von Immunglobulinen, die sich hauptsächlich im Bauplan ihrer H-Kette unterscheiden.

Ig-Klasse	Aufbau	Vorkommen
IgG	Monomer	75% Plasma
IgA	**Dimer:** Monomere sind über Joining (J)-Protein verknüpft	15% Speichel, Tränen, Schweiß, G-I-Trakt
IgM	**Pentamer:** Monomere sind untereinander und mit J-Protein verknüpft	10% v.a. in Blutgefäßen, aber auch im Gewebe
IgE	Monomer zusätzliches C-Segment im Fc-Teil	<1%
IgD	Monomer	<1%

Tab. 6.1: Antikörperklassen

Aber natürlich gibt es auch grundlegende Unterschiede hinsichtlich der Funktionen:

- IgG binden an Toxine oder Mikroorganismen. Damit sind sie Grundlage für die **Fc-rezeptorinduzierte Phagozytose** sowie die **Aktivierung des Komplementsystems.**
- IgA werden **von Plasmazellen in der Submucosa** gebildet. Anschließend diffundieren sie durch die Basalmembran und binden an **Polyimmunglobulinrezeptoren** auf der basolateralen Seite dort gelegener Epithelzellen. Es folgt die Internalisierung sowie die Spaltung des Rezeptors, wobei dessen **extrazellulärer Anteil am IgA** gebunden bleibt. Diese **sekretorische Komponente** schützt das IgA später vor einer proteolytischen Spaltung. Nach Exozytose ins Lumen bindet IgA an **bakterielle Toxine**, **Invasionsrezeptoren** oder **Viren** und verhindert damit deren Aufnahme.

✚ Unter dem Begriff „**Immunglobulin-Superfamilie**" versteht man eine Gruppe von Strukturen, die zwar aufgrund ihrer Sequenz und eines gemeinsamen Vorläufers zusammengehören, allerdings unterschiedliche Funktionen aufweisen (Antikörper, T-Zellrezeptoren, CD- und MHC-Moleküle)!

> **Merke:** IgA aktiviert kein Komplement.

- IgM gelten als Frühphase-Antikörper.
  Sie besitzen aufgrund ihrer Struktur (die 5 Antikörpermonomere zeigen in alle Richtungen) eine erhöhte Trefferwahrscheinlichkeit. IgM führen vor allem zur **Komplementaktivierung.**
- IgE binden mit ihrem Fc-Teil an Mastzellen im Gewebe und führen dort zu einer **Prostaglandin-, Leukotrien-, Histamin- und Heparin-ausschüttung.** Hierdurch kommt es zu einer Erhöhung der Gefäßpermeabilität (Allergie Typ I).
  Ihre physiologische Bedeutung besteht vermutlich in der Verbesserung des Flusses der Immunzellen zum bzw. am Entzündungsort.
- IgD sind die seltensten Antiköper. Ihre Synthese erfolgt von nur wenigen B-Zellen und setzt **kurz nach der IgM-Bereitstellung** ein. Sie sind wahrscheinlich an der anschließenden Differenzierung von B-Lymphozyten im Zuge des **class switch** beteiligt.

☐ ☐ ☐ **?**
☺ ☺ ☹

Frage: Sie sprachen gerade von einem **class switch**. Was verstehen Sie darunter?

Antwort: Der class switch (Antikörper-Klassenwechsel) beschreibt grob formuliert die Konzentrationsverschiebung von vielen **unspezifischen** Frühphaseantikörpern (IgM) zu vielen **Spezialisten** (IgG, IgA und IgE). Er beruht auf der Aktivität von CD4-T-Helferzellen und damit im weiteren Sinn der Produktion hochspezifischer Antikörper seitens der B-Lymphozyten. Welche Antikörperklasse letztendlich freigesetzt wird, entscheiden die **Zytokine**, also die Kommunikationssubstanzen der T-Helferzelle: **Interleukin 4** führt z.B. zu einer Umschaltung auf **IgE**, **TGFβ** auf **IgA** und **Interferon** γ auf **IgG**. Die Geschwindigkeit des class switch wird entscheidend erhöht, wenn es sich um eine Sekundärantwort handelt, d.h. spezifische B-Gedächtniszellen bereits existieren.

!

Merke: Beim Ig-class-switch findet eine Ablösung des vorherrschenden Antikörpers im Blutplasma statt. Genauer gesagt kommt es zu einem Austausch des klassebestimmenden konstanten Teils der schweren Kette.

☐ ☐ ☐ **?**
☺ ☺ ☹

Frage: Was sagt Ihnen der Begriff **monoklonaler Antikörper?** Welche Funktion kommt ihm in der Gentechnologie zu?

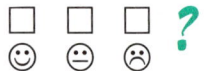
✚ Ein reifer B-Lymphozyt kann nur noch einen spez. Antikörperstamm synthetisieren!

Antwort: Der Begriff monoklonaler Antikörper fasst all die Antikörper zusammen, die einen identischen Fab-Teil aufweisen. Sie stammen von der **gleichen Plasmazell-Population** ab und reagieren spezifisch mit einem auf sie zugeschnittenen Antigen.

Monoklonale Antikörper sind von entscheidender Bedeutung für die Produktion von passiven Impfstoffen. Hierbei wird eine Milzzelle, also ein **reifer B-Lymphozyt**, unter Einwirkung von Polyethylenglykol **mit einer Tumorzelle fusioniert**, wodurch ein **Hybridom** entsteht. Dieses besitzt nun zwei Eigenschaften vereint in einer Zelle: sowohl die Antikörperproduktion des B-Lymphozyten als auch die Unsterblichkeit der Tumorzelle. Nun können unbegrenzt viele Antikörper ein und desselben Typs hergestellt und gegen ein bestimmtes Toxin verabreicht werden (monoklonaler Antikörper).

Frage: Welche **T-Zell-Typen** kennen Sie?

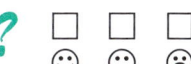

Antwort: T-Lymphozyten sind die **Kommandozentrale** des Immunsystems. Sie werden im Thymus geprägt und stellen 70% des Gesamtbestandes der Lymphozyten dar. Ihre Hauptfunktionen liegen in der **zellvermittelten Immunantwort** und der **Stimulation von B-Lymphozyten, damit sich diese zu Plasmazellen differenzieren**. Eine T-Zell-Aktivierung erfolgt über die Bindung präsentierter Antigene an ihre hochspezifischen **T-Zellrezeptoren**. Man unterteilt sie in:

- **T-Helferzellen (TH$_2$-Zellen)** stimulieren B-Lymphozyten sich zu Plasmazellen zu differenzieren (Antikörperbildung). Sie besitzen neben ihrem T-Zell-Rezeptor das verstärkende Ankerprotein **CD4**, welches die Bindung an einen komplementären **MHC-II-Rezeptor** nochmals um das 100fache verstärkt (↗ Abb. 6.2).
- **Inflammatorische T-Zellen (TH$_1$-Zellen)** tragen ebenfalls einen solchen CD4-Co-Rezeptor. Sie bilden nach Ankopplung γ-**Interferone** und β-**TNF**. Damit locken sie **Makrophagen** an und aktivieren diese zur Phagozytose.
- **T-Suppressorzellen** unterdrücken die Immunantwort anderer T-Zellen. Der genaue Mechanismus ist noch nicht geklärt, wird aber intensivst untersucht, da hier ein mögliches Heilmittel für Autoimmunerkrankungen seinen Ansatz finden könnte.
- **Cytotoxische T-Zellen (T-Killerzellen)** koppeln mit ihren T-Zellrezeptoren an passende MHC-I-Rezeptoren. Ihr Ankermolekül wird als **CD8** bezeichnet und hat einen ähnlichen Effekt wie CD4. T-Killerzellen wirken am direktesten: Sie setzen **Perforine und Proteasen** frei und führen somit zum Untergang der MHC-I-tragenden Zelle.

tipp Für Verwirrung sorgt oft die Bezeichnung der inflammatorischen T-Zellen als T-Helferzellen (TH$_1$). Dies beruht lediglich auf der gemeinsamen Abstammung von sog. **TH$_0$ Zellen**. Besser ist der Name „inflammatorisch"!

✚ Eine Störung der T-Zell-Eliminierung im Thymus führt zu Autoimmunerkrankungen.

Frage: Pro Tag entarten etwa 15 Zellen und mutieren zu Krebszellen. Trotzdem werden wir nicht zwangsläufig krank. Welcher Mechanismus liegt der Bekämpfung solcher somatischer Zellen zugrunde?

Antwort: Das ist Aufgabe der cytotoxischen T-Zellen. Als eine Art Sittenpolizei wandern sie von Zelle zu Zelle und tasten entsprechende **MHC-I-Rezeptoren** ab, welche von jeder kernhaltigen Zelle exprimiert werden: Sämtliche Proteine, die eine Zelle synthetisiert, werden von einem **Klebeprotein (Ubiquitin)** eingefangen und in den intrazellulären Sägewerken, den **Proteasomen**, zerhackt. Diese Fragmente werden nun von den MHC-I-Rezeptoren als Antigene präsentiert. Trifft ein T-Killer auf eine entartete Zelle, kommt es zur Ausschüttung von **Perforinen**, die sich wie Torpedos in die kranke Zelle bohren und somit die **Zelllyse** einleiten. Gesunde Zellen bleiben unberührt, da die zu ihren Proteinen passenden T-Zellen zuvor im Thymus aussortiert wurden.

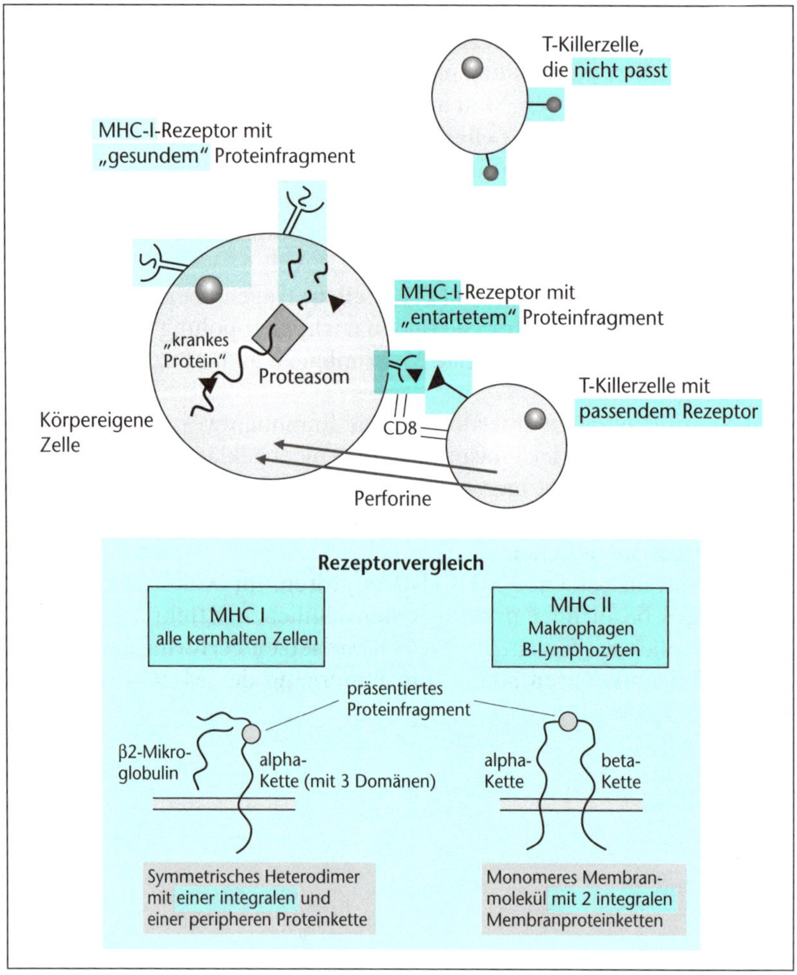

Abb. 6.5:   CD8-Zellen und MHC I

Frage: Welche Bedeutung kommt den **B-Lymphozyten** zu?

Antwort: B-Lymphozyten differenzieren sich in Knochenmark, Milz, Lymphknoten und anderen sekundären Lymphorganen.

Ihre Aktivierung erfolgt entweder durch **direkten Antigenkontakt** oder aber die **Zytokinfreisetzung von T-Helferzellen**. Sie bewirkt über die Umwandlung in **Plasmazellen** eine spezifisch einsetzende **Antiköperproduktion**.

Alternativ kann es aber auch zum Umbau in **B-Gedächtniszellen** kommen. Diese reagieren nicht mit sofortiger Immunglobulinproduktion, sondern werden erst bei einem erneuten Kontakt aktiv (↗ Abb. 6.2).

Frage: Was sind **Interleukine** und welche Bedeutung kommt den Vertretern IL1, IL2 zu?

Antwort: Interleukine (wörtlich übersetzt „zwischen Leukozyten") sind die wohl **wichtigsten Botenstoffe** unseres Immunsystems. Bis heute konnte man 15 verschiedene Zytokine dieser Art isolieren, wobei sich **IL1** (Katabolin) als **am breitesten wirksam** erwiesen hat. Es bereitet den Körper auf die kommende Immunantwort vor. Gleichzeitig bildet es eine entscheidende Schaltzentrale zwischen unspezifischen und spezifischen Zellen. Nach seiner Freisetzung aus **Makrophagen**, B-Zellen, Endothelzellen, Keratinozyten oder Fibroblasten vermittelt IL1 die:

- Aktivierung parakriner **T- und B-Zellen**
- Aktivierung und Freisetzung **neutrophiler Granulozyten**
- Aktivierung und Freisetzung von **Akute-Phase-Proteinen**
- vermehrte **Adhäsion von Leukozyten** am Endothel
- **Fieberauslösung** (direkt am Hypothalamus + durch Aktivierung von Prostaglandin E_2)
- Vermehrte Sekretion von ACTH und somit von **Cortisol**
- Aktivierung von **Proteasen** in der Muskulatur

Nicht viel unwichtiger ist das **IL2** (T-Zell-Wachstumsfaktor): Dieses wird vor allem von **T-Helferzellen**, aber auch von T-Killerzellen produziert und bewirkt die:

- **Teilung und weitere Mediatorenfreisetzung** der ausschüttenden Zelle selbst sowie anderer **T-Zellen** (IL2 ist der stärkste Wachstumsfaktor und Aktivator von T-Zellen)
- Aktivierung und Proliferation von **B-Zellen** (Biosynthese von Antikörpern)
- Aktivierung **natürlicher Killerzellen**

Klinik: IL2 wird in der experimentellen Nierenzell-Krebstherapie eingesetzt. Sein Anti-Krebs-Effekt beruht unter anderem auf der Aktivierung von Killerzellen.

✚ Ein Überschuss an IL4 führt zu einem erhöhten IgE-Pool und somit zu einem erhöhten Risiko für eine Allergie vom Typ I!

Inter-leukin	Produktionsort	Ziel	Wirkung
IL3	T-Zellen	Alle hämatopo-etischen Zellen	Wachstum
IL4	T-Zellen	T-Zellen	vermehrte Produktion von IgE und IgG, hemmt weitere Cytokinfreiset-zung von Makrophagen
IL5	T-Zellen	B-Zellen	B-Zell-Wachstum IgA-Selektion
IL6	T-Zellen, B-Zellen, Makrophagen, Fibroblasten	B-Zellen, Leber	B-Zell-Differenzierung Akute-Phase-Proteine
IL7	Thymusgewebe, Knochenmark	Prä-B-Zellen, T-Zellen	B-Zell-Proliferation T-Zell-Proliferation
IL8	Monozyten	Neutrophile, Basophile	Chemotaxis
IL10	T-Zellen	TH-Zellen	Hemmung der Cytokins-ynthese

Tab. 6.2: Weitere Interleukine

6.4 Allergien

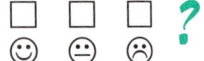

Frage: Was verstehen Sie unter einer **Überempfindlichkeitsreaktion?**

Antwort: Eine Überempfindlichkeitsreaktion ist immer dann zu beobachten, wenn die Immunmechanismen, die normalerweise zur Aufrechterhaltung der Gesundheit dienen, **überschießend** bzw. auf **an sich unschädliche Antigene** reagieren. Dadurch wird körpereigenes Gewebe geschädigt. Je nach Ursache und Symptomatik kann man 4 Allergie-Typen unterscheiden:

Typ	Beispiele
I Allergie vom Soforttyp	Asthma Heuschnupfen
II Allergie vom cytotoxischen Typ	Transfusionskrisen bestimmte Autoimmunerkrankungen
III Immunkomplexerkrankungen	rheumatische Erkrankungen Lupus erythematodes Nephritis

Typ	Beispiele
IV Allergie vom verzögerten Typ	Kontaktallergie Tuberkulinreaktion Granulomatöse Reaktion

Tab. 6.3: Typen von Überempfindlichkeitsreaktionen (nach Coombs und Gell)

> **Merke:** Die Unterscheidung Sofort-Typ und Verzögerter Typ bezieht sich immer auf den Zweitkontakt! Die Allergie vom Soforttyp führt unmittelbar zur Symptomatik, die des verzögerten Typs zu einer stark versetzten Reaktion (12 Stunden bis mehrere Wochen).

Frage: Erläutern Sie bitte den Mechanismus der **Typ-I-Allergie.** Warum bezeichnet man Sie auch als atopische Erkrankung?

Antwort: Bei der Allergie vom Typ I kommt es zu einer sehr schnellen allergischen Reaktion nach entsprechendem Allergen-Kontakt (Soforttyp). Beim asymptomatischen **Erstkontakt** werden lokal Antikörper der **Klasse E** gebildet, die sofort an adäquate Fc-Rezeptoren gewebsständiger Mastzellen binden (Sensitivierung). Bei einem **Zweitkontakt** können nun jene Fc-fixierten IgE das passende Antigen (Allergen) mit ihrem Fab-Teil einfangen. Dies bewirkt eine Konformationsänderung, die wiederum über eine Signalkaskade zur Ausschüttung von **Histamin, Heparin**, **Leukotrienen** und **Prostaglandinen** führt. Hierdurch entsteht das klassische Leidensbild der Typ-I-Allergie, welches man auch mit dem Begriff **Atopie** zusammenfasst: **Bronchokonstriktion**, **lokale Vasodilatation**, **Ödem- und Ekzembildung**.

+ Neuere Forschungen haben ergeben, dass neben den Mediatoren auch **IL-3** und **IL-4** ausgeschüttet werden. Diese Cytokine führen zur vermehrten Produktion von IgE und somit letztendlich nochmals zu einer **Verstärkung** des Effekts.

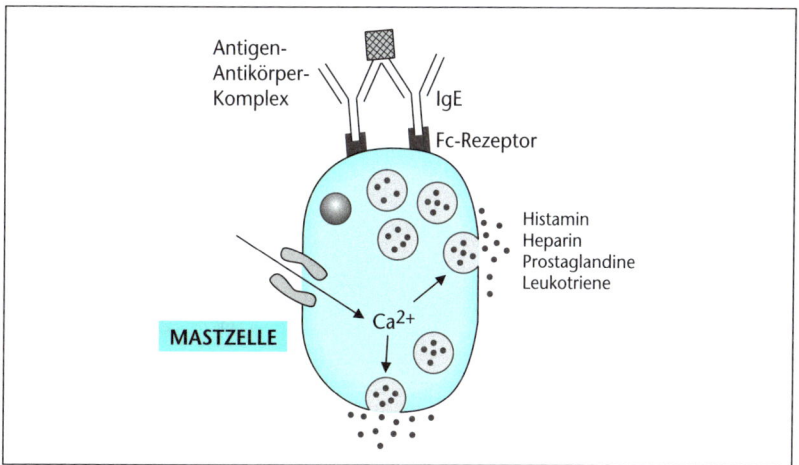

Abb. 6.6: Allergie Typ I

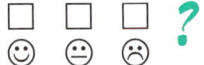

✚ Meist laufen alle 3
Wege gleichzeitig ab!

Frage: Beschreiben Sie bitte die Charakteristika einer **Allergie vom Typ II.**

Antwort: Hier sind **IgG und IgM** die beteiligten Immunglobuline. Diese richten sich gegen körpereigene Strukturen oder aber ungefährliche Fremdantigene (z.B. Transfusionsblutgruppenantigene). Nach entsprechendem Antigen-Antikörper-Kontakt sind 3 Wege der Zelllyse möglich:

- **Zelllyse über das Komplementsystem:** Der Antigen-Antikörper-Komplex aktiviert die Erkennungseinheit C1 des klassischen Reaktionsweges. Über die Komplementkaskade führt dies zur Ausbildung eines lytischen Porenkomplexes.
- **Rekrutierung von Effektorzellen durch C3b:** Das bei der klassischen Komplementkaskade gebildete C3b kann alternativ kovalent auf den entsprechenden Zielzellen fixiert werden. Als Marker lockt es so zytotoxische Effektorzellen mit entsprechenden Komplementfaktor-Rezeptoren an (z.B. Makrophagen, neutrophile Granulozyten).
- **Rekrutierung von Effektorzellen durch den Antigen-Antikörper-Komplex selbst:** Hierbei binden Antikörper mit ihrem Fab-Teil an die Zielzelle und locken Effektorzellen mit Fc-Rezeptoren an (z.B. Makrophagen, Neutrophile, Eosinophile, NK-Zellen).

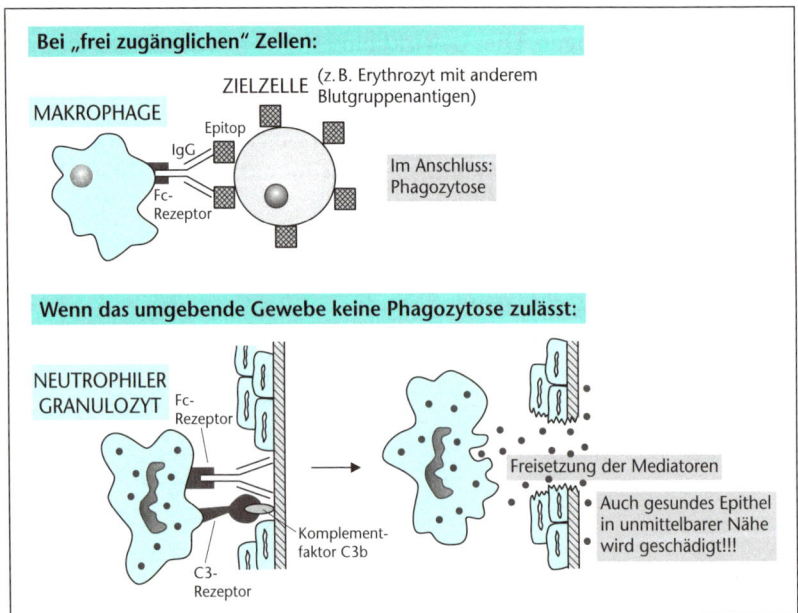

Abb. 6.7:   Allergie Typ II

Frage: Was passiert bei einem Patienten mit **Typ-III-Überempfindlichkeit?**

Antwort: Die Allergie vom Typ III beschreibt das Bild eines unzureichenden Abbaus von Antigen-Antikörper-Komplexen im Serum. Hierdurch kommt es zu einer **Ablagerung der Immunkomplexe** im Gewebe bzw. zwischen Gefäßendothelzellen. Unmittelbare Folge ist die Aktivierung des **Komplementsystems**. Die dabei freiwerdenden **Anaphylatoxine C3a und C5a** erhöhen durch Stimulation der **Mastzelldegranulation** die Gefäßpermeabilität. Außerdem führen sie zur Rekrutierung von **Granulozyten**, welche über die Ausschüttung lysosomaler Enzyme auch das umgebende Gewebe schädigen.

✚ Auslösende Antikörper sind hierbei meist gegen Histone gerichtet!

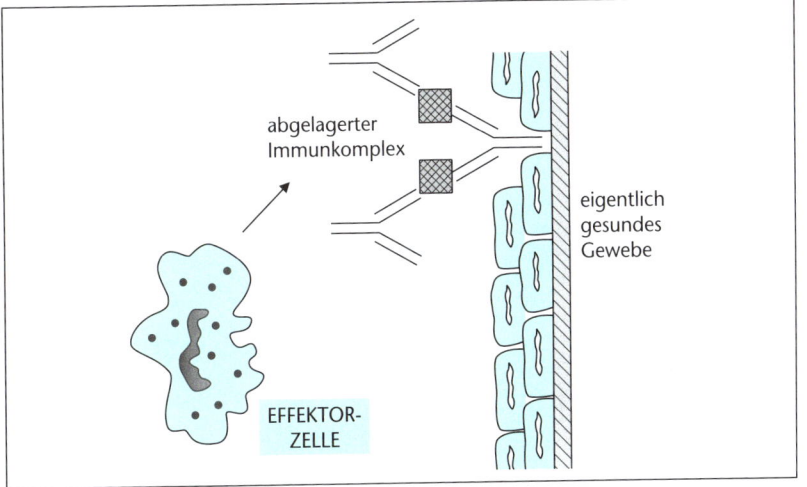

abgelagerter Immunkomplex

eigentlich gesundes Gewebe

EFFEKTOR-ZELLE

Abb. 6.8: Allergie Typ III

Klinik: Eine zusätzliche Komplikation ist die Ausbildung von Mikrothromben im Bereich des Entzündungsherdes, da auch Thrombozyten über ihren Fc-Rezeptor mit dem Immunkomplex interagieren.

Frage: Berichten Sie bitte über die **Allergie vom Typ IV!**

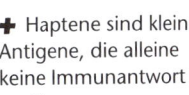

Antwort: Die Allergie vom verzögerten Typ ist ein Oberbegriff für Überempfindlichkeitsreaktionen, die erst nach 12 Stunden oder mehr auftreten. Man unterteilt sie noch einmal in die Subtypen **Kontaktallergie, Tuberkulinreaktion** (48–72 Stunden) und **granulomatöse Reaktion**. Bei der granulomatösen Reaktion beruht die Verzögerung (21–28 Tage) auf relativ unlöslichen Antigenen. Anders als bei den Typen I–III wird der verzögerte Typ nicht von Serumproteinen (Antikörpern), sondern **von zellulären Bestandteilen** des Immunsystems, den **T-Zellen vermit-**

✚ Haptene sind kleine Antigene, die alleine keine Immunantwort auslösen.

telt. Der Mechanismus lässt sich hierbei am besten am Beispiel der **Kontaktallergie** erklären: Die häufigsten Allergene dieses Subtyps sind Nickel, Chromat und Gummi. Bei einem entsprechenden Kontakt durchdringen solche Haptene die Epidermis. Dort werden sie an größere Proteine gebunden und so immunologisch sichtbar gemacht. Folglich infiltrieren **CD4-**(zu geringen Teilen auch CD8-)**Zellen** nach und nach die Epidermis, bis nach 48–72 Stunden ein Maximum erreicht ist. **Makrophagen und Basophile** werden über spezifische **Lymphokinausschüttung** nachgezogen und führen schließlich über die Freisetzung ihrer Mediatoren zur Bildung von Ödemen bzw. Ekzemen in Epidermis und Dermis.

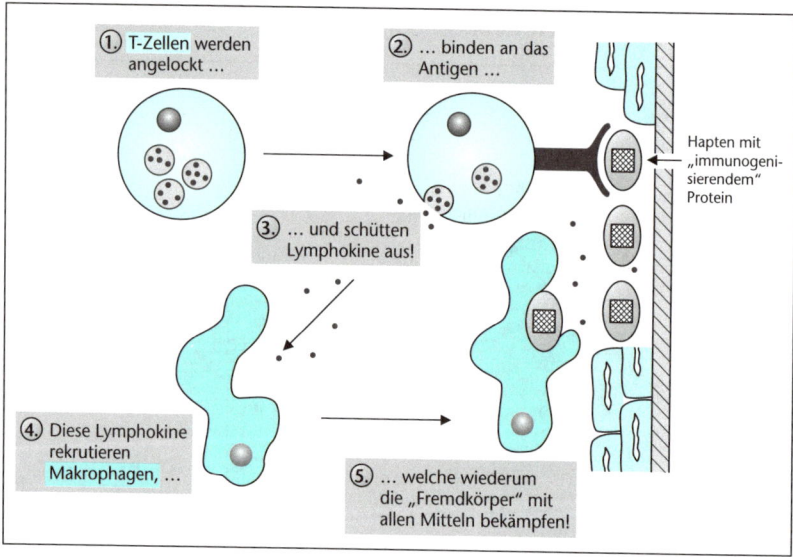

Abb. 6.9:   Allergie Typ IV

7 Hormonsystem

7.1 Einteilung der Hormone

Frage: Was verstehen Sie unter dem Begriff **Hormon?** In welche **Klassen** lassen sich diese einteilen?

Antwort: Hormone (griech.: anregen) sind **chemische Botenstoffe**, die schon **in geringen Konzentrationen** auf ihre Zielorgane einwirken können. Sie werden **parakrin** (an Nachbarzellen), **exokrin** (über Ausführungsgänge) oder **endokrin** (über das Blut) verteilt und verändern die Membranpermeabilität, steigern die Proteinbiosynthese oder regulieren Reaktionsgeschwindigkeiten. Üblicherweise teilt man Hormone in folgende Gruppen ein:

1. Glanduläre Hormone wirken vor allem auf Differenzierungs- und Wachstumsvorgänge ein und werden auf dem endokrinen Weg in die Blutbahn abgegeben.

	Vertreter (Beispiele)
Peptidhormone	Hypothalamushormone (CRH, TRH) Hypophysenhormone (ACTH, FSH, LH, ADH) Nebenschilddrüsenhormone (Parathormon) Pankreashormone (Insulin, Glucagon) Nebennierenmarkshormone (Katecholamine) Calcitonin (Schilddrüse)
Steroidhormone	Sexualhormone (Gestagene, Estrogene) Glucocorticoide (Cortisol) Mineralocorticoide (Aldosteron)
Aminosäure-Derivate	T3, T4 (Schilddrüse) Epinephrine

Tab. 7.1: Glanduläre Hormone

2. Gewebshormone dienen mithilfe ihrer meistens parakrinen Signal-übermittlung dem interzellulären Kontakt.

	Vertreter
Hormone des Magen-Darm-Traktes	Gastrin, Sekretin, Somatostatin
Eikosanoide	Prostaglandine, Leukotriene, Thromboxan
Amine	Serotonin, Histamin
Kinine	Bradykinin

Tab. 7.2: Gewebshormone

3. Zytokine regulieren hauptsächlich über den parakrinen Weg die Proliferation und Differenzierung von Zellen (Hauptziel: Blutbestandteile).

Zytokin	**Produktionsort**	**Wirkung**
Inter-leukine	1–15 = Leukozyten	Regulation der Immunantwort Proliferation und Differenzierung von Lymphozyten und Makrophagen
Inter-ferone	α=Monocyten, β=Fibroblasten γ=T-Zellen	antiviral antiproliferierend (Krebstherapie)
TNF	α=Makrophagen, T-Zellen, Fibroblasten β=Leukozyten	in vitro: Zytolyse von Tumorzellen in vivo: Chemotaktische Aufgaben sowie Wachstum von Fibroblasten/Endothelien
Erythro-poetin (EPO)	Niere, Leber	stimuliert die Blutbildung im Knochenmark (cAMP-vermittelte Antwort auf Hypoxie)

Tab. 7.3: Zytokine

7.2   Signaltransduktion

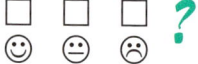

Frage: Wie entfaltet ein Hormon seine Wirkung an bzw. in der Zielzelle?

Antwort: Dies geschieht über einen Prozess, der als **Signaltransduktion** bezeichnet wird. Es handelt sich um eine Reaktionskaskade, die Informationen von einem externen Liganden an ein intrazelluläres Ziel (z.B. ein Enzym) weiterleitet. Grundlage der hormonvermittelten Kommunikation ist immer die Bildung von Hormon-Rezeptor-Komplexen. Diese können entweder direkt oder durch Rekrutierung weiterer Boten spezifische Reaktionen an den entsprechenden Zielorganen auslösen. Wie das letztendlich geschieht, hängt ganz von der Hormonklasse ab: **Fettlösliche Liganden** (z.B. Steroidhormone und Thyroxin) müssen aufgrund ihrer schlechten Wasserlöslichkeit im Blut an bestimmte Transportproteine gebunden werden. An der Zielzelle gelangen sie durch **Diffusion** in den Intrazellularraum. Hier bilden sie in Verbindung mit **cytoplasmatischen Rezeptoren** Transkriptionsfaktoren, die die Synthese entsprechender Proteine auslösen. Zum Mechanismus:

- Der inaktive Rezeptor wird im Cytosol von speziellen **Blockerproteinen** (u.a. Hsp90) in einer bestimmten räumlichen Struktur fixiert. Dadurch kann er nicht vorzeitig in den Kern eindringen.
- Trifft nun das Steroidhormon auf den Rezeptor, dissoziieren die entsprechenden Blockermoleküle ab. Es kommt zu einer **Dimerisierung des Rezeptors**. Das heißt: zwei ligandentragende Rezeptorproteine vereinigen sich zu einem aktiven Hormon-Rezeptor-Komplex.
- Dieser gelangt in den Kern der Zielzelle und bindet über eine als **Zinkfinger** beschriebene Struktur in der Promotorregion an die entsprechende **Enhancersequenz**.
- Die Transkription wird gestartet und die entstehende mRNA anschließend in der Translation zum gewünschten Endprodukt umgesetzt.

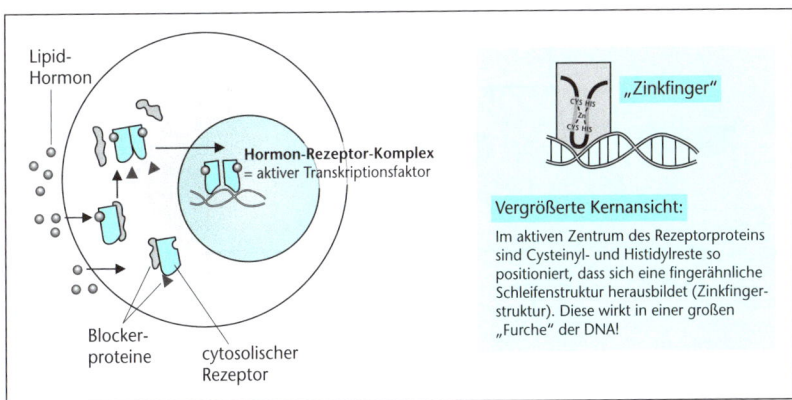

Abb. 7.1: Steroidhormone

tipp Am Ende des Buches befindet sich eine Übersicht mit allen Transportmechanismen an den Mitochondrienmembranen. Hier ist auch die Beziehung **Hitzeschockproteine →** Proteinstruktur dargestellt.

Bei **Peptidhormonen** (hydrophilen Hormonen) ist es umgekehrt: Sie können problemlos auf dem Blutweg zu den Zielzellen gelangen. Um ihr Signal aber auch durch die hydrophobe Lipidschicht der Zellmembran vermitteln zu können, benötigen sie einen entsprechenden **extrazellulärständigen**, integralen **Membranrezeptor**.

Merke: Peptidhormone besitzen membranständige, Lipidhormone hingegen cytoplasmatische Rezeptoren.

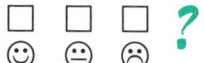

Antwort: Die meisten G-Proteine sind Bestandteil der Signaltransduktionskaskade von Peptidhormonen: Sie vermitteln die Übertragung von extrazellulär nach intrazellulär. G-Proteine sind an ligandengesteuerte, transmembranöse Rezeptoren gekoppelt und bestehen aus **3 Untereinheiten** (α+β+γ = 1 Heterotrimer). Die entscheidende α-**Untereinheit** trägt in inaktiver Form ein Molekül GDP – daher auch der Name G-Protein. Koppelt ein Hormon an seinen entsprechenden Rezeptor, so erfährt dieser eine Konformationsänderung. Am G-Protein wird GDP durch **GTP** ausgetauscht und die nun ebenfalls räumlich veränderte α-Untereinheit vom $\beta\gamma$-Komplex abgetrennt. Das so aktivierte α-GTP-Molekül wandert durch die Zellmembran und stimuliert ein **membranständiges Enzym**. Dieses reagiert mit der Synthese eines **second messengers** (zweiten Boten).

Beendet wird die Weitergabe der Hormonbotschaft durch eine GTPase-Aktivität des G-Proteins selbst: Es kommt zum Austausch des GTP durch GDP und schließlich zur Reassoziation der α-GDP-Untereinheit mit dem zuvor zurückgelassenen $\beta\gamma$-Komplex.

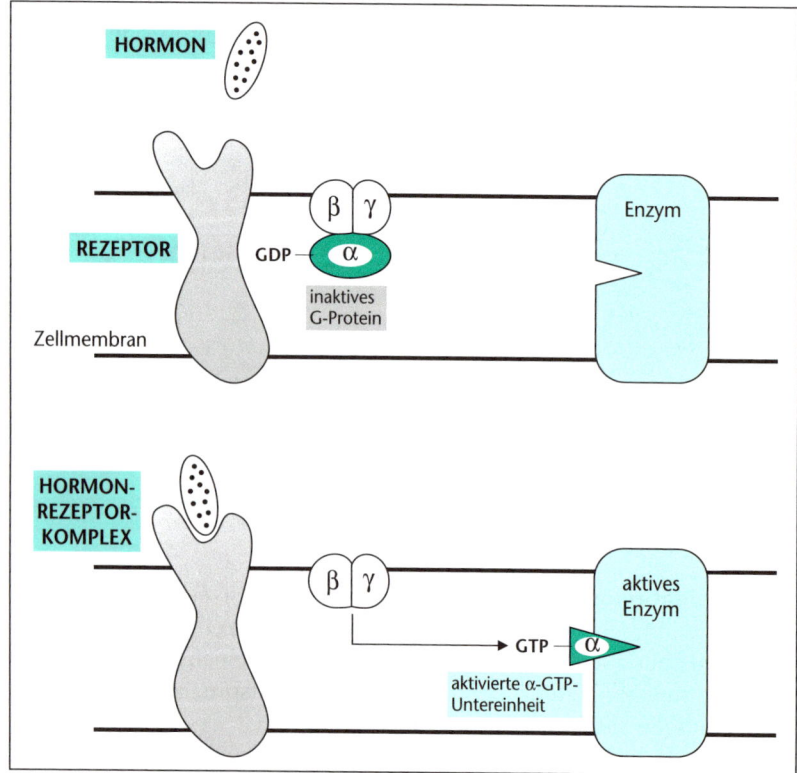

Abb. 7.2:   G-Protein

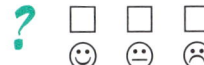

Frage: Und welche Enzyme bzw. nachgeschaltete **second messenger** kann das G-Protein letztendlich aktivieren?

Antwort: Der bekannteste second messenger ist das **c(cyklische)-AMP**. Hierüber vermitteln u.a. Adrenalin, Glucagon, die Prostaglandine PGE_2 und PGI_2 sowie sämtliche Hypophysenhormone ihre Wirkung. Verantwortlich für die Umsetzung von ATP zu cAMP (interner Phosphodiester) ist die **Adenylatcyklase**. Sie wird durch das Ankoppeln einer α-GTP-Einheit des G_s-Proteins aktiviert (G_i inaktiviert). Empfängermolekül des cAMP ist die im Cytoplasma lokalisierte **Proteinkinase A**. Diese besteht aus je **2 regulatorischen** (R-) und **2 katalytischen** (C-) Untereinheiten. Bilden alle 4 Fragmente einen Komplex, ist die PKA inaktiv. Binden nun aber 4 Moleküle cAMP an die 2 regulatorischen Einheiten, kommt es zu einer Konformationsänderung und Abdissoziation des blockierenden Regulationskomplexes. Der enzymatische Teil der PKA ist aktiv und kann entsprechende **Transkriptionsfaktoren oder Enzyme phosphorylieren**. Die Inaktivierung des cAMP geschieht durch eine Phosphodiesterase.

Klinik: Coffein und Theophyllin hemmen die Phosphodiesterase.

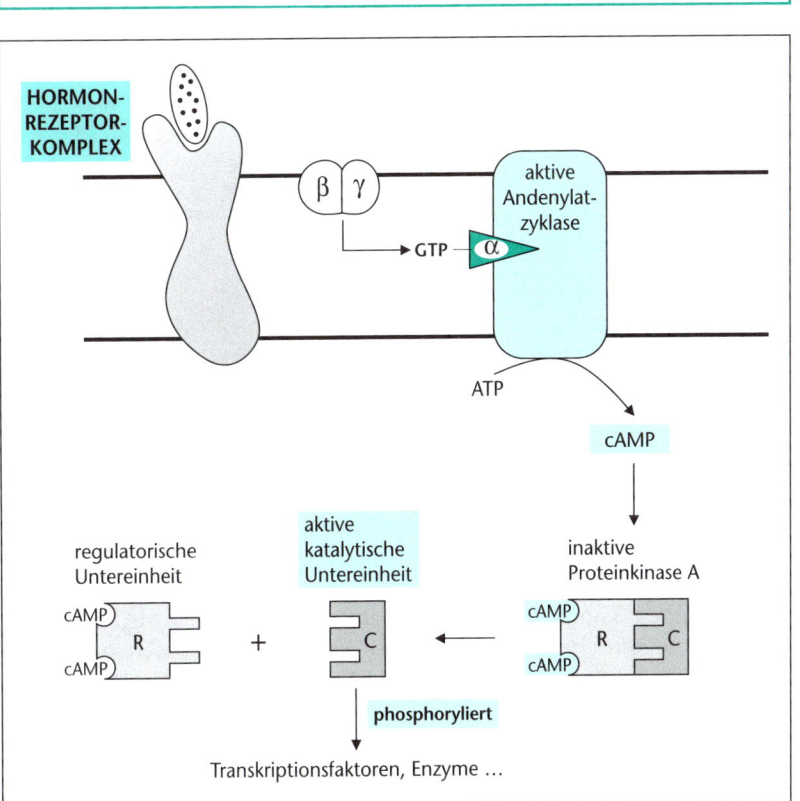

Abb. 7.3: cAMP

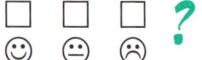 Calmodulin (Calcium modulating protein) ist eine regulatorische Untereinheit bestimmter Enzyme.

Inositoltriphosphat und Diacylglycerin sind die second messenger von Acetylcholin, Histamin, Angiotensin, Vasopressin, Gastrin, Serotonin, Thromboxan und zum Teil von Adrenalin. Hier aktiviert die α-GTP-Einheit eine **Phospholipase C**. Diese spaltet Phosphatidylinositolbis-phosphat (**PIP$_2$** = ein Phospholipid der Plasmamembran) in Inositoltri-phosphat (**IP$_3$**) und Diacylglycerin (**DAG**). Beide Botenstoffe führen zu einer **Erhöhung der intrazellulären Ca^{2+}-Konzentration:** IP$_3$ durch die Öffnung von Ca^{2+}-Kanälen im ER und DAG durch Aktivierung einer Proteinkinase C. In Muskelzellen bindet dieses auch als **third messenger** bezeichnete Calcium schließlich an Troponin, in allen anderen Zellen an Calmodulin.

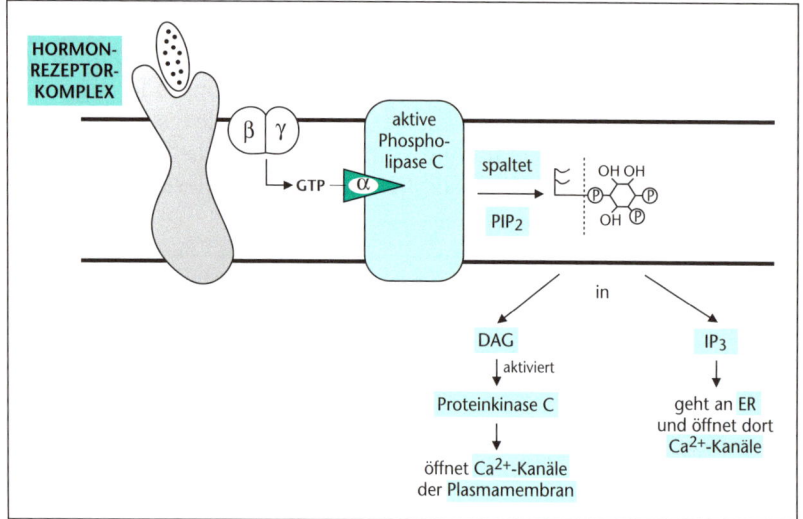

Abb. 7.4:   Ip$_3$ und DAG

Frage: Was können Sie mir über die Aktivierung und Bedeutung des **cGMP** berichten?

Antwort: Dieses System ist v.a. in glatten Muskelzellen, Thrombozyten, Kleinhirn, Retina und im renalen Sammelrohr zu finden. Je nach Lokalisation beobachtet man eine **membrangebundene** oder **eine frei schwimmende Guanylatcyklase** als cGMP-produzierendes Enzym. Die intramembranöse Guanylatcyklase ist an das cytoplasmatische Ende eines einzelnen Transmembranrezeptors gebunden. Sie wird aktiviert, wenn ein entsprechender Ligand (z.B. **Atriopeptin**) am extrazellulären Gegenstück des Rezeptors ankoppelt. In der Folge wird cGMP freigesetzt, welches hauptsächlich mit bestimmten Na$^+$-Kanälen der Zellmembran interagiert. Die lösliche Guanylatcyklase liegt frei im Cytoplasma vor. Das Verhältnis zwischen inaktiven und aktiven Molekülen hängt hier von der Konzentration des intrazellulären **Nitroxid (NO)** ab. Das heißt: die Enzymaktivität nimmt mit steigendem NO-Vorkommen zu. Die wichtigste Funktion des hier freigesetzten cGMP ist die Aktivierung einer Proteinkinase G und die damit verbundene Phosphorylierung von plasmaständigen Ca^{2+}-ATPasen. Dies führt zum **Absinken** der intrazellulären **Ca^{2+}-Konzentration** und somit zur Relaxation glatter Muskelzellen.

> **Klinik:** In der Therapie koronarer Herzkrankheiten nutzt man dieses Wissen mit der Gabe von NO (z.B. Nitroglycerin) aus. Die Venen vor dem Herzen werden dilatiert, wodurch die Vorlast und damit die Herzarbeit sinkt.

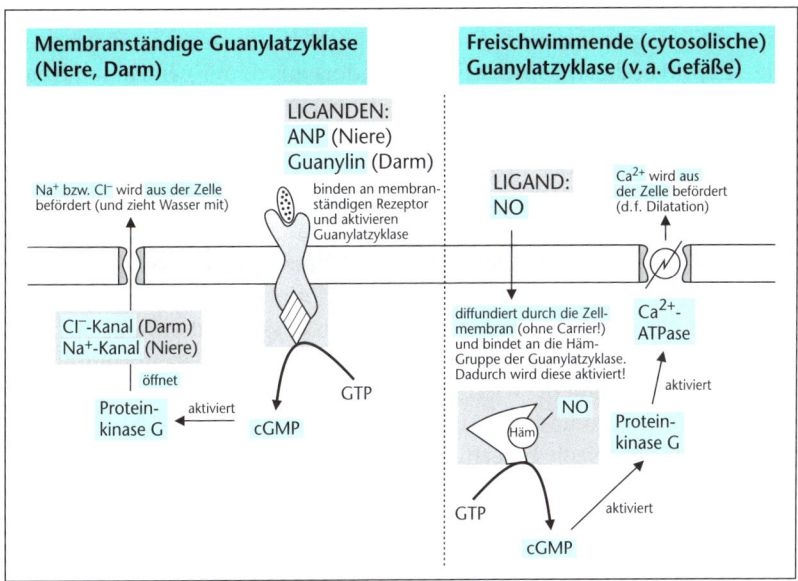

Abb. 7.5: cGMP

> **Frage:** Muss denn jeder Kontakt mit einem **membranständigen Rezeptor** zwangsläufig zur Rekrutierung von **second messengern** führen?

Antwort: Nein. **Ligandenregulierte Ionenkanäle** bilden eine Ausnahme. Der Hormonkontakt führt sofort ohne Zwischenkaskade zum Öffnen oder Schließen von spezifischen Kanälen in der Zellmembran. Es handelt sich also um die schnellstmögliche Reaktion auf ligandenvermittelte Reize. Beispiele sind: GABA-Rezeptor, Acetylcholin-Rezeptor.

7.3   Hormone des endokrinen Pankreas

☐ ☐ ☐ **?**
☺ ☹ ☹

✚ Signalpeptid und SRP bilden eine Art Adresskomplex, der das Ribosom an die richtige Andockstelle des rER führt.

Frage: Erzählen Sie mir doch bitte etwas über die Synthese und den Aufbau des **Insulins!**

Antwort: Insulin besteht aus 2 Polypeptidketten: einer A- und einer B-Kette. Zusätzlich findet man innerhalb der **A-Kette** (21 AS) eine und **zwischen A- und B-Kette** (30 AS) **zwei** stabilisierende **Disulfidbrücken**. Gespeichert wird Insulin in Form optimal komprimierter Zinkkomplexe in den β-Zellen des endokrinen Pankreas.

Zur Synthese: Das Insulingen liegt auf Chromosom 11 und besitzt 2 Introns. Nach Transkription und Spleißen entsteht eine reife mRNA, die für ein Signalpeptid, eine A-Kette, eine B-Kette und ein C-(connecting-)Peptid codiert. Diese mRNA wandert aus dem Kern zu den freien Ribosomen im Cytoplasma, wo die Translation mit der Synthese des **Signalpeptides** eingeleitet wird (↗ ① Abb. 7.6). Unmittelbar nach dessen Bildung stoppt die Proteinbiosynthese. Nun bindet ein **Signal Recognition Particel** (SRP) an das Signalpeptid (↗ ② Abb. 7.6). Das Ribosom schwimmt zum rER (↗ ③ Abb. 7.6) und koppelt dort an einen passenden SRP- (↗ ④ Abb. 7.6) und Ribosom-Rezeptor (↗ ⑤ Abb. 7.6). Anschließend wird der nicht mehr benötigte SRP abgestoßen (↗ ⑥ Abb. 7.6). Im Zuge dieser Ankopplungsprozesse wird ein eng benachbarter Kanal, das **Translokon**, geöffnet und die Translation (nun in das Lumen des rER hinein) wieder aufgenommen. Im rEr wird das Signalpeptid abgespalten und die Ausbildung der Disulfidbrücken eingeleitet (↗ ⑦ Abb. 7.6). Nach Überführung in den Golgi-Apparat (↗ ⑧ Abb. 7.6) erfolgt schließlich die Abspaltung des C-Peptids und damit die Fertigstellung des Insulins.

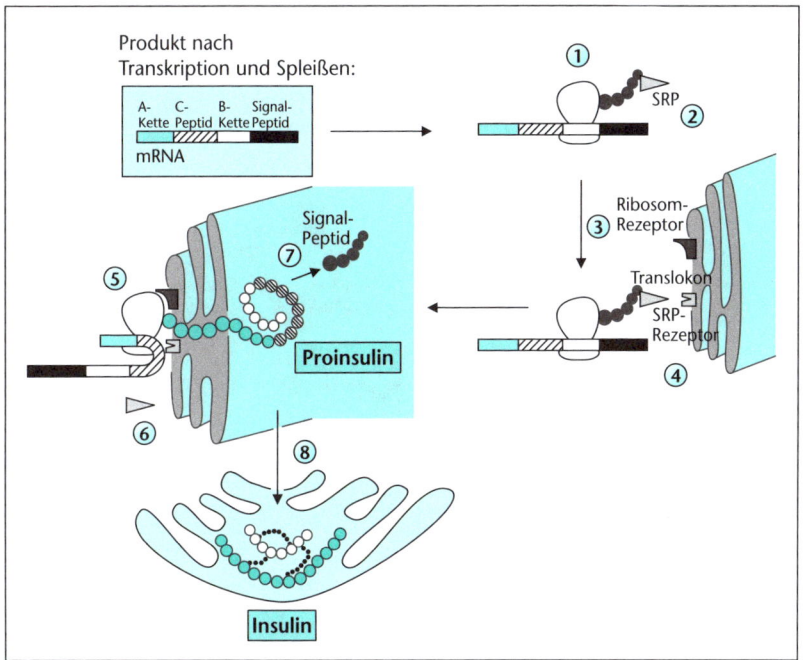

Abb. 7.6: Insulinsynthese

Klinik: Da bei der Insulinsynthese entsprechend äquimolare Mengen C-Peptid anfallen, dient dieses als diagnostische Messgröße im Blutplasma.

Frage: Und unter welchen Umständen bzw. durch welchen Regulationsmechanismus wird Insulin aus den β-Zellen freigesetzt?

Antwort: Die Hauptfunktion des Insulins besteht in der **Senkung des Blutglucosespiegels**. Dies geschieht sowohl durch die Aktivierung glucoseabbauender Prozesse (z.B. der Glykolyse) als auch durch die Hemmung der Gluconeogenese. Die Insulinabgabe in das Blutplasma wird durch das Glucoseangebot **(Glucosereiz)** geregelt: β-Zellen verstoffwechseln wie jede Zelle Glucose zur Energiegewinnung. Ist nun der Glucosespiegel sehr hoch, wird auch in den internen Kraftwerken der β-Zelle **viel ATP aufgebaut**. Das wiederum führt über die Hemmung eines plasmamembranösen K^+-Kanals zu einer **intrazellulären Depolarisierung**. Als Folge davon öffnen sich spannungsabhängige **Ca^{2+}-Kanäle**. Ca^{2+} strömt in die Zelle und führt zur endokrinen Ausschüttung von Insulin.

 Die Insulinausschüttung erfolgt **biphasisch**: Zunächst kommt es zu einer kurzen, starken Sekretion von gespeichertem und in Anschluss daran zu einer lang anhaltenden, konstanten Ausschüttung von neusynthetisiertem Insulin.

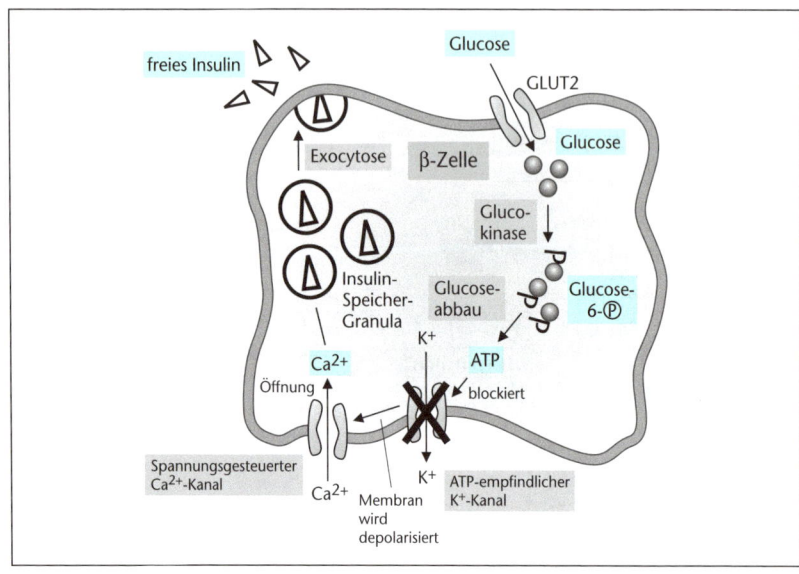

Abb. 7.7:   Insulinfreisetzung

Den Abbau von Insulin übernimmt eine **Glutathion-Insulin-Transhy-drogenase**: Diese spaltet die Disulfidbrücken und leitet so den proteoly-tischen Abbau der Einzelketten ein. Die Halbwertszeit des Insulins im Serum beträgt daher gerade einmal 7–15 Minuten.

☐ ☐ ☐ **?**
☺ ☺ ☹

Frage: Erläutern Sie anhand Ihres Wissens über hormonvermittelte Signaltransduktionen den molekularen Ablauf einer adäquaten In-sulinrezeptorstimulation an der Zielzelle!

 Im Anhang befindet sich eine entsprechende Abbil-dung (↗ Abb. 11.4).

Antwort: Insulin ist in Bezug auf den Beginn der Signaltransduktion ein Ausnahme-Peptidhormon: Der Insulinrezeptor besteht als tetrame-res Protein aus 2 α- und 2 β-Untereinheiten. Bindet ein Molekül **Insulin** an die extrazellulärständigen α-Untereinheiten, kommt es zu einer **Konformationsänderung** der transmembranösen β-Untereinheiten. Dies wiederum führt zur Aktivierung einer im Rezeptormolekül lokali-sierten **Tyrosinkinase**, sodass spezifische Tyrosylreste in den β-Ketten autophosphoryliert werden (↗ ① Abb. 11.4). Nun kann je nach Zelltyp **Insulinrezeptorsubstrat 1** oder **2** an diese Phosphotyrosine binden und durch eine damit verbundene Konformationsänderung ebenfalls auto-phosphoryliert werden (↗ ② Abb. 11.4). Dadurch werden Andockstel-len für **weitere Signalüberträger mit SH-Domänen** geschaffen (↗ ③ Abb. 11.4), sodass der Insulinreiz schließlich in eine Zellantwort umge-setzt werden kann.

 Merke: Insulin arbeitet durch Aktivierung einer intrinsischen Tyro-sinkinase!

Fallbeispiel: Der Laborbefund Ihres Patienten weist eine Blutzuckerkonzentration von 11 mmol/l (normal: 5 mmol/l) auf. Welche möglichen Ursachen kommen in Betracht? Beschreiben Sie die Pathobiochemie des Diabetes mellitus!

Antwort: Der erhöhte Blutzucker kann 3 Ursachen haben:
- Der Patient hat kurz vor der Blutentnahme kohlenhydratreich gegessen **(postprandiale**, **physiologische Hyperglykämie)**.
- Der Betroffene steht zur Zeit unter Glucocorticoid-Therapie **(Steroiddiabetes**, **Morbus Cushing)**.
- Es handelt sich um einen Insulinmangel, der auf das Krankheitsbild des **Diabetes mellitus** zurückzuführen ist.

✚ 5% der Deutschen leiden an einem Diabetes mellitus (davon 90% Typ 2 und 5% Typ 1)

Die häufigsten Diabetes-mellitus-Fälle lassen sich in die Typen 1, 2 und 4 (Schwangerschaftsdiabetes) unterteilen. **Typ 1** (juveniler Diabetes) ist auf einen **absoluten Insulinmangel** zurückzuführen und stellt das Ergebnis einer chronischen **Insulitis** dar. Betroffene Patienten produzieren Antikörper gegen ihre β-Zellen im endokrinen Pankreas und sind streng **insulinpflichtig**. Beim **Typ 2** (Altersdiabetes) hingegen spricht man von einem **relativen Insulinmangel**, der durch Adipositas begünstigt wird. Hier steht eine **Insulinresistenz** (Rezeptorenverminderung) an den Zielzellen im Vordergrund. Diese wird zunächst durch eine erhöhte Insulinsekretion kompensiert (Hyperinsulinämie), die sich jedoch im Laufe der Jahre erschöpft.

Die Folgen eines Diabetes mellitus sind **Mikro-** bzw. **Makroangiopathie** (Gefäßverengungen), **Hyperlipoproteinämie**, **Muskelschwund**, eine durch vermehrte Gluconeogenese und Lipolyse gesteigerte Ketonkörperbildung sowie die daraus resultierende **metabolische Azidose**.

Frage: Berichten Sie bitte über eine sinnvolle Methode, um Insulin quantitativ im Serum eines Patienten nachzuweisen!

Antwort: Zur Identifizierung von Substanzen in sehr **geringen Konzentrationen** wie z.B. Insulin nutzt man den Radioimmunoassay **(RIA)**. Bei diesem Verfahren konkurriert eine festgelegte Anzahl von markierten Insulinmolekülen mit dem Insulin des Patienten um die Bindungsstellen begrenzt vorhandener Antikörper. Mit zunehmender Menge von unmarkiertem Insulin steigt dessen Konzentration im Präzipitat, d.h. markiertes Insulin wird verdrängt und die Radioaktivität des Antigen-Antikörper-Komplexes sinkt.

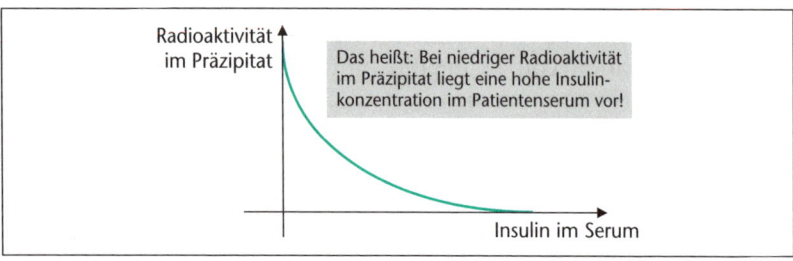

Abb. 7.8:   RIA

☐ ☐ ☐ **?**
☺ 😐 ☹

tipp Der Ablauf der Glu-
cagonsynthese ähnelt
dem des Insulins.

Frage: Vergleichen Sie bitte entscheidende Eigenschaften des **Glu-cagons** mit dem des **Insulins!**

Antwort: Das Peptidhormon Glucagon ist sozusagen der **Gegenspieler des Insulins**. Zu finden ist es in den α-**Zellen** der **Langerhans-Inseln** des endokrinen Pankreas. Im Gegensatz zum Insulin wird es bei niedrigen Glucosekonzentrationen ausgeschüttet. Seine biologische Wirkung entfaltet Glucagon über einen 7-Transmembranrezeptor bzw. eine ihm nachgeschaltete **cAMP**-vermittelte Signaltransduktion. Es kommt zur gesteigerten Glykogenolyse und Gluconeogenese sowie zur Hemmung von Glykogensynthese und Glykolyse.

7.4   Hormone der Nebenniere

☐ ☐ ☐ **?**
☺ 😐 ☹

✚ Auch ACTH stimu-
liert die Freisetzung von
Aldosteron. Im Ver-
gleich mit Angiotensin II
spielt es aber nur eine
untergeordnete Rolle.

Frage: Was verstehen Sie unter dem **Renin-Angiotensin-System**? Verdeutlichen Sie ihre Ausführungen anhand einer Skizze.

Antwort: Das Renin-Angiotensin-System reguliert den Blutdruck über die direkte Beeinflussung des Gefäßtonus sowie die Stimulation der Aldosteronsekretion.

Nimmt das Extrazellularvolumen ab **(Blutdruck↓)** oder sinkt die Natriumkonzentration im Blut **(Na⁺↓, K⁺↑)**, wird das von spezifischen Mechano- oder Chemorezeptoren registriert. Dadurch, aber auch durch die Stimulation adrenerger β₁-Rezeptoren, wird die Protease **Renin** aus dem juxtaglomerulären Apparat der Nieren ausgeschüttet (↗ ① Abb. 7.9). Renin spaltet von dem im Plasma vorhandenen **Angiotensinogen** (14 AS) 4 Aminosäuren ab: es entsteht **Angiotensin I** (↗ ② Abb. 7.9). Dieses wiederum wird durch eine in der Membran von Endothel- und glatten Muskelzellen verankerte Peptidase, das Angiotensin-Converting-Enzyme **(ACE)**, zum aktiven **Angiotensin II** (8 AS) umgewandelt (↗ ③ Abb. 7.9) und in dieser Form zu den Zielzellen geführt. Hier bewirkt es schließlich die
• Aktivierung des **PIP₂-Zyklus**,

- Hemmung der Adenylatcyklase **(cAMP↓)** und
- die Blockierung bestimmter K⁺-Kanäle.

Alles Mechanismen, die in ihrer Gesamtheit zur Blutdrucksteigerung durch **Konstriktion** der Arteriolen (↗ ④ Abb. 7.9) sowie zur Sekretion von **Aldosteron** aus der Nebennierenrinde (↗ ⑤ Abb. 7.9) führen.

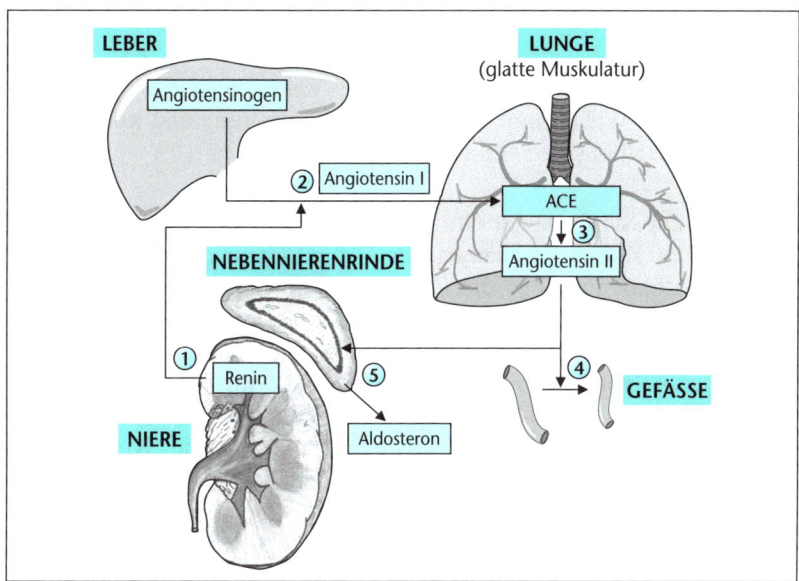

Abb. 7.9: Renin-Angiotensin-System

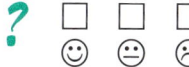

Klinik: In der Behandlung von Hypertonie (z.B. bei koronarer Herzkrankheit) werden ACE-Hemmer eingesetzt.

Frage: Äußern Sie sich zur Biosynthese, Wirkungsentfaltung und Bedeutung des Aldosterons!

Antwort: Bildungsort des **Aldosterons** ist die **Zonula Glomerulosa** der Nebennierenrinde. Hier wird nach entsprechender Induktion das Cholesterinderivat Pregnenolon durch 2-malige Oxidation und 3fache Hydroxylierung in das gewünschte Steroidhormon überführt. In seinen Zielzellen bildet Aldosteron schließlich zusammen mit einem cytoplasmatischen Rezeptor einen aktiven Transkriptionsfaktor für die Synthese:
- eines apikalen Na⁺-Kanals,
- einer Na⁺/K⁺-ATPase und
- bestimmter Citratzyklusenzyme (zur ATP-Gewinnung für Transportvorgänge).

Aldosteron führt also im weiteren Sinne zu einer **H_2O-** bzw. **Na^{2+}-Retention** in Niere, Darm, Speichel- und Schweißdrüsen sowie indirekt zu einer vermehrten **Sekretion** von **K⁺-** und **H⁺-Ionen** in der Niere.

Klinik: Beim primären Hyperaldosteronismus begleitet vom sog. Kochsalzödem (z.B. Conn-Syndrom → Nebennierenrindenadenom) setzt man therapeutisch den Aldosteronantagonisten **Spironolacton** ein. Dieser wirkt als kompetitiver Hemmstoff an den zytoplasmatischen Rezeptoren der Zielzellen.

☐ ☐ ☐ **?**
☺ 😐 ☹

Frage: Berichten Sie über den Weg des **Cortisols** vom Syntheseort zur Zielzelle! Wie kommt es zur Wirkungsentfaltung und welche Regulationsmechanismen kennen Sie?

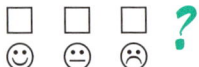 Im Anhang befindet sich die entsprechende Abbildung (↗ Abb. 11.5).

Antwort: Die Synthese der **Glucocorticoide** (Hauptvertreter: Cortisol) findet in der **Zonula fasciculata** der Nebennierenrinde statt. Sie wird vom Hypothalamus über die Zwischenstation Hypophyse gesteuert: Faktoren wie **Stress** und **tiefer Blutzucker** stimulieren die Sekretion von **Corticoliberin (CRH)** aus den Zellen des Hypothalamus (↗ ① Abb. 11.5). Dieses Peptidhormon gelangt über das Portalvenensystem zu den Zellen des Hypophysenvorderlappens. Hier interagiert es mit einem spezifischen Rezeptor und bewirkt (über cAMP↑) die Synthese und Entlassung des Peptidhormons **Corticotropin (ACTH)** (↗ ② Abb. 11.5). ACTH gelangt über den Blutweg zu den Zellen der Zonula fasciculata (↗ ③ Abb. 11.5), bindet dort an einen passenden Rezeptor und leitet so die Synthese der Glucocorticoide ein (↗ ④ Abb. 11.5). Nach entsprechender Freisetzung in die Blutbahn werden die Glucocorticoide an **Transcortin** (75 %) bzw. Albumin gebunden und zu ihren Zielzellen transportiert (↗ ⑤ Abb. 11.5). Dort angekommen, diffundieren sie durch die Zellmembran ins Cytosol und bewirken neben einer Abdissoziation der Rezeptor-Blockermoleküle (u.a. Hsp 90) die Dimerisierung der intrazellulären Rezeptoren. Damit führen sie zur Bildung eines Transkriptionsfaktors, der in den Kern wandern und die gewünschten Proteinsynthesen induzieren kann.

☐ ☐ ☐ **?**
☺ 😐 ☹

Frage: Erläutern Sie die Bedeutung der Glucocorticoide im Kohlenhydrat- und Lipidstoffwechsel!

✚ Da die Neusynthese gegenüber dem Glucoseumsatz überwiegt, wird nicht verbrauchte Glucose als Glykogen in der Leber gespeichert. Anders als zunächst zu erwarten wäre, **aktivieren** Glucocorticoide also die Glykogen**synthase**!

Antwort: Glucocorticoide spielen eine wichtige Rolle bei der Anpassung des Organismus an diverse Stressbedingungen. Genauer gesagt **erhöhen** sie den **Blutzuckerspiegel** durch Induktion der Gluconeogenese aus glucoplastischen Aminosäuren. Die entsprechende Umsetzung geschieht durch 2 Teilprozesse: Einerseits leiten sie den vermehrten **Proteinabbau** in der Peripherie (Haut, Muskulatur, Knochen) und somit die massive Bereitstellung von Aminosäuren ein. Andererseits stimulieren sie die Synthese von Leitenzymen der **Transaminierung** (ASAT, ALAT) sowie der **Gluconeogenese** (Pyruvat-Carboxylase, PEP-CK, Glc-6-Phosphatase). Weitere Effekte der Glucocorticoide beziehen sich v.a.

auf die Förderung der **Katecholamin-Freisetzung:** so z.B. die lypolytische Wirkung auf Neutralfette oder die Steigerung der Herzinotropie.

Klinik: In sehr hohen Konzentrationen, die eigentlich nur bei Entgleisungen des Regelsystems oder im Zuge therapeutischer Applikationen erreicht werden können, wirken Glucocorticoide zusätzlich stark **immunsuppressiv** und **antiinflammatorisch** (entzündungshemmend). Letztere Wirkung ist dabei hauptsächlich auf die Induktion von **Lipocortin** zurückzuführen. Dieser Stoff **hemmt die Phospholipase A_2** und damit die Freisetzung des Prostaglandin- bzw. Leukotrienvorläufers Arachidonsäure. Außerdem wirken Substanzen wie Cortisol stabilisierend auf die Membranen von Lysosomen, was zu einer verzögerten Freigabe aggressiver Enzyme führt. Ihren immunsuppressiven Effekt erzielen Glucocorticoide über eine **Umverteilung** zirkulierender **Lymphozyten** und **Makrophagen** in entsprechende Speicherorgane (Milz, Knochenmark) sowie eine **Hemmung ihrer Cytokinfreisetzung und Proliferation**. Glucocorticoid-Überdosierungen führen fast immer zum klinischen Bild des **Morbus Cushing**. Betroffene Patienten klagen über einen erhöhten Blutzucker (Steroiddiabetes), Hypertonie, Abbau von Muskelmasse, massive Osteoporose sowie eine ungewöhnliche Fettverteilung (Stammfettsucht, Mondgesicht).

Frage: Welche Hormone werden unter der Sammelbezeichnung **Katecholamine** zusammengefasst?

Antwort: Der Sammelbegriff Katecholamin leitet sich von der Strukturanalogie zum Brenzcatechin (engl. Catechol, Dihydroxybenzol) ab. Er fasst die Botenstoffe **Adrenalin**, **Noradrenalin** und **Dopamin** zusammen. Ausgangspunkt der Synthese ist das durch die Hydroxylierung von Phenylalanin bereitgestellte **Tyrosin**. Wie stark die Umformierung dieser Aminosäure erfolgt, hängt dann von der Enzymausstattung am jeweiligen Bildungsort ab:

So findet in den **dopaminergen Ganglien** lediglich eine Hydroxylierung zu Dopa und anschließend die Decarboxylierung zum **Dopamin** statt. Weiter geht es erst in den **postganglionären sympathischen Nervenzellen:** Hier erfolgt zusätzlich eine Hydroxylierung zum **Noradrenalin**. Dieses wiederum empfängt nur in den Zellen des **Nebennierenmarks** eine weitere Methylgruppe, sodass **Adrenalin** entsteht.

Frage: Erläutern Sie, warum man das Nebennierenmark auch als sympathisches Pseudoganglion bezeichnet!

tipp Man kann das Ganze mit einem Funkgerät vergleichen: Adrenalin steht für ein Sprachkommando. Am Nebennierenmark sind nun Lautsprecher statt Kopfhörer angeschlossen. Dadurch empfängt nicht nur der Träger des Kopfhörers (also das Ziel eines Nervenzellfortsatzes), sondern jede Zelle mit Ohren (d.h. mit passenden Rezeptoren) die Information.

Antwort: Das Nebennierenmark stammt von Sympathikoblasten ab. Es steht über synaptische Verbindungen mit dem präganglionären Sympathikusneuronen (1. sympathisches Neuron) in Verbindung und erhält so über die Ausschüttung von Acetylcholin **Impulse vom Sympathikus**. Das Nebennierenmark bildet demnach ein **zweites sympathisches Neuron** im peripheren vegetativen Nervensystem. Den empfangenen Reiz leitet es aber **nicht über Nervenzellfortsätze**, sondern über die **Ausschüttung** der Hormone **Adrenalin** (80%) und Noradrenalin (20%) in die Blutbahn weiter. Auf diese Weise erfolgt eine systematische Informationsübermittlung an alle Zellen mit entsprechenden Rezeptoren.

   ?

Frage: Welche **Katecholaminrezeptoren** kennen Sie und welche Kaskade ist ihnen nachgeschaltet? Wie werden die ausgeschütteten Hormone wieder inaktiviert?

Antwort: Die Wirkungsentfaltung von Adrenalin und Noradrenalin an den Zielzellen erfolgt über α- und β-**Rezeptoren**. Deren Stimulation beeinflusst entweder die G-Protein-vermittelte Rekrutierung von cAMP oder führt zur Spaltung von PIP_2 in IP_3 und DAG.

Rezeptor-typ	G-Protein-Typ + Einfluss auf Enzymkomplex	Wirkung in der Zelle	Wirkung auf den Stoffwechsel
α_1	G-Protein Phospholipase C– Aktivierung	IP_3 und DAG $[Ca^{2+}]\uparrow$	Glykogenolyse $\uparrow$ Vasokonstriktion
α_2	G_i-Protein Adenylatcyklase– Hemmung	$[cAMP]\downarrow$	Lipolyse $\downarrow$ Insulinsekretion $\downarrow$
β_1	G_s-Protein Adenylatcyklase– Aktivierung	$[cAMP]\uparrow$	Periphere Lipolyse $\downarrow$ Glykogenolyse $\uparrow$ Gluconeogenese $\uparrow$ Insulinsekretion $\uparrow$ Inotropie (Herz) $\uparrow$
β_2	G_s-Protein Adenylatcyklase– Aktivierung	$[cAMP]\uparrow$	Lipolyse $\uparrow$ Vasodilatation
β_3	G_s-Protein Adenylatcyklase– Aktivierung	$[cAMP]\uparrow$	Lipolyse $\uparrow$ Thermogenese $\uparrow$

Tab. 7.4: Katecholaminrezeptoren

Das Stresshormon Adrenalin bewirkt demnach eine Ankurbelung des Kreislaufs bei gleichzeitiger Freisetzung der Energiereserven.

Die **Inaktivierung** der Katecholamine ist abhängig von der Lokalisation: Im **Gehirn** erfolgt sie durch die Wiederaufnahme in Vesikel der sympathischen Nervenzelle. **Zirkulierende Katecholamine** werden dagegen in der Leber durch Monoaminooxidase (MAO), Aldehydoxigenase (AO) und Catechol-O-Methyl-Transferase (COMT) zu **Hydroxymethoxymandelsäure** (Vanillinmandelsäure) abgebaut. Diese kann über den Urin ausgeschieden werden.

> **Klinik:** Ein Nebennierenmarktumor (Phäochromozytom) führt zu einer vermehrten Ausschüttung von Adrenalin bzw. Noradrenalin. Dies führt u.a. zu dauerhafter Hypertonie bzw. temporären Hochdruckkrisen und einer pathologischen Hyperglykämie.

7.5 Sexualhormone

Frage: Wo findet man **Androgene** und wie verläuft ihre Biosynthese?

Antwort: Als Androgene (andros griech. Mann) bezeichnet man die aus 19 C-Atomen bestehenden männlichen Keimdrüsenhormone. Ihre Biosynthese findet im Endoplasmatischen Retikulum der **Leydig-Zwischenzellen** (Hoden) statt. Sie startet beim Cholesterinabkömmling Pregnenolon und verläuft folgendermaßen:

Pregnenolon → Progesteron → 17α-Hydroxyprogesteron → Androstendion → **Testosteron**.

Stimulierend auf die Androgenentfaltung wirken Hormone des Hypophysenvorderlappens: **LH** (Lucitropin) fördert die Sekretion des Testosterons aus den **L**eydig-Zwischenzellen. **FSH** (Follitropin) sensitiviert die Rezeptoren in den **S**ertoli-Stützzellen der Samenbläschen. Geschlossen wird der Regelkreis durch ein negatives Feedback von Testosteron auf LH bzw. von Inhibin (ein Sekret der Sertoli-Stützzellen) auf FSH. Der **Testosteronabbau** erfolgt v.a. in der Leber über die Bildung von Androsteron bzw. Etiocholanolon. Diese Stoffe werden nach ihrer Polarisierung (Sulfatisierung bzw. Glucoronisierung) im **Urin** ausgeschieden.

✚ Dehydroepiandrosteron ist ein Vorläufermolekül des Testosterons, welches in der NNR (Zonula reticularis) gebildet wird. Dieses wird (sulfatisiert) zum Testis weitergeleitet und dort in seine endgültige Form überführt.

> **Klinik:** Auch Frauen produzieren Androgene (Nebennierenrinde + Ovar)! Dies wird v.a. beim pathologischen Androblastom und einer damit verbundenen „Vermännlichung" sichtbar.

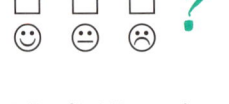

✚ Der für Männer charakteristische Haarausfall, der zu den „Geheimratsecken" führt, ist ebenfalls ein Produkt der Testosteronaktivität.

Frage: Und welche Aufgaben kommen dem **Testosteron** im Stoffwechsel zu? Wie gelangt es zu seinen Zielzellen?

Antwort: Testosteron muss durch seinen hydrophoben Charakter im Blut an ein spezifisches Transporterprotein (Sexualhormon-BG) bzw. Albumin gebunden werden. Am Ort seiner Entfaltung wird es zur biologisch aktiveren Form **Dihydrotestosteron** (2,5fach reaktiver) reduziert. Dieses bindet an seinen cytoplasmatischen Rezeptor und bewirkt die Expression entsprechender Effektorproteine. Hauptwirkungen des Testosterons sind:

- die Ausbildung männlicher Geschlechtsmerkmale,
- **Wachstum** von **Muskulatur** und Knochen (Calcium- u. Phosphateinbau),
- die vermehrte Produktion von **Erythropoetin**,
- eine renale H_2O-, Na^+- und K^+-Retention sowie
- die Steigerung von **Libido** und **Aggressivität**.

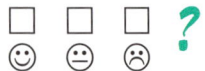

✚ Estradiolsynthese: In den Theca-interna-Zellen laufen folgende Reaktionen ab: Cholesterin → Progesteron → Androstendion. Die Granulosazellen übernehmen dann den Rest: Androstendion → Estron → Estradiol.

Frage: Erläutern Sie die Regulation der **Östrogene** in Abhängigkeit vom **Menstruationszyklus!**

Antwort: Estrogene werden von Theca-interna- und Granulosazellen im **Ovar** bzw. während einer Schwangerschaft zusätzlich von der **Plazenta** gebildet. Durch eine **Aromatase** entsteht aus den Vorläufern **Testosteron** und Androstendion (über Estron) **Estradiol**.

Die Freisetzung wird wie beim Mann durch die Gonadotropine **LH** und **FSH** reguliert. Zusätzlich ist bei Frauen aber eine Zyklusabhängigkeit, d.h. die Anpassung an den entsprechenden Funktionszustand der Zielzellen, zu beobachten. Man unterteilt deshalb grob in **3 Phasen:**

1. Zu Beginn des Menstruationszyklus, in der **Follikelphase**, kommt es durch morphologische Veränderungen des Follikelepithels zu einer **Zunahme** der **FSH-Rezeptoren**. Dadurch kann das Follikelepithel immer intensiver auf die **FSH**-Ausschüttung der Hypophyse reagieren. FSH bindet an seine neuen Zielrezeptoren und führt so zur Synthese von **Aromatase** und **LH-Rezeptoren**. Nun sind die Follikelzellen auch für LH sensibel. Kommt es zu einem entsprechenden **LH**-Kontakt, wird das Substrat der Aromatase, **Androgen**, bereitgestellt und somit die Estradiolproduktion gestartet. Ab dem 9. Tag des Menstruationszyklus gelangt das **Estradiol** in den Blutkreislauf. Hier wirkt es dann zusammen mit Inhibin am Hypothalamus-Hypophysen-System **hemmend** auf die **Reifung weiterer Follikelzellen**.

2. Der Anstieg des Estradiols erreicht am 14. Tag schließlich sein Maximum und leitet über eine **positive Rückkopplung auf LH** die **Ovulationsphase** ein: LH interagiert mit bestimmten Prostaglandinen, welche wiederum hydrolytische Enzyme aktivieren. Damit wird die Abstoßung des reifen Oozyten aus dem Ovar bewirkt. Es folgt ein Knick in der Estradiolkonzentration, der auf die abgeschnittene Kapillarisierung des gesprungenen Follikels zurückzuführen ist.

3. In der sich anschließenden **Lutealphase** steigen Estradiol- und Progesteronkonzentration wieder an. Dies ist auf die vermehrte Synthese der Hormone in den Lutealzellen zurückzuführen. Folglich wird auch in dieser Phase die **FSH**- und **LH**-Ausschüttung und damit die Reifung weiterer Follikelzellen im Ovar **gebremst**.

✚ Durch zunehmende Kapillarisierung erhalten die Follikelzellen auch mehr LDL und damit eine zusätzliche Cholesterinquelle für die Synthese von Androgenen. Dadurch kommt es bis zum 13. Tag zu einem steilen Anstieg des Estradiols.

Bleibt die Befruchtung und eine damit verbundene Plazentabildung aus, kommt es schließlich zum **Untergang des Gelbkörpers**. Die Estradiol- und Progesteronkonzentration sinkt.

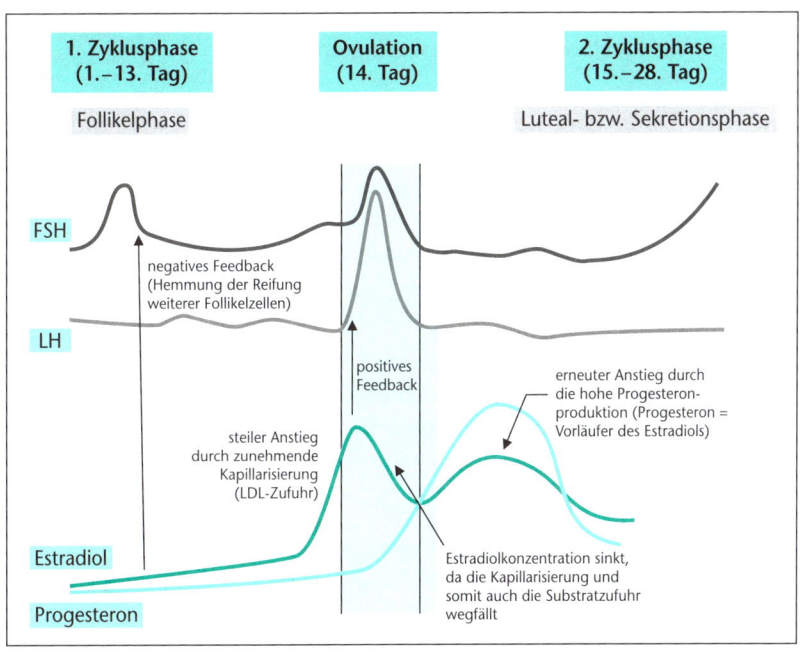

Abb. 7.10: Menstruationszyklus

Frage: Welche Stoffwechsel-Bedeutung haben **Estrogene?**

?

Antwort: Estrogene werden an Albumin (60%) oder SBG gekoppelt zu den Zielzellen transportiert. Dort binden sie an cytoplasmatische Rezeptoren und entfalten ihre Wirkung:
• Sie fördern das Wachstum der Uterusschleimhaut,

- wirken positiv auf die **Vaginaepithelproliferation** und
- erleichtern durch **Verflüssigung des Cervixsekrets** den Spermien, zum reifen Oozyten vorzudringen.

✚ Da durch den Einfluss der Estrogene vermehrt glykogenhaltige Epithelzellen der Vagina abgestoßen werden, gewährleisten sie ein optimales Arbeitsmilieu für die milchsäureproduzierenden **Döderleinbakterien** und somit eine verbesserte **Infektionsabwehr** (pH-Wert sinkt auf ca. 4)!

Neben diesen geschlechtsspezifischen Einflüssen zeigen Estrogene aber auch systemische Wirkungen:
- Sie veranlassen den Mineraleinbau in die Knochen,
- senken durch ihren **positiven Effekt auf die HDL-Konzentration** das Arterioskleroserisiko,
- **erhöhen** die Konzentration von **Gerinnungsfaktoren** (Thrombosegefahr),
- steigern durch eine vermehrte **renale Wasser- und Elektrolytretention** die Neigung zur Ödemausbildung und
- führen zu den charakteristischen **Fetteinlagerungen im Subkutangewebe**.

Frage: Was verstehen sie unter **Gestagenen?**

Antwort: Unter dem Begriff Gestagene fasst man die während einer Schwangerschaft vorherrschenden Hormone zusammen. Hauptvertreter ist das schwangerschaftserhaltende **Progesteron** (C21-Steroid). Es wird zunächst im **Follikel**, anschließend im **Gelbkörper** und nach dem Eintreten einer Schwangerschaft von der **Plazenta** gebildet.

In der Vorbereitung einer Schwangerschaft führt Progesteron zu einer vermehrten **Glykogeneinlagerung** im Uterusendometrium und zur Ausbildung von **Deciduazellen** (Nidation). Während der Schwangerschaft bewirkt es die Entwicklung von **Milchgängen** in den Mammae. Außerdem wird **der Muttermund eng gestellt** und die **Viskosität des Cervixschleims erhöht**, um weitere Spermien abzuwehren.

Frage: Erläutern Sie anhand Ihres Wissens über Estrogene und Gestagene die Wirkung hormoneller Kontrazeptiva, also der **Pille!**

Antwort: Hohe Dosen an **Estrogenen und Gestagenen** vermindern über **negative Rückkopplung** die präovulatorische **Ausschüttung von FSH** und **LH.** Dadurch bleiben Follikelreifung und Eisprung aus. Hierin besteht das Wirkprinzip der Pille.

Die Gabe des Kombinationspräparates (Estrogen + Gestagen) erfolgt in Abhängigkeit von der Uterusentwicklung während des Menstruationszyklus. Grob vereinfacht verabreicht man beide Hormone **21 Tage ohne Unterbrechung**. In dieser Zeit wird die Uterusschleimhaut zwar aufgebaut, eine Follikelreifung findet aber nicht statt. Um schließlich die Menstruationsblutung einzuleiten, erfolgt ab dem 22. Tag ein **Ab-**

bruch der Behandlung. Nach **7 Tagen** nimmt man sie dann wieder auf und setzt sie nach dem gleichen Muster fort.

Auch bis zu **48 Stunden** nach dem Geschlechtsverkehr können hormonelle Kontrazeptiva eingenommen werden. Die „Pille danach" muss allerdings eine entsprechend **hohe Dosierung** an Estradiol aufweisen und mindestens über **2 Tage** eingenommen werden.

Die sog. **Mini-Pille** beinhaltet **nur Gestagene**. Dies bewirkt lediglich eine Erschwernis für aufsteigende Spermien, zum Uterus zu gelangen.

7.6 Schilddrüsenhormone

Frage: Wo und wie läuft die Synthese der **Schilddrüsenhormone T3** und **T4** ab und wie entfalten sie ihre Wirkung an den entsprechenden Zielzellen?

Antwort: Histologisch betrachtet ist die Schilddrüse ein System aus Follikelzellen. Diese bilden die funktionellen Einheiten für Synthese und Speicherung der Schilddrüsenhormone. Ausgangsstoffe für die Biosynthese von **T3** (Triiodthyronin) und **T4** (Thyroxin) sind **Tyrosin** und **Iod:** Zunächst muss das benötigte **Iodid** über die Nahrung aufgenommen und mittels **Iodid-ATPase** in die Follikelzellen überführt werden. Dort wird es unter Einwirkung einer **Iodidperoxidase** zum Iodoniumion oxidiert. Iodoniumionen können nun auf das C3 und/oder C5 zahlreicher Tyrosylreste eines in den Follikelzellen fixierten **Thyreoglobulins** übertragen werden. Anschließend werden 2 iodierte Tyrosylreste durch spezielle Mechanismen aneinander gekoppelt: Einer der beiden iodierten Phenolringe löst sich von seiner Aminosäure (diese verbleibt im Proteinverband) und bindet an das O-Atom des anderen (Di-)Iodtyrosins. Die entstandenen Tri- bzw. Tetraiodtyrosine sind so zwar immer noch als Peptid an das Thyreoglobulin gebunden, können aber nach Stimulierung durch die Hypophyse **(TSH)** in die Blutbahn abgegeben werden. Hier werden sie aufgrund ihres hydrophoben Charakters an Transporterproteine (TBG und Albumin) gebunden. An ihren Zielzellen diffundieren T3 und T4 durch die Zellmembran, treten mit cytoplasmatischen Rezeptoren in Verbindung und entfalten ihre Wirkung.

✚ **T4** stellt nur eine Art **Prohormon** des viel reaktiveren **T3** dar. Eine entsprechende Umwandlung findet im ER der Zielzellen durch das Enzym **5'-Deiodase** statt.

Frage: Erzählen Sie mir etwas über die **Funktionen** der **Schilddrüsenhormone!**

Antwort: In adäquaten Konzentrationen wirken Schilddüsenhormone auf ein großes Spektrum von Stoffwechselprozessen. Sie **steigern den Grundumsatz** und fördern den Einbau von **Na⁺/K⁺-ATPasen** in die Zellmembran. Dadurch kommt es zu einem beachtlichen Anstieg des

Sauerstoffverbrauchs und zu einer erhöhten **Wärmeproduktion**. Die dafür notwendige Energie wird u.a. durch die Induktion von Schlüsselenzymen der **Glykogenolyse** bereitgestellt. Weitere wichtige Funktionen bestehen in:

- der **Senkung der Serum-Cholesterinkonzentration** über Interaktionen mit der HMG-Reduktase
- der **Steigerung von Herzfrequenz und Kontraktilität** durch vermehrte Myosinsynthese und β-Rezeptor-Expression im Myokard (gesteigerte Empfindlichkeit gegenüber Adrenalin)
- der Förderung des **Körperwachstums** (v.a. Gehirn und Knochen bei Kindern) durch eine gesteigerte **Freisetzung von STH** aus der Hypophyse

> **Klinik:** Eine unterentwickelte Schilddrüse bei Neugeborenen führt zu einer als **Kretinismus** bezeichneten Krankheit. Bleibt die Behandlung aus, kommt es zu Symptomen wie Zwergwuchs und geistiger Retardierung.

Bei Patienten mit **Morbus Basedow** tritt eine andere Schwierigkeit auf: Sie produzieren **Antikörper** gegen die **TSH-Rezeptoren** der Schilddrüse. Diese wirken im gleichen Maße wie der eigentliche Ligand (TSH) und verursachen damit eine **Dauerausschüttung der Schilddrüsenhormone**. Es kommt zur sog. Merseburger-Trias: **Exophthalmus**, **Struma** und **Tachykardie**.

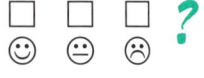

Frage: Wie Ihnen ja bereits aus der Histologie bekannt ist, existieren neben den Follikelzellen auch noch andere hormonproduzierende Zellen in der Schilddrüse. Worum handelt es sich und was wissen Sie über deren Bedeutung?

Antwort: Es handelt sich um die parafollikulären C-Zellen. Sie produzieren in strenger Abhängigkeit zur Ca^{2+}-Konzentration im Blut das Peptidhormon **Calcitonin**. Bezüglich des Calciumstoffwechsels ist dies der Gegenspieler zum Parathormon. Calcitonin wird bei einer erhöhten Ca^{2+}-Serumkonzentrationen ausgeschüttet und führt zu einer **verstärkten renalen Ca^{2+}-** und **Phosphatausscheidung**. Außerdem kommt es zu einer **Osteoklastenhemmung**. Insgesamt wird also der Calciumspiegel im Blut gesenkt.

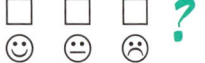

Frage: Sie erwähnten soeben das **Parathormon** in der Rolle eines Antagonisten. Inwiefern erfüllt es diese Behauptung?

Antwort: Parathormon (Parathyrin) wird bei niedrigem Ca^{2+}-Serumspiegel von den Nebenschilddrüsen freigesetzt. Man unterscheidet 2 große Wirkmechanismen:

- In den Nieren aktiviert Parathormon eine **1-Hydroxylase**. Dies ist ein Enzym, welches Calcidiol (Provitamin D) zu Calcitriol (D-Hormon) umsetzt. **Calcitriol** bewirkt dann sowohl in den Nieren als auch im Dünndarm eine **gesteigerte Ca^{2+}-Resorption**.
- Zusätzlich **stimuliert** Parathormon aber auch die **Freisetzung von Interleukin-1** aus Osteoblasten. Unter Einfluss dieses Cytokins differenzieren sich ansässige Makrophagen zu **mehrkernigen Osteoklasten**. Außerdem bringt IL-1 bereits vorhandene Osteoklasten dazu, mit ihren lysosomalen Hydrolasen und Kollagenasen Knochen abzubauen und so gespeichertes Ca^{2+} freizusetzen.

✚ Im Hinblick auf die renale Phosphatresorption verliert das Parathormon seinen Calcitonin-Antagonisten-Status: Beide führen zu einer entsprechenden Hemmung!

7.7 Gewebshormone

Frage: Welche wichtige Rolle spielt **Gastrin** bezüglich der Verdauung und wie wird seine Freisetzung reguliert?

Antwort: Das Peptidhormon Gastrin wird von den **G-Zellen** des Magenantrums und proximalen Duodenums gebildet. Es kommt in 6 verschiedenen Formen mit einer maximalen Halbwertszeit von 15 Minuten vor. Die beiden wichtigsten sind das große **big-Gastrin** (34 AS) sowie das kleinere **Gastrin** (17 AS). Allen Formen gemeinsam ist die Sequenz der 4 C-terminalen Aminosäuren (**Trp-Met-Asp-Phe**). Sie bilden den für die Funktion entscheidenden Abschnitt des Gastrinpeptids, der Rest entscheidet lediglich über Wirkungsstärke und Halbwertszeit. Die Funktion des Gastrins besteht darin, **Belegzellen** zu stimulieren. Diese **sezernieren** daraufhin vermehrt **Protonen** und machen so den **Magensaft saurer**. Dementsprechend baut sich auch der hormonelle Regelkreis auf: Gelangt **Speisebrei** (mit relativ hohem pH-Wert) an die G-Zellen, bewirkt er sowohl **chemisch** als auch durch **mechanische Dehnung** eine Ausschüttung von Gastrin in die Blutbahn. Von hier aus gelangt es an die basolaterale Membran der Belegzellen und koppelt dort an einen Gastrinrezeptor. Über cAMP-Erhöhung wird die Protonensekretion gesteigert: Der pH-Wert sinkt und die Ausschüttung des Gastrinpeptids geht zurück. Hormonelle Gegenspieler des Gastrins sind: **Sekretin**, **Glucagon**, **GIP** (gastric inhibitory peptide) und **VIP** (vascular intestinal peptide).

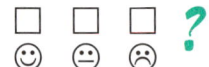

Frage: Äußern Sie sich bitte zur duodenalen Aufbereitung des Speisebreis durch die Hormone **Sekretin und Cholecystokinin!**

Antwort: Hauptziel des Peptidhormons **Sekretin** ist das **Pankreas**. Dort bewirkt es die **Steigerung der Insulinsekretion**. Außerdem kommt es zu einer vermehrten Ausschüttung von HCO_3^- **und** H_2O in das Duodenum und somit zu einer **Alkalisierung** des duodenalen Inhalts. Die Sekretinfreisetzung wird durch den Kontakt der duodenalen **S-Zellen** mit saurem Speisebrei, Fetten oder direkt durch den N. vagus stimuliert. Die Freisetzungshemmung erfolgt durch negative Rückkopplung, d.h. mit einem zunehmenden pH im Zwölffingerdarm.

Cholecystokinin (Pankreozymin) hingegen wird bei einem Kontakt der E-Zellen (Duodenum, Ileum) mit Fetten, Polypeptiden oder Aminosäuren freigesetzt. Es stimuliert sowohl die **Sekretion von Verdauungsenzymen** (Peptidasen, Amylasen, Lipasen) als auch die **Kontraktion der Gallenblase**.

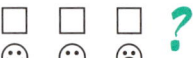

Frage: Was können Sie mir über das **Histamin** berichten?

Antwort: Histamin entsteht durch Decarboxylierung der AS **Histidin** und wird zusammen mit Heparin in **Mastzellen** bzw. **basophilen Granulozyten** gespeichert. Es wird erst dann in die Blutbahn abgegeben, wenn entsprechende Liberatoren an spezielle Rezeptoren auf der Zelloberfläche binden. Einmal freigesetzt, entfalten Histamine ihre Wirkung über H_1- und H_2-Rezeptoren:

- Die Interaktion mit H_1-Rezeptoren führt zur **Kontraktion** von **Bronchial- und Darmmuskulatur** und zu einer **erhöhter Endothelpermeabilität** (Ödemgefahr!).
- Die Stimulation von H_2-Rezeptoren hingegen verursacht eine **erhöhte Herzfrequenz** und über die vermehrte Freisetzung von Gastrin eine **gesteigerte Magensäuresekretion**.

Abgebaut wird Histamin durch eine Xanthinoxidase. Die Endprodukte **Imidazolessigsäure** und **Imidazolessigsäureribosid** können dann über die Niere ausgeschieden werden.

Klinik: Histamin spielt eine große Rolle in der Auslösung von Typ-1-Allergien. Eine entsprechende Behandlung kann z.B. über H_1-Blocker erfolgen.

Frage: Was verstehen Sie unter dem Begriff **Eikosanoide?**

Antwort: Die Sammelbezeichnung Eikosanoide (eikosa griech. 20) steht für über 30 Gewebshormone, die sich alle von der mehrfach ungesättigten Fettsäure **Arachidonsäure** ableiten und jeweils genau **20 C-Atome** aufweisen. Ihrer Entstehung entsprechend unterteilt man sie weiter in **Prostaglandine** und **Leukotriene**. Das gemeinsame Ursprungsmolekül der Prostaglandine (Prostaglandin H_2) entsteht durch die Katalyse einer **Cyclooxygenase**. Die Stammverbindung der **Leukotriene** (5-HPETE) wird durch eine **Lipoxygenase** bereitgestellt. Die Leukotriene A_4, C_4, D_4 und E_4 unterscheiden sich nur durch den jeweiligen Anteil am Tripeptid Glutathion. An das direkt von der 5-HPETE abgeleitete Leukotrien A_4 wird zunächst ein vollständiges Molekül **Glutathion addiert**, wodurch **Leukotrien C_4** entsteht. Spaltet man nun den Glutathionbestandteil **Glutamat** ab, so erhält man **Leukotrien D_4**. Die anschließende Abgabe der Aminosäure **Glycin** ergibt **Leukotrien E_4**.

Eikosanoide spielen eine wichtige Rolle bei Entzündungs- u. Überempfindlichkeitsreaktionen. Je nach Lokalisation findet man die unterschiedlichsten Wirkmechanismen und Funktionen. So sind allein bei den Prostaglandinen folgende Einflüsse bekannt:

Vertreter	Second messenger	Wirkung
PG I_2 (Prostacyclin)	cAMP↑	Vaso**dilatation**, Gefäßpermeabilität ↑, Plättchenaggregation ↓

PG E_2 wird unterteilt in die Subtypen:
    EP1 (Niere)
    EP2 (Lunge, Herz, Darm, Uterus)
    EP3 (Nieren, Magen, Fett, Uterus)
	IP_3↑
	cAMP↑
	cAMP↓
		Broncho- und Vaso**dilatation**, Cl⁻-Sekretion ↓, Lipolyse ↓

PG D_2	cAMP↑	Broncho**konstriktion**
PG $F_{2\alpha}$	IP_3↑	Broncho- und Vaso**konstriktion**
Thromboxan A_2	cAMP↓	Broncho- und Vaso**konstriktion**, Plättchenaggregation ↑

Tab. 7.5: Wichtige Derivate des Prostaglandin H_2 (PG H_2)

Die genaue Wirkung der Leukotriene ist nach wie vor ungeklärt. Man weiß aber bereits, dass sie als Mediatoren von Entzündungsreaktionen einen sehr starken Einfluss auf die Bronchien haben. **Leukotrien C_4** z.B. wirkt 1000-mal stärker konstriktorisch auf die Bronchien ein als Histamin. **Leukotrien B_4** wiederum wirkt chemotaktisch auf Leukozyten und somit entzündungsfördernd.

tipp Die Zahl hinter dem Namen gibt uns Auskunft über die Anzahl der Doppelbindungen (z.B. Leukotrien C_4 = 4 Doppelbindungen)!

8 Kohlenhydrate

8.1 Definitionen

☐ ☐ ☐ ?
☺ ☹ ☺

Frage: Was sind **Kohlenhydrate** und wie kann man sie einteilen?

Antwort: Kohlenhydrate sind Aldehyde oder Ketone mit mindestens 2 Hydroxylgruppen **(Polyalkohole)**. Sie kommen überwiegend in ihrer ringförmigen Variante vor und lassen sich meist mit der allgemeinen Summenformel $C_n(H_2O)_n$ beschreiben (Ausnahme: Glykogen und Zuckerderivate, die zusätzlich Stickstoff, Schwefel oder Phosphor enthalten).

Man unterteilt sie grob in **3 Hauptklassen:**
- **Monosaccharide** (Einfachzucker) sind **einzelne Polyhydroxyaldehyde/-ketone** und somit die Grundbausteine aller weiterer Klassen. Das für uns wohl wichtigste Monosaccharid ist die **D-Glucose**. Fast alle mit der Nahrung aufgenommenen Zucker müssen zuerst in diese überführt werden, bevor sie verstoffwechselt werden können.
- **Oligosaccharide** (v.a. Disaccharide): Reagiert die relativ stark reaktive **halbacetalische Hydroxylgruppe am C_1** eines Monosaccharids mit einer **alkoholischen Gruppe** eines weiteren Monosaccharids, so entsteht über eine glykosidische Bindung ein Disaccharid. Die wichtigsten Vertreter sind: **Maltose** (Glucose-Glucose), **Lactose** (Galaktose-Glucose) und **Saccharose** (Glucose-Fructose).
- **Polysaccharide** bestehen aus **mehr als 20 Monosacchariden**, die jeweils über glykosidische Bindungen miteinander verknüpft sind. Je nach Mischungsverhältnis der Monosaccharide unterscheidet man in **Homo-** und **Heteroglykane**.

☐ ☐ ☐ ?
☺ ☹ ☺

Frage: Was ist der Unterschied zwischen **Glykoprotein** und **Proteoglykan**? Zu welcher Gruppe gehören z.B. die Blutgruppenantigene?

✚ **Hyaluronsäure** besteht zwar aus bis zu 25.000 Disaccharideinheiten, besitzt aber keinen Proteinanteil und ist somit kein echtes Proteoglykan!

Antwort: Glykoproteine und Proteoglykane gehören zur Klasse der **Heteroglykane**, d.h. ihr Kohlenhydratanteil weist mehrere verschiedene Monosaccharide auf. Der entscheidende strukturelle Unterschied liegt in der **Länge** der Kohlenhydratkette. Ist diese relativ **kurz** (18–20 Monosaccharide) spricht man von **Glykoproteinen**. Hier steht die **Funktion des Proteins im Vordergrund:** Fast alle Membran- und Exportproteine, so z.B. Strukturproteine, Peptidhormone, Enzyme oder eben auch **Blutgruppenantigene**, werden während ihrer Synthese mit entsprechenden Zuckerresten versehen. Diese schützen die Proteine vor einem vorzeitigen proteolytischen Abbau. Außerdem verleihen sie ihnen die Möglichkeit, sich von funktionsgleichen, aber körperfremden Proteinen abzuheben (Brandzeichen). Beim Menschen stehen hierzu die Bausteine Glucose, Galactose, Mannose, Fucose, N-Acetyl-Glucosamin, N-Acetyl-Galactosamin und Neuraminsäure zur Verfügung. Diese werden entweder über das Dolicholphosphat **im ER N-glykosidisch an Asparagin** oder **im Golgi-Apparat** durch einfache Glykosyltransferasen **O-glykosidisch an Serin** bzw. **Threonin** gebunden. Hierbei ergeben sich stets gewisse Kernstrukturen, die bei allen Glykoproteinen gleich sind.

Bei den Blutgruppenantigenen des AB0-Systems schließt sich dieser Kernstruktur die sog. **H-Substanz** an. Sie setzt sich aus den Zuckern **N-Acetyl-Glucosamin**, **Galactose** und **Fucose** zusammen. Bleibt es bei dieser Kombination spricht man von der **Blutgruppe 0**. Kommt ein Molekül **N-Acetyl-Galactosamin** hinzu, entsteht das **Antigen A**. Wird die H-Substanz dagegen um ein weiteres Molekül **Galactose** ergänzt, erhält man das **Antigen B**.

Im Gegensatz zu den Glykoproteinen weisen **Proteoglykane** nur einen sehr spärlichen Proteinanteil, dafür aber eine **viel längere Polysaccharidkette** auf. Deren Grundbaustein ist ein **Disaccharid**, welches aus einem **Aminozucker der Glucose oder Galactose** (z.B. Glucosamin) und einem **stickstofffreien Monosaccharid** (meist Glucuronsäure) besteht. Deshalb bezeichnet man jene Disaccharide auch als **Glykosaminoglykane** (alt: Mucopolysaccharide). In der Kette wiederholt sich schließlich das für das jeweilige Proteoglykan charakteristische Disaccharid über die gesamte Länge. Proteoglykane kommen v.a. in der **extrazellulären Matrix** vor und wirken dort als **Polyanionen**. Dies ist von besonderer Bedeutung für die reversible Bindung von Wasser, Kationen oder auch Peptidhormonen. Typische Vertreter sind das **Heparin**, **Chondroitinsulfat** oder auch **Dermatansulfat**.

tipp Im Anhang befindet sich eine Übersicht mit den wichtigsten Aminozucker- und Glykoproteinstrukturen (↗ Abb. 11.9).

8.2 Kohlenhydratstoffwechsel

Frage: Welche Rolle spielt die **Glykolyse** in unserem Körper? Beschreiben Sie grob ihren Verlauf!

Antwort: Die Glykolyse ist der zentrale Stoffwechselweg des **Glucoseabbaus** und dient der Energiegewinnung. Hierzu wird in insgesamt 10 Schritten, unter Bildung von 2 mol **ATP** und 2 mol **NADH**, 1 Molekül Glucose in 2 Moleküle **Pyruvat** gespalten.

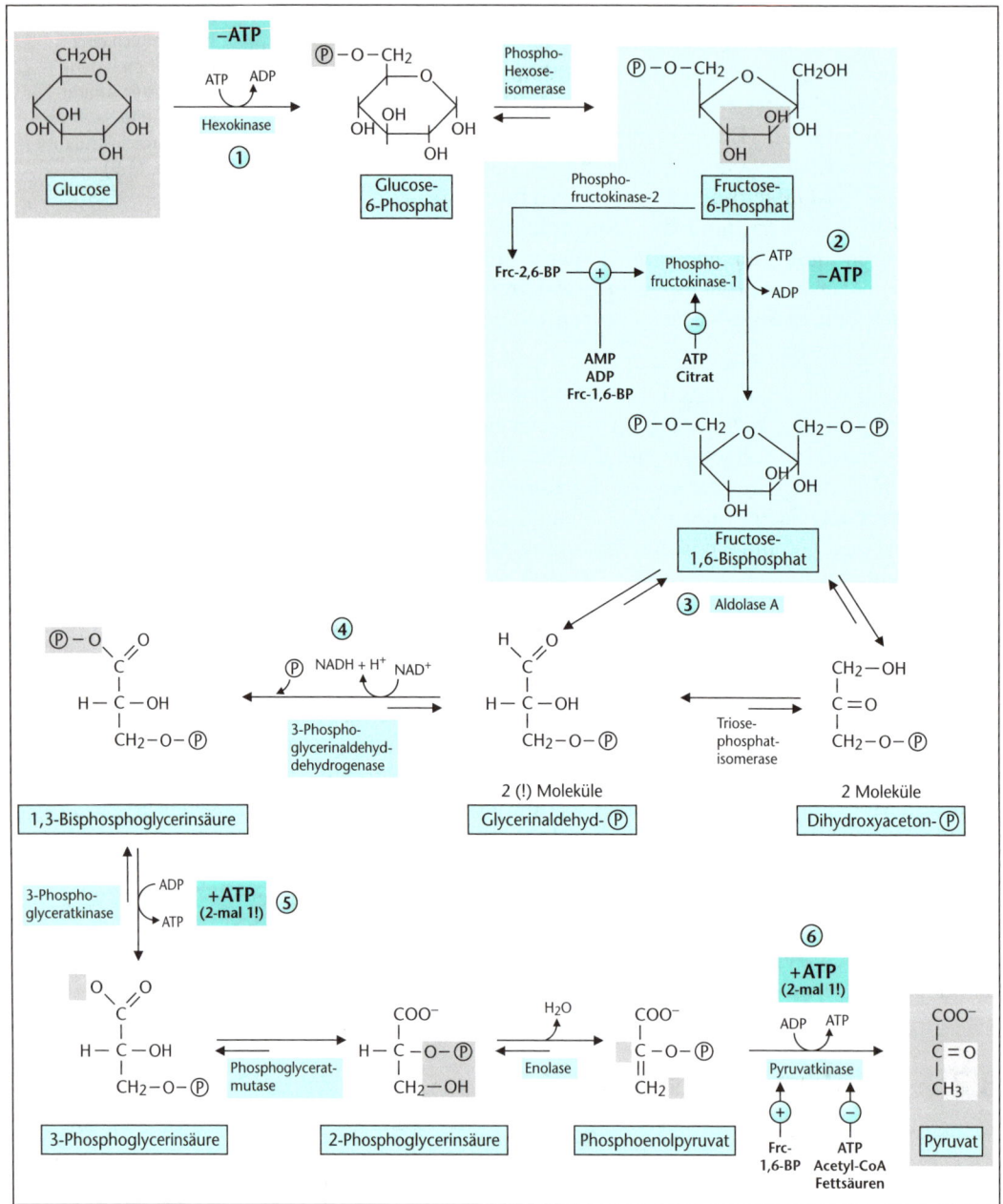

Abb. 8.1:   Glykolyse

Zum Mechanismus: Zunächst wird Glucose unter ATP-Verbrauch am **C₆ phosphoryliert**. Auf diese Weise wird sie daran gehindert, die Zelle vorzeitig zu verlassen (↗ ① Abb. 8.1). Anschließend wird die entstandene Glucose-6-P zu Fructose-6-P umgelagert und in die Schrittmacherreaktion der Glykolyse überführt: Hier erfolgt unter erneutem ATP-

Verbrauch eine irreversible **Phosphorylierung am C$_1$** (↗ ② Abb. 8.1). Kurz darauf wird die Fructose-1,6-Bisphosphat in 2 Triosen gespalten. Dabei entstehen entweder **2 Moleküle Glycerinaldehyd-3-P** oder 2 Moleküle Dihydroxyaceton-P (↗ ③ Abb. 8.1). Beide Formen können mittels Trioseisomerase ineinander überführt werden. Glycerinaldehyd-3-P ist die entscheidende Verbindung für den weiteren Weg: So findet im nächsten Schritt eine **Oxidation am C$_1$-Atom** statt. Gleichzeitig wird die dabei freiwerdende Energie genutzt, um **anorganisches Phosphat** über eine energiereiche Bindung am Molekül **zu fixieren**. Ohne ATP-Verbrauch entsteht demnach 1,3-Bisphosphoglycerinsäure (↗ ④ Abb. 8.1). Die neu erworbene **Bindung am C$_1$** wird im nächsten Schritt **wieder gespalten**. Die erneut freiwerdende Energie wird nun durch Substratkettenphosphorylierung **(ATP-Synthese)** gespeichert (↗ ⑤ Abb. 8.1). Nach 2 Umlagerungsreaktionen werden schließlich auch die am Anfang der Glykolyse angelagerten **Phosphatreste abgespalten** (↗ ⑥ Abb. 8.1).

✚ Erythrozyten, Nierenmark, Gehirn und Spermien nutzen die Glykolyse als alleinige Energiequelle, obwohl die gewonnenen Moleküle ATP nur 5% der freien Standardenthalpie von Glucose enthalten!

Frage: Gehen Sie kurz auf die regulatorischen Faktoren der Glykolyse ein!

Antwort: Die Glykolyse wird hauptsächlich durch Stimulierung oder Hemmung der **Phosphofructokinase-1** (PFK-1) und **Pyruvatkinase** reguliert. So werden diese Enzyme v.a. durch Stoffe, die für leere Energiespeicher stehen (AMP, ADP), aktiviert bzw. beim Vorhandensein vieler energiereicher Verbindungen (ATP, Acetyl-CoA) inaktiviert. Eine besondere Stellung besitzt die **Phosphofructokinase-2** (PFK-2). Sie ist Angriffspunkt für die regulatorischen Hormone **Glucagon** und **Insulin**. Ihr **Phosphorylierungszustand** entscheidet über Förderung oder Hemmung der Schrittmacherreaktion und damit der gesamten Glykolyse. Ist viel Glucose vorhanden, wird verstärkt **Insulin** freigesetzt. Dieses aktiviert u.a. eine **Phosphodiesterase**, wodurch die Konzentration von cytosolischem cAMP abfällt. Dadurch wird die Proteinkinase A inaktiviert und die **PFK-2 nicht phosphoryliert**, das bedeutet hier: **aktiviert**. Nun katalysiert sie die Reaktion zu **Fructose-2,6-Bisphosphat**, einem allosterischen **Stimulator der PFK-1**. Bei niedrigen Glucosekonzentrationen im Blut steigt dagegen die Freisetzung von **Glucagon**. Unter dessen Einfluss kommt es zu einer Erhöhung des intrazellulären cAMP-Spiegels. cAMP aktiviert die eben angesprochene Proteinkinase und bewirkt somit die Phosphorylierung der **PFK-2**. Diese wiederum wird dadurch nicht nur inaktiviert, sondern sogar in ein Enzym mit **gegenteiliger Funktion** überführt (Tandemenzym). Jetzt arbeitet sie als **Fructose-2,6-Bisphosphatase** und baut den eben noch hergestellten positiven Effektor wieder ab.

☐ ☐ ☐   ?
☺ ☺ ☹

Frage: Über welchen Mechanismus arbeitet die **P-Glycerinaldehyd-Dehydrogenase** und was genau versteht man unter einer **Substrat-kettenphosphorylierung?**

Antwort: Der energiegewinnende Schritt in der Glykolyse ist die Oxidation von Glycerinaldehyd-3-P. Die dabei freiwerdende Energie wird durch die Anlagerung von anorganischem Phosphat gespeichert. Es entsteht 1,3-Bisphosphoglycerat.

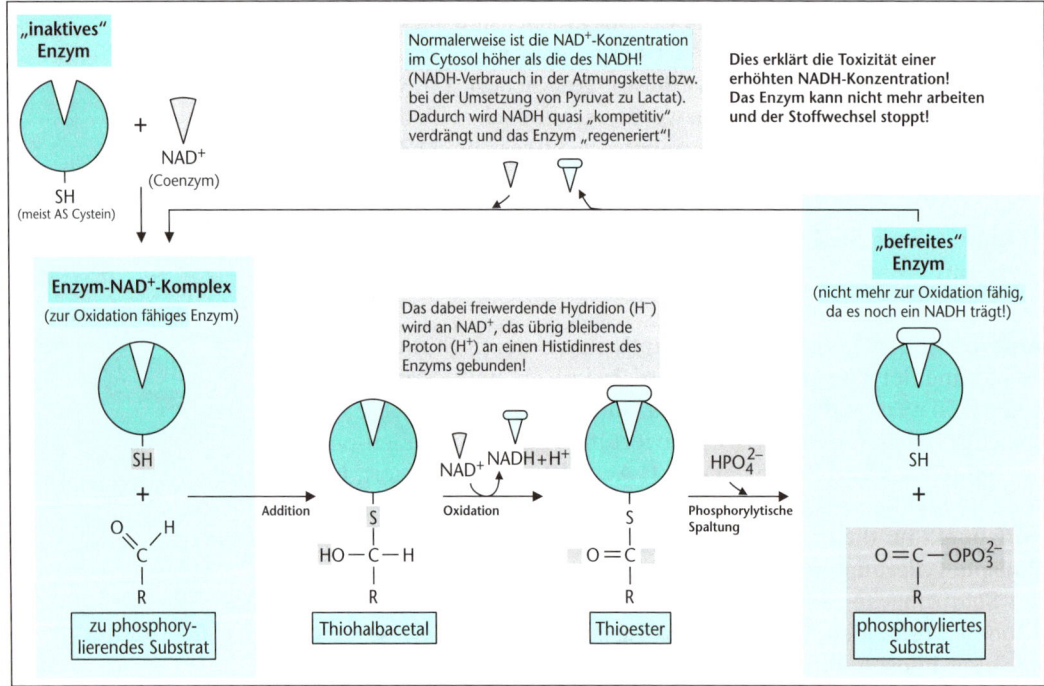

Abb. 8.2:   Phosphoglycerinaldehyddehydrogenase

✚ Auch im Citratzyklus findet man eine Substratkettenphosphorylierung. Hier wird die energiereiche Bindung von **Succinyl-CoA** zugunsten eines Moleküls **GTP** gespalten.

Bei der sich anschließenden **Substratkettenphosphorylierung** handelt es sich um eine De-novo-Biosynthese von ATP. Das heißt: Die bei der Spaltung einer energiereichen Bindung freiwerdende Energie wird für die Reaktion **ADP + P$_i$ → ATP** genutzt. Im letzten Schritt der Glykolyse haben wir es demnach formal gesehen auch mit einer Substratkettenphosphorylierung zu tun. Dort bekommt man allerdings lediglich die am Anfang der Glykolyse investierten Moleküle ATP zurück.

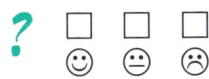

Frage: Wieso kommen Erythrozyten nur auf etwa 75% des erwarteten Energiegewinns. Welche Vorgänge laufen im Zustand der Hypoxie ab?

Antwort: Obwohl Erythrozyten die Glykolyse als alleinige Energiequelle nutzen (Erythrozyten besitzen keine Mitochondrien), verzichten sie auf einen Teil ihres Energiegewinns: In jedem 2. Durchlauf wird ein Molekül 1,3-Bisphosphoglycerat durch die Bisphosphoglyceratmutase in **2,3-Bisphosphoglycerat** (2,3-BPG) umgewandelt. Der Erythrozyt gewinnt also aus 2 Glucosemolekülen nur 3 statt 4 ATP **(1 Glykolysedurchlauf = 1,5 ATP)**. Das zusätzlich entstandene 2,3-BPG bindet an die β-Kette von Hämoglobin und **senkt** so dessen **Sauerstoffaffinität**. Dadurch kann der Sauerstoff im Gewebe leichter abgegeben werden. Noch wichtiger wird das Ganze in Zuständen der Hypoxie: So kann der Erythrozyt eine O_2-Minderversorgung im peripheren Gewebe zumindest teilweise über dieses System kompensieren. Zum Mechanismus: **Hypoxie** führt zu einer Zunahme der H^+-Konzentration in der Peripherie (Stoffwechselprodukte). Jene H^+-Ionen binden an verschiedene Aminosäurereste (v.a. Histidin) der Hämoglobin-β-Kette. Die nun positiven Aminosäurereste können mit COO^--Gruppen anderer Aminosäuren der gleichen Kette reagieren und so eine Konformationsänderung zum **Desoxyhämoglobin** hervorrufen. Weist dieses mindestens 8 positivierte Aminosäurereste auf, bindet es zusätzlich das negativ geladene 2,3-BPG. Hierdurch wird die Tendenz zur **Sauerstoffabgabe** nochmals erhöht. Folglich sinkt aber auch die Anzahl der freien 2,3-BPG-Moleküle. Die Aktivität der 2,3-BPG-Mutase steigt, die ATP-Konzentration sinkt und die Glykolyse wird aktiviert. Verstärkt werden diese Kompensationsversuche durch die reflektorische **Zunahme der Ventilation** bei Hypoxie. Hierbei kommt es durch erhöhte Abatmung von CO_2 zur Ausbildung einer Alkalose (pH-Wert↑), welche ebenfalls eine Aktivierung der PFK-1 und damit der **Glykolyse** bewirkt.

Glykolyse im Erythrozyten

1,3-Bisphosphoglycerat → Bisphosphoglycerat-Mutase → **2,3-Bisphosphoglycerat** Allosterischer Effektor!

ADP+P / ATP

3-Phosphoglycerat

Bisphosphoglycerat-Phosphatase

Hypoxie

H$^+$-Konzentration ↑ — wenn metabolisch bedingt: zusätzlich → **Respiratorische „Gegenregulation"** **Hyperventilation**

↓

Desoxy-Hämoglobin ↑

↓

„Freies" 2,3-Bisphosphoglycerat ↓
(durch Bindung an Hämoglobin)

↓

2,3-Bisphosphoglyceratmutase-Aktivität ↑

↓

ATP-Konzentration ↓ → Phosphofructokinase-1-Aktivität ↑

Blut-pH ↑

↓

1,3-Bisphosphoglycerat ↑

↓

2,3-Bisphosphoglycerat ↑

Abb. 8.3: Glykolyse im Erythrozyten und Hypoxie

Klinik: Bei großen Blutverlusten sollten unbedingt frische Blutkonserven verabreicht werden, damit noch ausreichend 2,3-BPG darin enthalten ist!

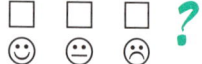

Frage: Äußern Sie sich bitte über die Weiterverarbeitung von **Pyruvat!**

Antwort: Das hängt erstens von der Gegenwart intrazellulärer **Mitochondrien** und zweitens von der **Sauerstoffversorgung** des Körpers ab. Ist beides in **ausreichendem** Maße vorhanden, reagiert das Pyruvat in der **Pyruvat-Dehydrogenase-Reaktion** weiter zum **Acetyl-CoA**. Hierzu erfolgt an einem Multienzymkomplex aus insgesamt 3 Untereinheiten die **oxidative Abspaltung von CO$_2$** von Pyruvat. Zum Ablauf: Zunächst bindet das Pyruvat an Thiaminphosphat. Dies bewirkt eine reaktionsbegünstigende Ladungsverschiebung im Pyruvatmolekül, durch die die **Pyruvatcarboxylase** problemlos CO$_2$ abspalten kann (↗ ① Abb. 8.4): es entsteht **„aktiviertes Acetaldehyd"** (Hydroxyethylthiaminphosphat). Im nächsten Schritt wird dieses Acetaldehyd zu einem **Acetylrest** oxidiert. Die dabei freiwerdende Energie wird genutzt, um eine energiereiche Thioesterbindung zwischen Acetylrest und **Liponsäure** aufzubauen.

Zusätzlich nimmt Liponsäure die beiden (im Zuge der Oxidation befreiten) Elektronen auf (↗ ② Abb. 8.4). Es folgt eine **Transacetylierungsreaktion**, bei der der Acetylrest auf CoA übertragen wird. Die zurückbleibende, reduzierte Liponsäure wird FAD-abhängig reoxidiert und $FADH_2$ durch die Abgabe eines Hydridion an NAD^+ regeneriert (↗ ③ Abb. 8.4).

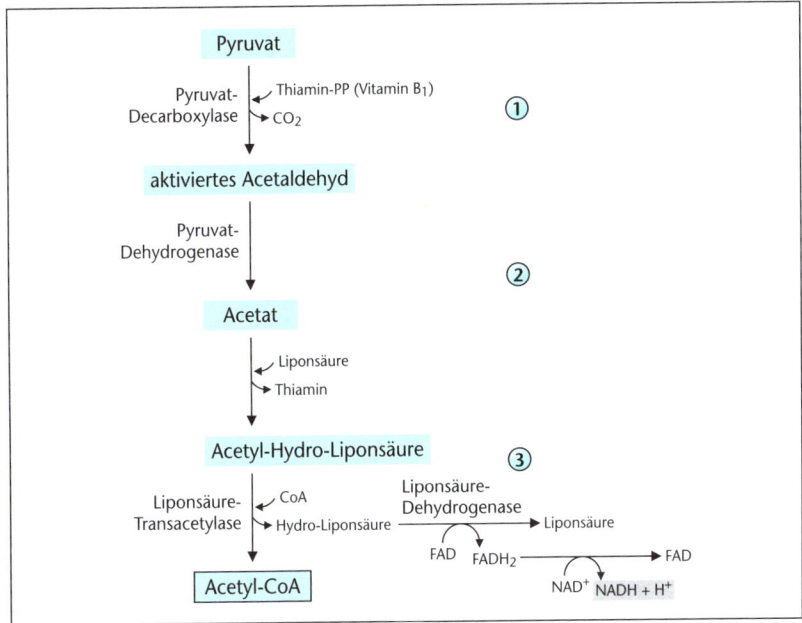

Abb. 8.4:   Oxidative Decarboxylierung

Bei diesem Weg, der auch als **aerobe Glykolyse** oder **Pasteur-Effekt** bezeichnet wird, entsteht demnach nochmals **NADH**. Unter **anaeroben** Bedingungen könnte diese aufgrund der fehlenden Atmungskette nicht abgebaut werden. Da zu viel **NADH** aber die Reaktion zu 1,3-Bisphosphoglycerat und damit alle folgenden energieliefernden Schritte hemmen würde, wird das **Pyruvat** in sauerstoffarmem Gewebe über den Weg der anaeroben Glykolyse **unter NADH-Verbrauch** zu **Lactat** umgewandelt (Enzym: Lactatdehydrogenase).

Merke: NADH ist ein allosterischer Inhibitor der 3-Phosphoglycerinaldehyddehydrogenase!

!

Frage: Nun nehmen wir ja mit unserer Nahrung nicht nur Glucose in Reinform auf. Vielmehr führen wir uns hauptsächlich eine Kombination aus Fructose, Galactose und Glucose zu! Erläutern Sie, wie auch diese Zucker genutzt werden können!

?

✚ Über den **Polyolweg** wird Fructose auch im extrahepatischen Gewebe bereitgestellt. Dies ist v.a. in den Samenbläschen von Bedeutung: Unter strenger Kontrolle des Testosterons wird hier Fructose als Energiequelle für die Spermatozyten produziert.

Antwort: Fructose findet man v.a. in Früchten und Honig (Saccharose). Nach der Aufnahme wird sie größtenteils in ein entsprechendes **Zwischenprodukt der Glykolyse** umgebaut und somit auf dem gleichen Weg verstoffwechselt wie Glucose. Hierzu stehen verschiedene Möglichkeiten zur Verfügung: Der einfachste Weg ist die direkte Phosphorylierung an Position 6 zu **Fructose-6-P** (Enzym: Hexokinase). Fructose kann aber auch am C_1 einen Phosphatrest empfangen (Enzym: Ketohexokinase). Die so gebildete **Fructose-1-P** wird durch eine hepatische **Aldolase B** in **Dihydroxyacetonphosphat** und **Glycerinaldehyd** gespalten. Glycerinaldehyd kann auf mehreren Wegen in die Glykolyse überführt werden:

• am C_3 phosphoryliert, als **Glycerinaldehyd-3-P**
• zu Glycerat oxidiert und am C2 phosphoryliert, als **2-Phosphoglycerat**
• zu Glycerin reduziert, am C_3 phosphoryliert und wieder oxidiert, als **Dihydroxyacetonphosphat**

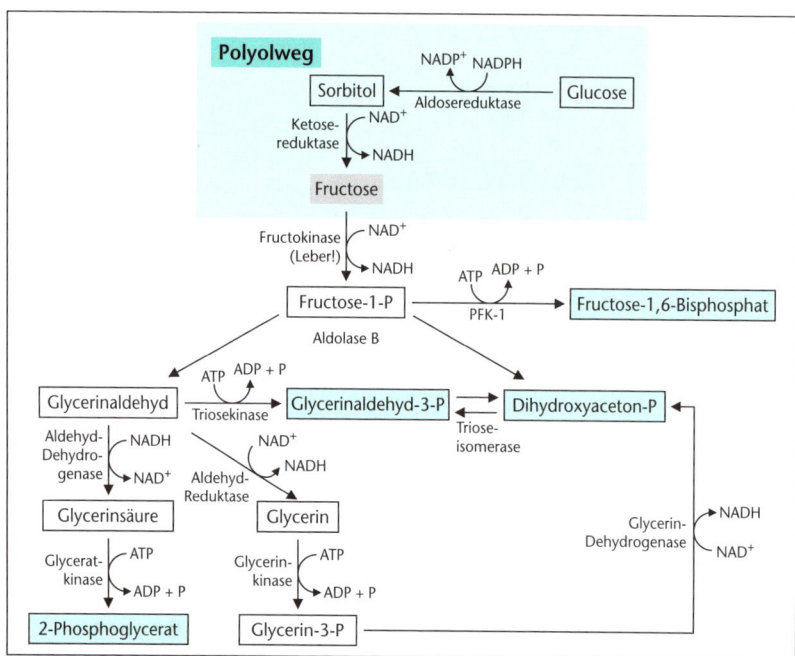

Abb. 8.5:   Fructosestoffwechsel

 Klinik: Bei der **Fructose-Intoleranz** liegt ein **Mangel** an **Aldolase B** vor. Hierdurch kommt es zu einer **Anhäufung von Fructose-1-P**. Dieses wiederum **hemmt** die Fructose-1,6-Bisphosphatase, Aldolase A (beide: **Gluconeogenese**) und die **Glykogenphosphorylase**, was letztendlich zu einer lebensbedrohlichen **Hypoglykämie** führen kann.

Galactose nehmen wir hauptsächlich mit der Milch (Lactose) auf. Sie wird zunächst von einer Galactokinase am C_1 phosphoryliert. Unter dem Einfluss einer **UDP-Glucose-Galactose-1-P-Uridyltransferase**

tauscht die Galactose-1-P diesen Phosphatrest im nächsten Schritt gegen UDP: Hierzu spaltet das Enzym UDP von UDP-Glucose ab und bindet es an Galactose-1-P. Gleichzeitig überträgt es den Phosphatrest von Galactose-1-P auf die Glucose: Es entsteht **UDP-Galactose** und Glucose-1-P. UDP-Galactose kann nun durch eine **UDP-Galactose-Epimerase** zu **UDP-Glucose** umgebaut werden. Anschließend wird der UDP-Rest phosphorylytisch abgespalten und es entsteht **Glucose-1-P**. Diese reagiert unter dem Einfluss einer Phosphoglucomutase zu **Glucose-6-P** und kann so in die Glykolyse eingeschleust werden.

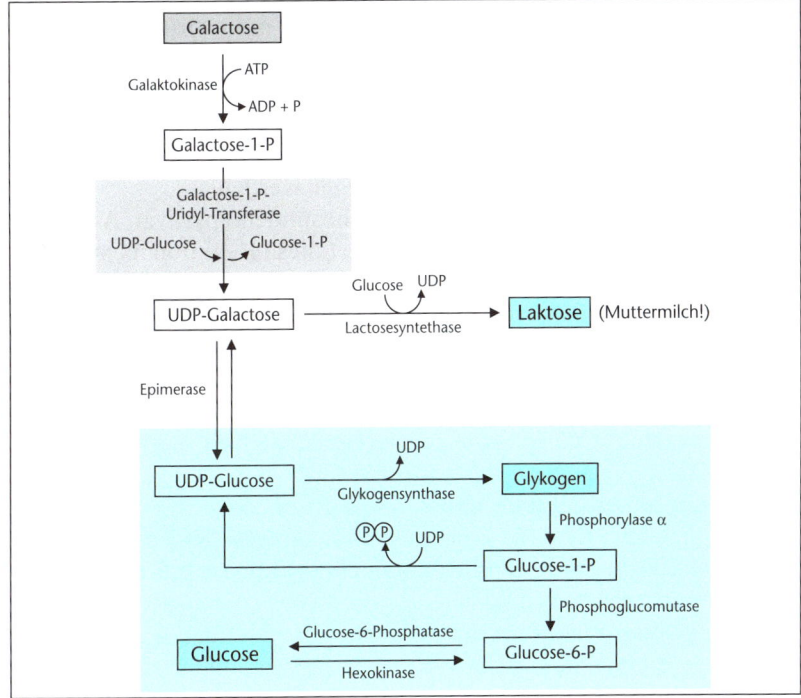

Abb. 8.6: Galactosestoffwechsel

Klinik: Bei **Lactose-Intoleranz** liegt ein **Lactasemangel** im Dünndarmepithel vor. Als Folge kann die mit der Nahrung aufgenommene Lactose nicht mehr gespalten werden. Sie bleibt als **osmotisch wirksame Verbindung** im Darmlumen zurück und verhindert dort eine ausreichende H_2O-Resorption. Es kommt zu wässrigen Durchfällen (**osmotischer Diarrhoe**). Zusätzlich wird die Lactose im Dickdarm durch die ansässige Bakterienflora verstoffwechselt. Dabei entstehen Gase (H_2 und CO_2), die zu Blähungen und Darmkrämpfen führen (**Gärungsdyspepsie**).

Bei den **Galactosämien** muss man folgende Unterscheidung machen: Der häufigere **Typ 1** ist durch einen Mangel an **Galactose-1-P-Uridyl-Transferase** gekennzeichnet und äußert sich durch **schwere Hypoglykä-**

mie, Leberzirrhose, Niereninsuffizienz und Katarakte (Linseneintrübung). **Typ 2** hingegen entsteht durch eine fehlende **Galactokinase**. Hier treten „nur" Katarakte auf (**keine Hypoglykämie**).

☐ ☐ ☐ **?**
☺ 😐 ☹

tipp Im Anhang: Der Transportmechanismus von Malat und Aspartat durch die mitochondriale Membran + die Bedeutung der Gluconeogenese in der Niere!

Frage: Beschreiben Sie die grundlegenden Abläufe in der **Gluconeogenese!** Welche Bedeutung hat sie für den Organismus?

Antwort: Der Kohlenhydratspiegel unterliegt gewissen Schwankungen. Gerade die Zellen des Nervensystems benötigen aber eine ununterbrochene **Zufuhr an Glucose**. Aus diesem Grund wird bei niedrigen Blutzuckerspiegeln die Gluconeogenese aktiviert. Hierbei handelt es sich um einen Prozess, bei dem **Glucose aus Nichtkohlenhydraten** (glucoplastischen Aminosäuren, Lactat, Glycerin) synthetisiert wird. Die einzelnen Schritte ähneln einer Rückreaktion der Glykolyse. Allerdings müssen **3 irreversible Reaktionen** umgangen werden:

- **1. Umgehungsreaktion:** Pyruvat → Phosphoenolpyruvat. Aus Mangel an entsprechenden Enzymen findet diese Reaktion nicht im Cytosol statt. Vielmehr wird Pyruvat zunächst in den **Mitochondrien** zu **Oxalacetat** carboxyliert. Dieses ist ein potentieller Vorläufer des Phosphoenolpyruvats, jedoch **nicht membrangängig**. Deshalb wird Oxalacetat zu **Malat**, **Aspartat** oder **Citrat** umgebaut. Es folgt die Diffusion dieser Stoffe durch die Membran und die Rückreaktion zu **Oxalacetat** im Cytosol. Hier reagiert es schließlich zu Phosphoenolpyruvat.
- **2. Umgehungsreaktion:** Fructose-1,6-Bisphosphat → Fructose-6-Phosphat. Hier wird die Einbahnstraßenaktivität des Enzyms PFK-1 (Hinreaktion) durch **Bereitstellung einer Fructose-1,6-Bisphosphatase** (Rückreaktion) umgangen.
- **3. Umgehungsreaktion:** Glucose-6-Phophat → Glucose. Ähnlich wie bei der 2. Umgehungsreaktion ist die Irreversibilität auch hier nur auf die Enzymarbeit zurückzuführen. Beteiligt man eine **Glucose-6-Phosphatase**, ist die Reaktion zu Glucose möglich.

☐ ☐ ☐ **?**
☺ 😐 ☹

✚ Die Reaktion der Glucose-6-P-Dehydrogenase wird auch zur **Bestimmung der Glucosekonzentration** (gekoppelt optisch-enzymatischer Test) herangezogen. Hier misst man das beim Glucoseumsatz äquivalent ansteigende **NADPH**.

Frage: Erläutern Sie die Bedeutung des **Pentosephosphatweges!** Was verstehen Sie in diesem Zusammenhang unter **Transketolase** bzw. **Transaldolase**?

Antwort: Der Pentosephosphatweg beschreibt die Decarboxylierung und Umlagerung von Glucose-6-P zu wichtigen Substraten anderer Stoffwechselwege. Man unterteilt ihn grob in 2 Abschnitte:
Die initialisierenden **oxidativen Zwischenschritte** sind wichtig für die Bereitstellung von **NADPH**. Dieses benötigen wir für:
- die **Fettsäure-** (Adipozyten) und **Cholesterinbiosynthese** (Leber)
- die **Steroidhormonsynthese** (Nebennierenrinde)
- die **Glutathionreduktase** (Erythrozyten)
- die **Biotransformation** (Leber)

In den anschließenden **Umlagerungsschritten** entsteht zunächst **Ribose-5-P**, welches hauptsächlich für die **Nukleotidsynthese** benötigt wird. Ribose-5-P kann aber auch mit Xylolose-5-P weiter reagieren, sodass über mehrere Zwischenprodukte Fructose-6-P und Glycerinaldehyd-3-P gebildet werden. Diese können dann in die Glykolyse überführt und dort zu Pyruvat verarbeitet werden. Transketolasen und Transaldolasen arbeiten im engen Zusammenhang mit Mg^{2+} und Vitamin B_1. Eine **Transketolase überträgt** den ketogruppentragenden **2C-Rest einer Ketose auf eine Aldose**. Sie hinterlässt somit eine um 2 C-Atome verkürzte Aldose und bildet eine um 2 C-Atome verlängerte Ketose. Die **Transaldolase** arbeitet ähnlich, nur mit dem Unterschied, dass sie **3 C-Atome einer Aldose auf eine Ketose** überträgt.

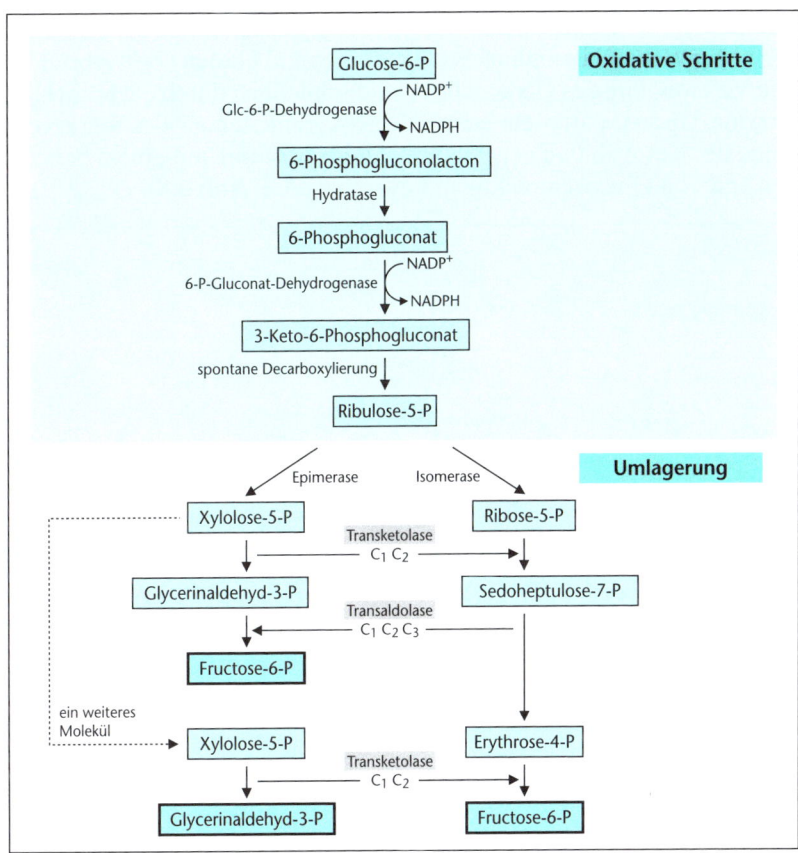

Abb. 8.7: Pentosephosphatweg

✚ Der Glykogengehalt
der **Leber** ist **nahrungs-
abhängig** und liegt
bei etwa 10 g/100 g
Gewebe (insgesamt:
20–150 g). In der **Ske-
lettmuskulatur** hinge-
gen bestimmt der
Trainingszustand die
Menge an gespeicher-
tem Glykogen (normal:
1 g/100 g = 200–500 g
insgesamt).

Frage: Was wissen Sie zur Funktion und Synthese des **Glykogens?**

Antwort: Glykogen ist der **wichtigste Glucosespeicher** im Organismus. Es handelt sich hierbei um eine 1,4- bzw. 1,6-glykosidische Verknüpfung von D-Glucose-Monomeren zu einem großen, stark verzweigten Polymer (Homoglykan). Zunächst muss aber die Glucose aktiviert werden. Dazu wird sie am C_6 phosphoryliert (↗ ① Abb. 8.8), zu Glucose-1-P umgelagert und mit einem Molekül UTP zu **UDP-Glucose** umgesetzt (↗ ② Abb. 8.8). Für den Beginn der eigentlichen Glykogensynthese ist dann ein Startermolekül erforderlich: **Glycogenin**. Dieses kann sich selbst mit UDP-Glucose glykosylieren und bietet so den anderen Glucosemolekülen einen Angriffspunkt (↗ ③ Abb. 8.8). Nun kann die **Glykogensynthase** jeden weiteren Glucoserest **1,4-glykosidisch** an ein schon im Glykogenverband befindliches Glucosemolekül binden (↗ ④ Abb. 8.8). Die Verzweigung des Glykogens erfolgt schließlich durch ein **branching enzyme**. Dieses spaltet ein etwa 7 Glucoseeinheiten großes Stück vom Ende der Kette ab und verknüpft es **1,6-glykosidisch** mit einem beliebigen anderen Glucosemolekül im Glykogen (↗ ⑤ Abb. 8.8).

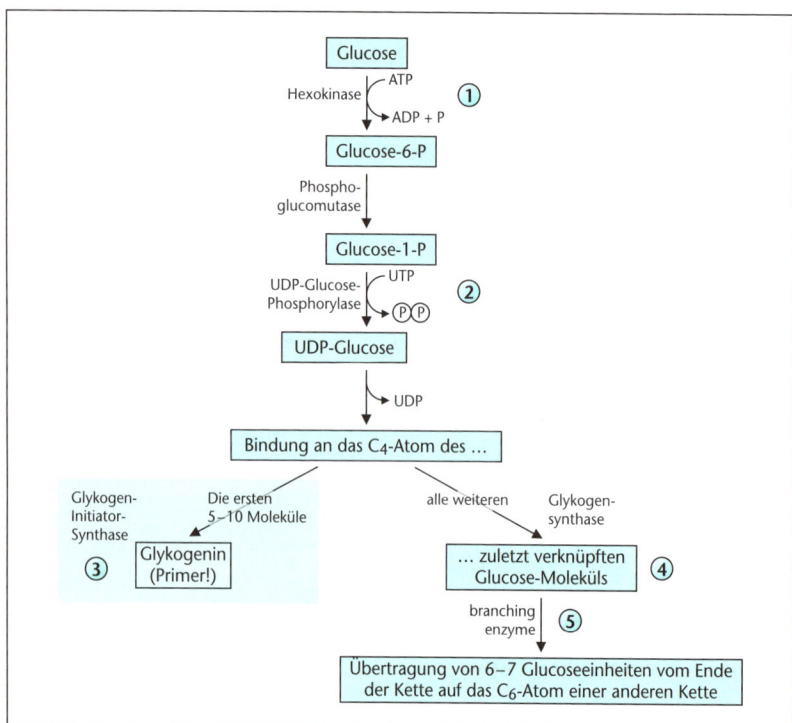

Abb. 8.8: Glykogensynthese

Frage: Und wie erfolgt die Rekrutierung der Glucose aus dem Speicher Glykogen?

? ☐ ☐ ☐
☺ ☺ ☹

Antwort: Der **Glykogenabbau** erfolgt hauptsächlich durch die **Phosphorylase a**. Diese spaltet die **1,4-glykosidischen Bindungen** phosphorylytisch **bis vier Glucosereste vor der nächsten 1,6-Verzweigung**. Anschließend wird das Reaktionsprodukt **Glucose-1-P** durch eine **Phosphoglucomutase** in Glucose-6-P umgewandelt. Cofaktor dieser Reaktion ist die Glucose-1,6-Bisphosphat. Deren 1-ständige Phosphatgruppe wird auf die 6-Stellung des Substrates (Glucose-1-P) übertragen. Dadurch wird der Cofaktor zum gewünschten Produkt (Glucose-6-P) und das Substrat zum neuen Cofaktor (Glucose-1,6-Bisphosphat). Im **Skelettmuskel** geht Glucose-6-P in die **Glykolyse** ein. In den Zellen der **Leber** oder Niere hingegen findet eine **Umwandlung zu freier Glucose** statt (Enzym: Glucose-6-Phosphatase). Die 4 Glucosereste vor der 1,6-Verzweigung gehen einen etwas anderen Weg: Das Enzym α-**1,4-Glukantransferase** spaltet hiervon ein Trisaccharid (also 3 der 4 Glucosereste) ab und koppelt es über eine 1,4-glykosidische Bindung an eine noch nicht so kurze Kette im Glykogenmolekül. Was bleibt, ist der 1,6-verknüpfte Glucoserest. Dieser wird durch eine **Amylo-1,6-Glucosidase** hydrolytisch abgespalten: es entsteht **freie Glucose**.

✚ Dieser intrazelluläre Glykogenabbau ist vom **intestinalen** zu unterscheiden: Dort erfolgt die hydrolytische Spaltung mittels α-**Amylase** in Maltose und Grenzdextrine, wobei Maltose durch **Maltase** und Grenzdextrine durch **1,6-Glucosidase** weiter zu freier Glucose gespalten werden.

Frage: Wie werden denn diese Prozesse reguliert?

? ☐ ☐ ☐
☺ ☺ ☹

Antwort: Die Entscheidung über **Glykogensynthese** oder **-abbau** hängt von der Aktivierung bzw. Inaktivierung der Enzyme **Phosphorylase a** und **Glykogensynthase** ab:

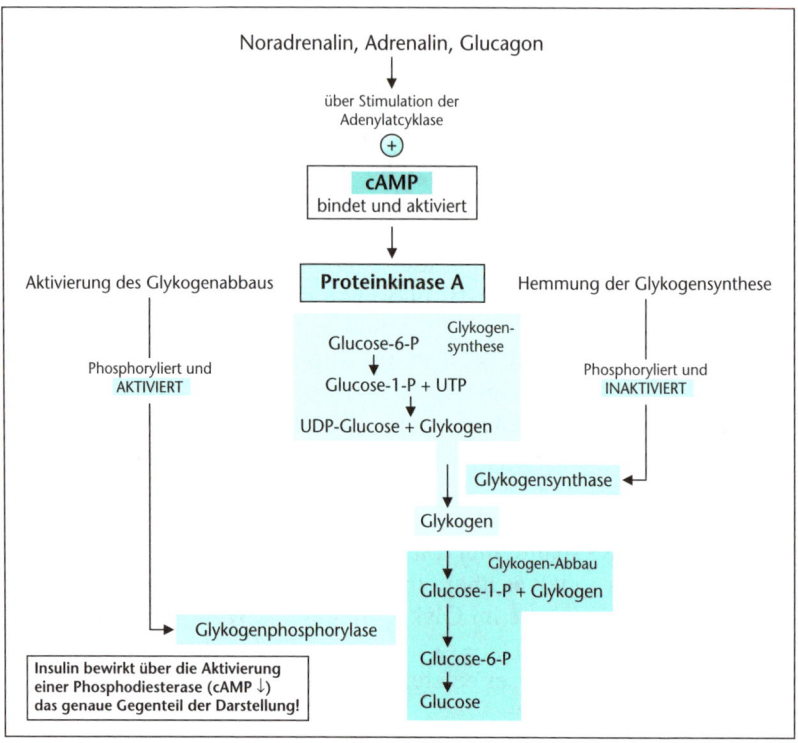

Abb. 8.9: Glykogenregulation

 Klinik: Die häufigste Störung im Glykogenstoffwechsel ist der **Morbus von Gierke** (Glykogenose Typ I). Bei dieser autosomal-rezessiv vererbten Krankheit fehlt dem Patienten **Glucose-6-Phosphatase**. Folglich kann der finale Schritt von Gluconeogenese bzw. Glykogenolyse nicht mehr ausgeführt werden. Hierdurch kommt es einerseits zu einem Mangel an freier Glucose im Blut **(Hypoglykämie)** und andererseits zu einer verstärkten anaeroben Glykolyse **(Lactatkonzentration↑)**. Diese Phänomene führen zu einer **metabolischen Azidose**, **Hyperurikämie** (Harnsäure konkurriert mit Lactat um die renale Ausscheidung) und zur Ausbildung einer **Fettleber** (Hyperglykämie → Insulin↑ → Lipolyse↑ → Fettsäureanstieg im Blut).

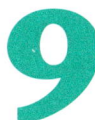

9 Lipide

9.1 Struktur und Eigenschaften

Frage: Was sind **Lipide** und in welche **Klassen** lassen sie sich am sinnvollsten einteilen?

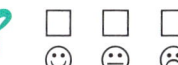

Antwort: Lipide (griech.: Fette, Öle) sind Substanzen biologischer Herkunft. Sie bestehen in der Regel aus langen, **unpolaren Ketten** bzw. **Ringstrukturen** und nehmen so einen hydrophoben, also **wasserunlöslichen** Charakter an. Man unterscheidet **2 große Gruppen** von **Lipiden:**
- Die **Isoprenderivate** gehen während ihres Syntheseweges keine Reaktion mit Alkoholen ein und weisen demzufolge **keine Esterbindungen** auf. Grundbaustein ist das 2-Metyl-$\Delta^{1,3}$-butadien (ein Isopren). Mehrere dieser Isopreneinheiten bilden Polymere, die an bestimmten Stellen auch zyklisieren können. Beispiele hierfür sind: Retinol, Tocopherol, Phyllochinon und Cholesterin.
- Die zweite Gruppe bilden jene Lipide, welche **Esterbindungen im Molekül** beinhalten. Je nach beteiligtem **Alkohol** differenziert man folgende Untergruppen:

✚ In **Butter** (tierischem Fett) findet man v.a. Cholesterin und Triacylglycerine mit gesättigten Fettsäuren. **Margarine** weist dagegen hauptsächlich Triacylglycerine mit ungesättigten, essentiellen Fettsäuren auf. Ihre Herstellung erfolgt durch die Härtung pflanzlicher Öle (Reduktion von Doppelbindungen). **Haushaltsseifen** sind Natrium- oder Kaliumsalze langkettiger Fettsäuren.

Lipidtyp	Beteiligter Alkohol	Struktureigenschaften
Glycero-lipide	Glycerin (dreiwertiger Alkohol)	• Sind alle 3 OH-Gruppen mit Fettsäuren verestert = **Triacylglycerin** (Fette) • Sind nur 2 OH-Gruppen mit Fettsäuren und die 3. mit einer Phosphorsäure verestert = **Phosphoglycerin** (Phospholipide)
Wachse	Beliebiger einwertiger Alkohol	• die einzige OH-Gruppe ist mit einer langkettigen Fettsäure verestert
Cholesterin-ester	Cholesterin (einwertiger Alkohol)	• die einzige OH-Gruppe (Ring A) reagiert mit einer Fettsäure

Sphingo-lipide	**Sphingosin** (zweiwertiger Aminoalkohol)	• Verknüpfung der Aminogruppe mit einer Fettsäure = **Ceramid**
		• der Substituent an der endständigen OH-Gruppe entscheidet über die Ausbildung des jeweiligen Untertyps:
		  – Saccharid = **Glykosphingolipide** (Cerebrosid, Gangliosid)
		  – Phosphorylcholin = **Phosphosphingolipid** (Sphingomyelin)

Tab. 9.1: Verseifbare Lipide

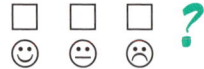

Frage: Schildern Sie die allgemeine Struktur der **Phospholipide!** Welche Rolle spielen sie beim Aufbau **biologischer Membranen?**

✚ Lipidmoleküle innerhalb einer Schicht sind in der Lage, sich seitlich zu verschieben. Diese Fluidität nimmt mit dem Anteil ungesättigter Fettsäuren zu.

Antwort: Phospholipide sind **amphiphile** Verbindungen, also Moleküle, die neben **lipophilen** Bausteinen auch **hydrophile** Elemente aufweisen. Den Kern eines Phospholipids bildet der dreiwertige Alkohol Glycerin. Zwei seiner OH-Gruppen sind mit je einer unpolaren Fettsäure, die dritte dagegen mit der namensgebenden **Phosphorsäure** verestert. Diese bildet die **Brücke** zu verschiedenen **polaren** Substituenten wie z.B. Cholin, Serin oder Inositol. So entstehen nach entsprechenden Reaktionen Phosphodiesterverbindungen wie **Lecithin** (Phosphatidylcholin), **Kephalin** (Phosphatidylserin) oder auch **Phosphatidylinositol**. Phospholipide bilden den Hauptbestandteil der **Lipiddoppelschicht** (Bilayer) biologischer Membranen. Durch Zusammenlagerung ihrer hydrophoben Bestandteile sind sie optimal zur **Abgrenzung zweier wässriger Komponenten** bzw. zur **elektrischen Isolation** (v.a. bei Nervenzellen) geeignet.

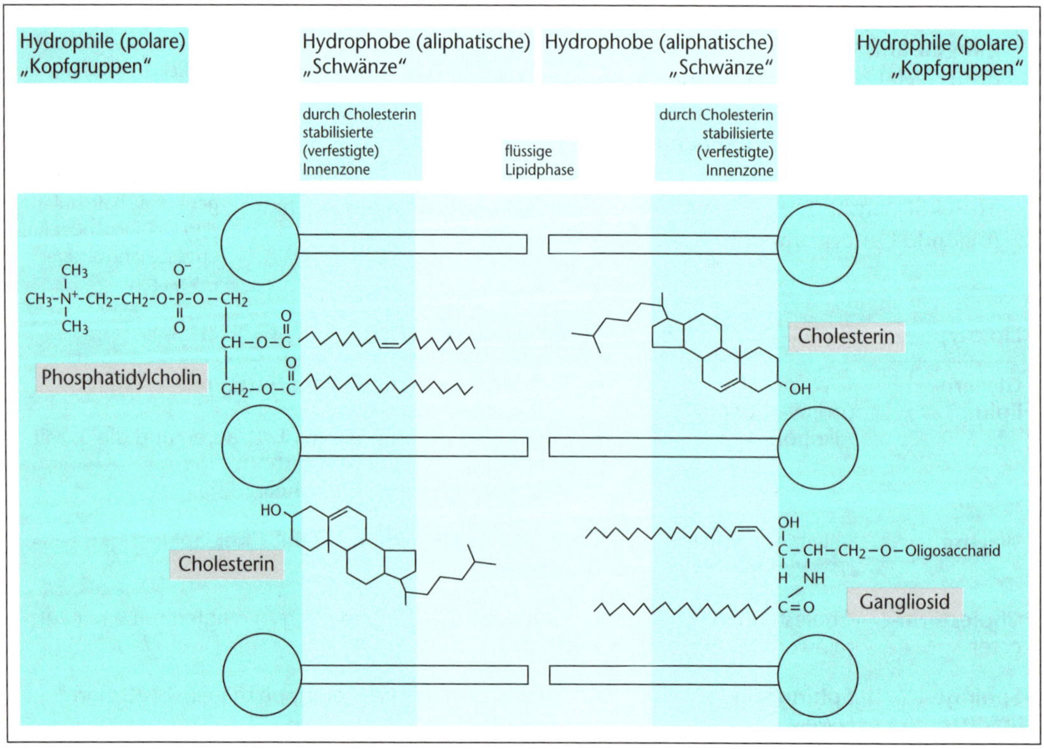

Hydrophile (polare) „Kopfgruppen"   Hydrophobe (aliphatische) „Schwänze"   Hydrophobe (aliphatische) „Schwänze"   Hydrophile (polare) „Kopfgruppen"

durch Cholesterin stabilisierte (verfestigte) Innenzone   flüssige Lipidphase   durch Cholesterin stabilisierte (verfestigte) Innenzone

Phosphatidylcholin

Cholesterin

Cholesterin

Gangliosid

Abb. 9.1:   Membranlipide

Frage: Differenzieren Sie die Begriffe **Sphingomyelin**, **Cerebrosid** und **Gangliosid!** Wo findet man sie jeweils in relativ hohen Konzentrationen?

Antwort: Allen drei Verbindungen gemeinsam ist das **Sphingosin**, ein stickstoffhaltiger Alkohol, der das Produkt aus **Serin** und **Palmitoyl-CoA** darstellt. Reagiert dieses Sphingosin weiter mit einem **Acyl-CoA**, entsteht **Ceramid** (Acylsphingosin). Ceramid kommt hauptsächlich in der Haut vor, wo es als eine Art Mörtel zwischen den Keratinozyten Barrierefunktionen erfüllt. Es kann aber auch weiterverarbeitet werden:

- Wird Ceramid mit aktiviertem **Cholin** umgesetzt, entsteht **Sphingomyelin:** Wie der Name schon sagt, findet man dieses v.a. in den Myelinscheiden des Nervengewebes.
- Wird Ceramid an ein aktiviertes **Monosaccharid** (z.B. Galactose) gekoppelt, entsteht ein **Cerebrosid:** Auch hier verrät bereits der Name den Ort der höchsten Konzentration – das ZNS.
- Wird Ceramid mit einem **Oligosaccharid**, d.h. schrittweise mit aktivierter **Glucose**, **Galactose**, **N-Acetyl-Neuraminsäure** und **N-Acetyl-Galactosamin** versehen, entsteht ein **Gangliosid:** Dieses findet man in der grauen Substanz des Gehirns, aber auch in Membranen verschiedener Zellen.

> **Klinik: Lipidosen** sind Lipidspeichererkrankungen, die hauptsächlich Sphingolipide betreffen (Sphingolipidosen). Autosomal-rezessiv vererbte **Enzymdefekte** führen zu Ablagerungen der entsprechenden Lipide in Leber, Milz, Nieren und ZNS. Beispiele sind die **Niemann-Pick-Erkrankung** (Anstau von Sphingomyelin), **Morbus Gaucher** (Abbaustörung von Glucocerebrosid) und **Morbus Tay-Sachs** (Ablagerung von Gangliosid).

tipp „Aktiviert" bedeutet in diesem Fall an UDP oder CMP gekoppelt! Diese Nukleotide werden bei den jeweiligen Anlagerungsreaktionen abgespalten. Sie liefern die Energie für jene Vorgänge.

tipp Im Anhang befindet sich eine Übersicht der wichtigsten Fettstrukturen (↗ Abb. 11.10).

Frage: Sind Ihnen **Sphingolipide** denn auch im Zusammenhang mit **Signaltransduktionsprozessen** bekannt?

Antwort: Ja. Stimuliert durch Retinol (Vitamin A) und Calcitriol (Vitamin D), findet man diese Prozesse v.a. in der Haut. Sphingomyelin wird durch eine Sphingomyelinase in **Ceramid** und dieses wiederum durch eine Ceramidase in **Sphingosin** gespalten. Dadurch stehen 2 **second messenger** zur Verfügung, die v.a. die **Phospholipase C hemmen**. Ceramid und Sphingosin sind demnach als Antagonisten des PIP_2-Systems anzusehen: Es kommt zu einer Hemmung der Zellproliferation, Induktion der Zelldifferenzierung oder zur Einleitung der Apoptose.

Frage: Welche biologische Funktion hat das **Cholesterin**?

✚ Galle enthält neben Gallensäuren und Lecithin auch Bilirubindiglucuronid, Cholesterin (0,3%), IgA, Elektrolyte und konjugierte Toxine bzw. Abbauprodukte. Pro Tag werden 0,2–0,5 g Gallensäure ausgeschieden. Der Rest (ca. 2–4 g) durchläuft etwa 8–10-mal pro Tag den enterohepatischen Kreislauf!

Antwort: Cholesterin wird in den Zellen als Cholesterinester gespeichert und bei Bedarf freigesetzt. Es dient v.a. als Substrat für die **Synthese von Steroidhormonen** (D-Hormon, Cortisol, Androgene, etc.) und als stabilisierender **Baustein der Einheitsmembranen** unserer Zellen. Eine weitere wichtige Funktion erhält es nach der Umsetzung zu **Gallensäuren**: Cholesterin reagiert unter Einfluss von Cytochrom P_{450} zu **Cholsäure**, welche anschließend mit aktiviertem Glycin oder Taurin konjugiert wird. Gallensäuren fördern durch die **Emulsion von Nahrungsfetten** deren Verdauung. Sie **verhindern** zusammen mit Lecithin das **Auskristallisieren von Cholesterin** in der Gallenblase und regulieren die Cholesterinbiosynthese.

> **Klinik:** Bei unzureichender Gallensäure- und Lecithinmenge in der Gallenflüssigkeit bilden sich durch das Ausfallen von Cholesterin **Gallensteine**.

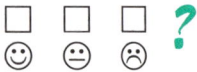

> **Frage:** Neben der Cholesterinaufnahme über die Nahrung besteht ja auch die Möglichkeit der endogenen Synthese! Welcher Mechanismus liegt dem zu Grunde?

✚ Zum Vergleich: Über die Nahrung (exogen) nehmen wir nur etwa 0,2 g Cholesterin pro Tag auf.

Antwort: Die **Cholesterinsynthese** findet hauptsächlich in der Leber (80%), aber auch in Nebenniere, Haut, Darm und Keimdrüsen statt. Sie beträgt **pro Tag etwa 1 g**.

Begonnen wird mit der Herstellung der Cholesterinbausteine – den Isopreneinheiten:

- Zunächst wird β-**HMG-CoA**, ein Produkt aus 3 x Acetyl-CoA, synthetisiert.
- Dieses wird anschließend NADPH-abhängig durch eine β-**HMG-CoA-Reduktase** (Schrittmacherenzym!) reduziert und unter CoA-Abspaltung zu **Mevalonat** umgesetzt.
- Es folgen zwei Phosphorylierungsreaktionen: Unter Abgabe von CO_2 gehen hieraus die aktivierten Isoprenderivate **3-Isopentenyl-PP** und **Dimethylallyl-PP** hervor.

Nun können diese Bausteine durch die **Prenyltransferase** zu Polymeren und damit zum Sterangerüst des Cholesterins zusammengefügt werden:

- 3-Isopentenyl-PP und Dimethylallyl-PP kondensieren zunächst zu **Geranyl-PP**. Hieran wird ein weiteres Molekül Isopentenyl-PP addiert: Es entsteht **Farnesyl-PP**.
- **2 Moleküle Farnesyl-PP** reagieren über eine Kopf-zu-Kopf-Verbindung zu einem Molekül **Squalen**. Dieses wird schließlich in einer ausgeprägten Reaktionsfolge (über Lanosterol und 7-Dehydrocholesterol) zur Steranringstruktur des **Cholesterins** umgesetzt.

> **Frage:** Existieren hierfür auch Regulationsmechanismen?

Antwort: Ja. Zielenzym der regulatorischen Faktoren ist die in der Membran des endoplasmatischen Reticulums lokalisierte β-**HMG-CoA-Reduktase**. So gibt es **3 Möglichkeiten** der Beeinflussung, die meist nebeneinander ablaufen und die Enzymaktivität um den Faktor 200 verändern können:

✚ Stressbedingungen steigern die Enzymaktivität!

- **Modulation der Aktivität:** An erster Stelle ist die negative Rückkopplung bzw. die **Endprodukthemmung** durch **Gallensäuren** zu nennen. Die β-HMG-CoA-Reduktase kann aber auch durch ihren Phosphorylierungszustand beeinflusst werden: In **phosphoryliertem Zustand** (z.B. unter Einfluss des Glucagons) liegt sie **inaktiv** vor.
- **Gehemmte Proteinbiosynthese:** Auf der DNA-Sequenz der β-HMG-CoA-Reduktase existiert ein **Sterol-Regulationselement**. Sind viele Steroide in der Zelle vorhanden, wird diese DNA-Stelle besetzt und dadurch die Transkription gehemmt.
- **Gesteigerter Abbau:** Die β-HMG-CoA-Reduktase besitzt neben ihrem aktiven Zentrum eine weitere **Bindungsstelle für Cholesterin und Mevalonat**. Sind diese Metaboliten in hoher Konzentration vorhanden, binden sie an jene Stelle und bewirken damit einen verstärkten proteolytischen Abbau der β-HMG-CoA-Reduktase.

Frage: Erläutern Sie bitte die Voraussetzungen für den **Lipidtransport im Blut**!

? ☐ ☐ ☐ ☺ ☹ ☹

Antwort: Für den Bluttransport werden Lipide an **Apolipoproteine** gebunden. Diese umhüllen den hydrophoben Kern des Lipids und verleihen ihm damit die benötige **Wasserlöslichkeit**. Nach der Vereinigung von Lipiden und Apolipoproteinen spricht man von Lipoproteinen. Lipoproteine werden nach ihrer Dichte klassifiziert. Man unterteilt sie demnach in **Chylomikronen** (geringste Dichte), **VLDL** (very low density lipoproteins), **LDL** und **HDL** (high density lipoproteins).

✚ Die Dichte nimmt mit zunehmendem Anteil an Triacylglycerinen ab!

Klasse	Dichte	Triacyl-glycerid-anteil	Choleste-rinanteil	Apolipo-protein	Funktion
Chylo-mikronen	+	++++	+	B_{48}	Transport der über die Darmmukosa **aufgenommenen Lipide** zur **Leber**
VLDL	++	+++	++	B_{100}, C_{I-III}, E	Transport von **Triacylglycerinen** zum **extrahepatischen** Gewebe
LDL	+++	++	++++	B_{100}	Transport von **Cholesterin** zum **extrahepatischen** Gewebe
HDL	++++	+	+++	$A_{I, II, IV}$ C_{I-III}, D, E	Rücktransport des **Cholesterins zur Leber**

Tab. 9.2: Lipoproteine (+ niedrig, ++++ sehr hoch)

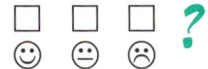

Frage: Schildern Sie bitte den Weg der mit der Nahrung aufgenommenen Fette zur Leber. Wie gelangen endogen gebildeten Steroide zu den peripheren Organen?

Antwort: In der **Darmmukosa** werden aus Apolipoproteinen (A I, AII, B48), Triacylglyceriden, Phosphoglyceriden und Cholesterin **Chylomikronen** gebildet (↗ ① Abb. 9.2). Diese gelangen über die **Lymphgefäße** in den **Blutkreislauf.** Hier kommt es durch eine Interaktion mit HDL zum **Austausch des Proteinanteils:** Die Chylomikronen erhalten das für den nächsten Schritt wichtige Apolipoprotein CII, die HDL bekommen ihr kennzeichnendes Apolipoprotein A1 (↗ ② Abb. 9.2). Nun können die Chylomikronen nach und nach abgebaut werden: Über ihr **Apolipoprotein CII aktivieren** sie spezifische **Lipoproteinlipasen** an den Zielzellen. Dadurch werden die Triacylglyceridspeicher der Chylomikronen zu freien Fettsäuren abgebaut und so ungehindert aufgenommen. Zurück bleibt ein Chylomikronenrestkörper, der in der Leber entsorgt werden muss (↗ ③ Abb. 9.2).

VLDL werden in der Leber gebildet und beinhalten neben **endogen hergestellten Triacylglyceriden** die Apolipoproteine B100, CI–III und E. Ähnlich wie die Chylomikronen geben auch sie ihre Fettsäuren durch Aktivierung einer Lipoproteinlipase ab (↗ ④ Abb. 9.2). Der sich ergebende **Restkörper (IDL)** wird aber nicht in der Leber ab-, sondern in den Blutgefäßen zu **LDL** umgebaut. Dieses Lipoprotein beinhaltet v.a. **Cholesterin** und das Apolipoprotein **B100** (↗ ⑤ Abb. 9.2). Die Aufnahme der LDL verläuft etwas anders: Durch Interaktion des B100 mit einem spezifischen **LDL-Rezeptor** wird der gesamte Lipoprotein-Rezeptor-Komplex von einer entsprechenden Zielzelle endozytiert. Aufgrund des niedrigen pH-Wertes im Endosom dissoziiert dieser Komplex anschließend wieder in freien Rezeptor und LDL (↗ ⑥ Abb. 9.2). Der Rezeptor wird zurück zur Oberfläche transportiert und das LDL durch die Fusion mit einem Lysosom in seine Bestandteile zerlegt.

HDL entstehen, wenn flache, in der Leber hergestellte Vorstufen (discoide HDL) das **Apolipoprotein A1** empfangen. Mit dessen Hilfe ist es ihnen möglich eine **LCAT** (Lecithin-Cholesterin-Acyl-Transferase) zu binden, damit überschüssiges peripheres Cholesterin zu verestern und so zurück zur Leber zu transportieren (↗ ⑦ Abb. 9.2).

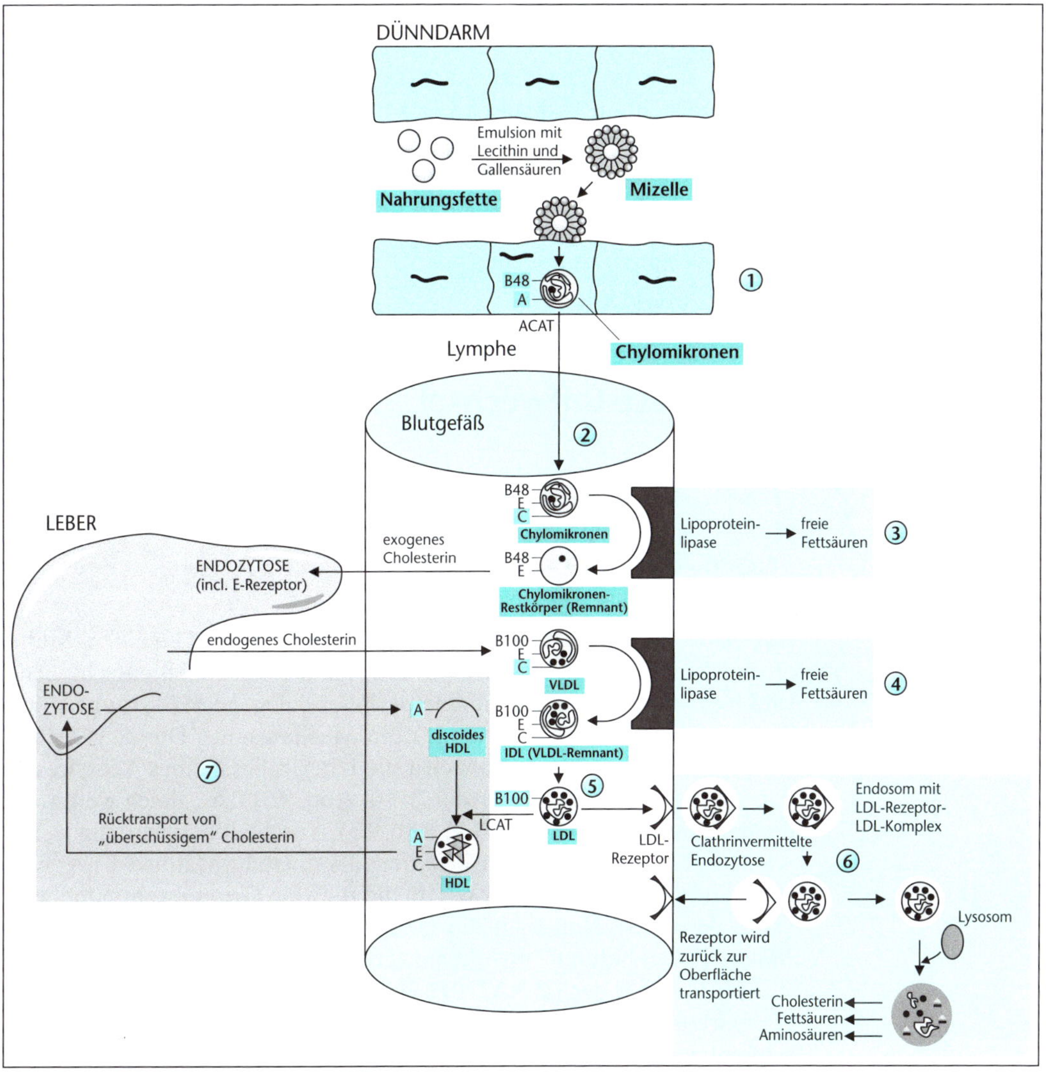

Abb. 9.2: Lipoproteinstoffwechsel

Fallbeispiel: Sie erhalten einen Laborbefund mit erhöhten Blutfettwerten. Mit welchen Krankheiten müssen sie rechnen?

Antwort: Da eine Erhöhung von TAGs oder Cholesterin auch immer an ein gesteigertes Vorkommen von Lipoproteinen im Serum gekoppelt ist, bezeichnet man entsprechende Erkrankungen auch als **Hyperlipoproteinämien**. Man unterteilt diese nach Fredrickson in die Typen I bis V. **Typ IV** ist der häufigste: Er ist das Begleitphänomen einer Primärerkrankung wie Diabetes mellitus, Pankreatitis, Adipositas oder Alkoholismus (sekundäre Hyperlipoproteinämie) und äußert sich in einem

VLDL-Anstieg. Diesen kann man meist mit einer fettarmen Diät auf ein relativ normales Maß zurücktreiben. Die gravierendere Erkrankung ist die vom **Typ IIa:** Bei dieser primären, **familiären Hypercholesterinämie** liegt ein **Mangel an LDL-Rezeptoren** auf den Zielzellen vor. Da das LDL demnach auch von den Leberzellen nicht mehr vollständig aufgenommen werden kann, fehlt ein entscheidender Inhibitor der β-HMG-CoA-Reduktase und somit die Hemmung einer weiteren Cholesterinsynthese. Dies führt zu einer verstärkten Ablagerung von LDL-Steroiden an den Gefäßwänden und damit zu einer massiven Erhöhung des **Herzinfarktrisikos**.

9.2   Fettstoffwechsel

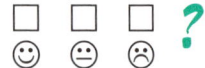

Frage: Bei übermäßigem Kohlenhydratverzehr kommt es ja bekanntlich zur Anlagerung von Fett. Erläutern Sie bitte den Mechanismus der **Fettsäuresynthese**!

Antwort: Die Fettsäure-Biosynthese findet im Cytosol an einem Multienzymkomplex, der **Fettsäuresynthase**, statt. Funktionell entscheidend sind hierbei eine **zentral** und eine **peripher** gelegene **SH-Gruppe** sowie 7 enzymatisch aktive Domänen. Zum Mechanismus: Die Acyl-/Malonyltransferase katalysiert zunächst die Übertragung eines **Acetylrestes** von Acetyl-CoA auf die **zentrale** (↗ ① Abb. 9.3) bzw. gleich weiter auf die **periphere SH-Gruppe** (↗ ② Abb. 9.3). Anschließend wird ein weiteres Molekül Acetyl-CoA carboxyliert. Es entsteht **Malonyl-CoA**, welches unter Abspaltung von CoA an die **zentrale Gruppe** gebunden wird (↗ ③ Abb. 9.3). Nun folgt die Übertragung des **Acetylrestes** auf den Malonylrest. Dadurch entsteht am zentralen Arm ein β-**Ketoacylrest** (↗ ④ Abb. 9.3), der nach **2 NADPH-abhängigen Reduktionen** sowie einer Dehydratation zu einem **Acylrest** reagiert (↗ ⑤ Abb. 9.3). Dieser kann schließlich mithilfe des Acylcarrierproteins **auf die periphere SH-Gruppe** geschwungen werden (↗ ⑥ Abb. 9.3). Ein neuer Malonylrest wird an den zentralen Arm gebunden und der Zyklus beginnt von neuem (↗ ⑦ Abb. 9.3). Ist eine **Kettenlänge von 16–18 C-Atomen** erreicht, greift das letzte Enzym in das Handlungsgeschehen ein: Eine **Thioesterase** spaltet die fertige Fettsäure ab (↗ ⑧ Abb. 9.3).

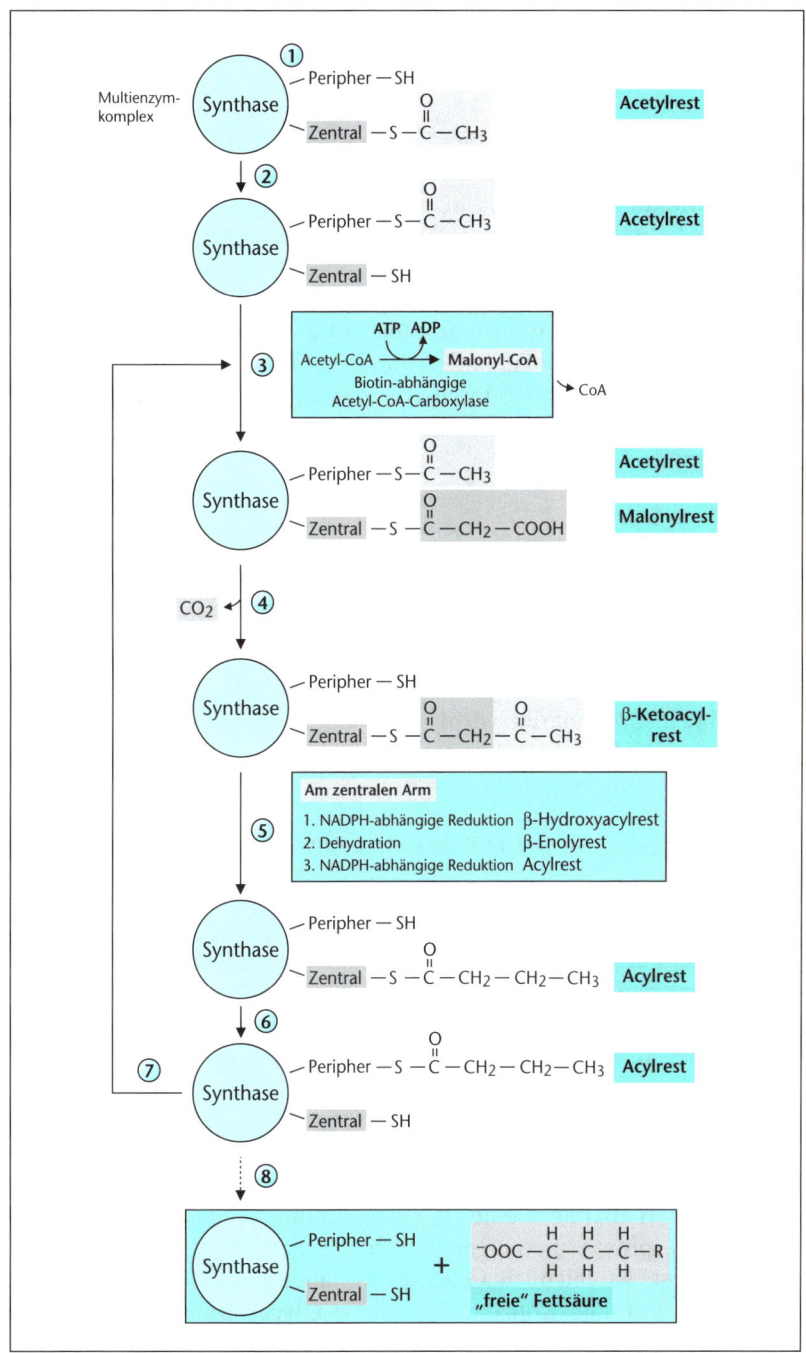

Abb. 9.3: Fettsäuresynthese

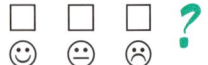

Frage: Wie erfolgt die Biosynthese der Triacylglycerine aus Glycerin und freien Fettsäuren?

Antwort: Zunächst erfolgt die Aktivierung der beteiligten Substrate. Bei den Fettsäuren geschieht dies über eine Reaktion mit ATP zu **Acyl-AMP** sowie die direkt angeschlossene Übertragung des Acylrestes auf CoA (**Acyl-CoA**). Die aktive Form des Glycerins (α-**Glycerophosphat**) entsteht am häufigsten durch die Reduktion von Dihydroxyaceton-P. Sind alle Bestandteile in den erforderlichen reaktiven Zustand überführt, reagiert ein α-**Glycerophosphat** mit **2 Molekülen Acyl-CoA** zur **Phosphatidsäure**. Anschließend spaltet eine Phosphatase den Phosphatrest am α-C-Atom ab, wodurch das Zwischenprodukt **Diacylglycerin** entsteht. Dieses reagiert dann mit einem weiteren Acyl-CoA zum **Triacylglycerin**.

Frage: Welche Mechanismen regeln den Abbau von **Neutralfetten**? Was geschieht mit dem freigesetzten Glycerin?

Antwort: Die **Lipolyse** ist v.a. in Zuständen der **Nahrungskarenz** von entscheidender Bedeutung. Eingeleitet wird der Fettgewebsabbau durch eine intrazelluläre **Hydrolysierung** gespeicherter Triacylglycerine in **Glycerin** und **freie Fettsäuren:**

- Triacylglycerin + 2 H_2O $\xrightarrow{\text{Triacylglycerinlipase}}$ Monoacylglycerin + 2 Fettsäuren
- Monoacylglycerin + H_2O $\xrightarrow{\text{Monoacylglycerinlipase}}$ Glycerin + 1 Fettsäure

Das freigesetzte Glycerin reagiert unter Beteiligung einer Glycerinkinase zu **Glycerin-3-P**. Dieses kann zu **Dihydroxyaceton-P** oxidiert werden und in dieser Form bei Energiemangel in die **Glykolyse** oder aber bei Glucosemangel in die **Gluconeogenese** überführt werden. Die Fettsäuren hingegen können nicht mehr zum Aufbau von Glucose genutzt werden. Sie werden nach ihrer Freisetzung in der β-Oxidation zu Acetyl-CoA abgebaut. Reguliert wird der Abbauprozess durch 2 Faktoren: Zum einen reagiert die hormonsensitive **Triacylglycerinlipase** auf cAMP-steigernde Liganden (Glucagon, Adrenalin) mit Aktivierung bzw. auf gegenteilige Effektoren (Insulin) mit Inaktivierung. Zum anderen existiert aber auch eine als Reveresterungsweg bezeichnete Steuerung der Lipolyse, die ausschließlich von der Blutglucosekonzentration abhängt: Ist reichlich Glucose vorhanden, findet auch verstärkt Glykolyse statt: Die Konzentration an α-**Glycerophosphat** steigt und die freien Fettsäuren werden über eine vermehrte Triacylglycerinsynthese im Fettgewebe fixiert.

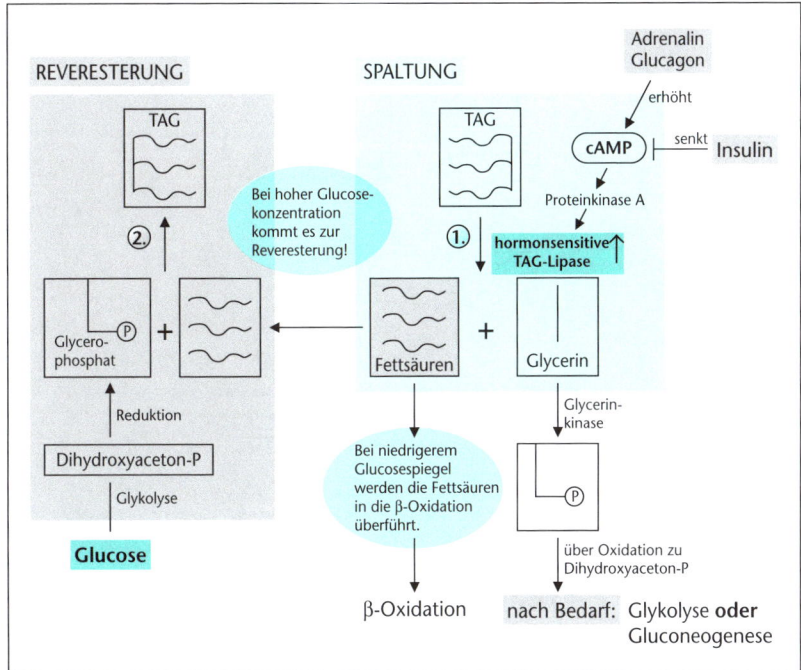

Abb. 9.4: Reveresterungsweg

Frage: Schildern Sie bitte das Schicksal der Fettsäuren in der **β-Oxidation**. Welchen Umweg müssen ungeradzahlige Fettsäuren einschlagen, um letztendlich auch vollständig abgebaut werden zu können?

Antwort: Die β-Oxidation beschreibt den stufenweisen Abbau langkettiger Fettsäuren. Hierbei handelt es sich um eine „zyklusartige" **Wiederholung 4 verschiedener Reaktionen**, wobei die Kette in jedem Durchlauf **an der β-Position oxidiert** und um **2 C-Fragmente verkürzt** wird. Zum Ablauf: Auch hier muss zunächst die Aktivierung der Fettsäure erfolgen (↗ ① Abb. 9.5). Das entsprechende **Acyl-CoA** wird über den Carnitin/Acyl-Carnitin-Antiport in die Matrix des Mitochondriums befördert (↗ ② Abb. 9.5) und anschließend einer **FAD-abhängigen Oxidation** unterzogen: Es entsteht Enoyl-CoA (↗ ③ Abb. 9.5). Dieses erfährt nun schrittweise die **Anlagerung von H_2O** (↗ ④ Abb. 9.5), eine **NAD-abhängige Oxidation** (↗ ⑤ Abb. 9.5) sowie schließlich die **thiolytische Spaltung** in Acetyl-CoA und ein um 2 C-Fragmente verkürztes Acyl-CoA (↗ ⑥ Abb. 9.5).

✚ Eine Fettsäure-Oxidation kann **auch in den Peroxisomen** erfolgen. Sie verläuft allerdings nur über 2–5 Zyklen und dient somit eher einer Verkürzung als dem vollständigen Abbau zu Acetyl-CoA!

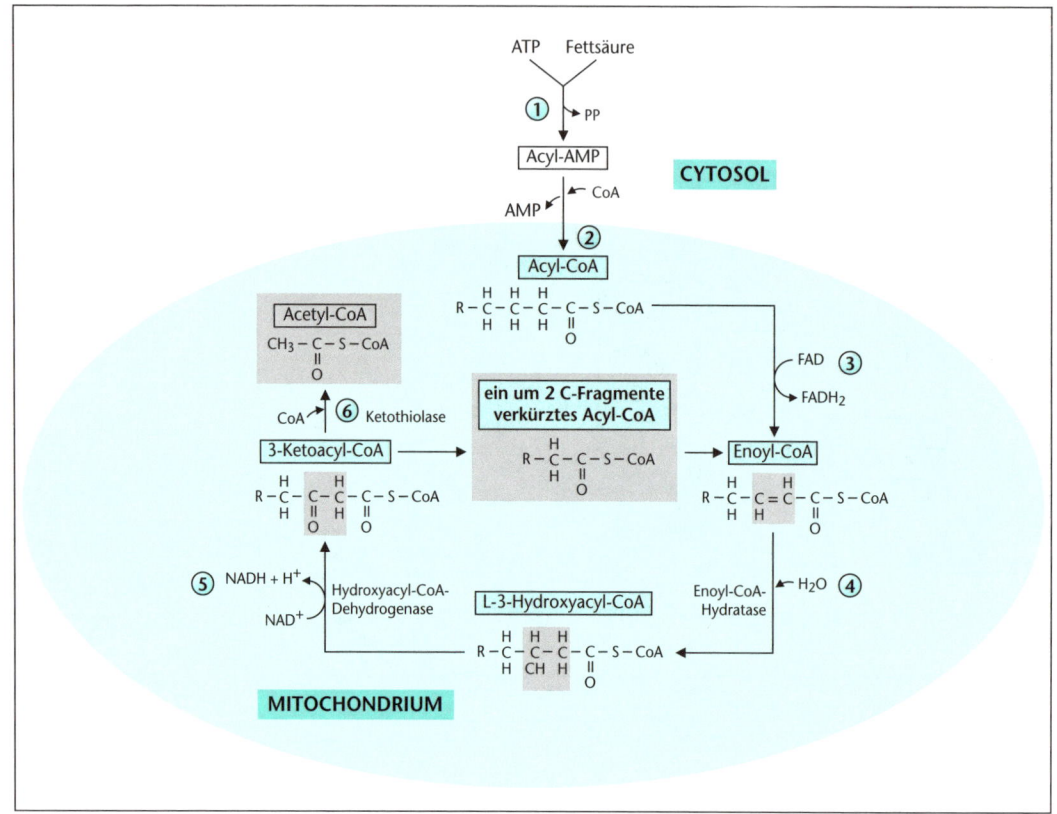

Abb. 9.5:   β-Oxidation

Geradzahlige Fettsäuren können über diesen Weg **komplett zu Acetyl-CoA** abgebaut werden. Bei **ungeradzahligen** bleibt dagegen am Ende der Reaktion ein C3-Fragment übrig. Dieses **Propionyl-CoA** wird biotinabhängig zu Methyl-Malonyl-CoA carboxyliert und anschließend unter Einwirkung von Cobalamin (Vitamin B$_{12}$) zu **Succinyl-CoA** umgruppiert. Succinyl-CoA kann nun im Citratzyklus weiter abgebaut werden.

Frage: Welche Probleme ergeben sich bei der Substratlieferung für die β-Oxidation?

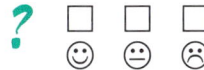

Antwort: Die notwendigen Enzyme der β-**Oxidation** sind ausschließlich in der **mitochondrialen Matrix** lokalisiert. Das im **Zytosol** gebildete **Acyl-CoA** wird aber an der inneren Mitochondrienmembran aufgehalten. Um dieses Hindernis zu überwinden, greift ein spezielles Transportsystem: Es startet mit der Übertragung des Acyl-Restes von CoA auf Carnitin. Das entstandene Acyl-Carnitin kann nun über einen **Acyl-Carnitin/Carnitin-Antiport** in die mitochondriale Matrix gelangen. Dort wird es durch eine entsprechende Rückreaktion wieder in Acyl-CoA überführt und schließlich in den Zyklus der β-Oxidation eingeschleust.

tipp Im Anhang befindet sich eine Trennseite mit Abbildungen zum Thema: mitochondriale Transportmechanismen!

Frage: Was sagt Ihnen der Begriff **Ketonkörper?** Was wissen Sie zu Synthese, Verwertung und Bedeutung?

Antwort: Der Begriff Ketonkörper fasst die strukturell ähnlichen Metaboliten Aceton, Acetacetat und β-Hydroxybutyrat zusammen. Ihre **Synthese** erfolgt ausschließlich in der **Leber**, wobei zunächst 2 Moleküle Acetyl-CoA zu **Acetacetyl-CoA** kondensieren. Dieses reagiert durch nochmalige Anlagerung eines Acetyl-CoA zu β-**HMG-CoA**. Wird nun durch eine entsprechende **HMG-CoA-Lyase** wieder ein Molekül Acetyl-CoA abgespalten, kommt es zur Freisetzung von **Acetacetat**. Acetacetat kann dann NADH-abhängig zu β-**Hydroxybutyrat** reduziert werden oder durch spontane Decarboxylierung zu **Aceton** reagieren.

+ Bei der Reaktion mit Succinyl-CoA findet am CoA einfach ein Austausch des Succinylrestes gegen den Acetacetylrest statt. Enzym: Succinyl-CoA-Acetacetyl-CoA-Transferase.

Die **Verwertung** der Ketonkörper erfolgt ausnahmslos **im extrahepatischen Gewebe**: Dort wird β-Hydroxybutyrat wieder zu Acetacetat oxidiert. Dieses reagiert anschließend mit Succinyl-CoA (CoA-Spender) zu **Acetacetyl-CoA** und kann so in die β-Oxidation eingeschleust werden. Mit Ketonkörpern steht demnach ein wichtiges Transportsystem (**Lynen-Zyklus**) zur Verfügung, welches die Verteilung des im Serum sehr labilen Energieträgers Acetyl-CoA von der Leber zu den peripheren Verbrauchern (hauptsächlich: Gehirn, Herz und Nierenrinde) gewährleistet.

10 Energiestoffwechsel

10.1 Citratzyklus

☐ ☐ ☐ **?**
☺ ☺ ☹

Frage: Erklären Sie den Ablauf des **Citratzyklus!** Wo lässt er sich in der Kette der Energiegewinnung einordnen? Nennen Sie Verbindungssubstanzen zu anderen Stoffwechselwegen!

✚ Reguliert wird der Citratzyklus nach dem Prinzip der Endprodukthemmung (negatives Feedback v.a. durch NADH und ATP)!

Antwort: Der Citratzyklus stellt das **Bindeglied** zwischen Substratabbau und ATP-Bereitstellung dar. Ausgangsstoff ist das Endprodukt aus aerober Glykolyse, β-Oxidation und AS-Abbau: **Acetyl-CoA**. Dieses wird in der mitochondrialen Matrix über das Zwischenprodukt Citrat zu **2 Molekülen CO_2** und **8 Wasserstoffatomen** abgebaut. Zum Reaktionsablauf: Zunächst reagiert Acetyl-CoA mit Oxalacetat zu Citrat (↗ ① Abb. 10.1). Dieses wird zu Isocitrat umgelagert (↗ ② Abb. 10.1) und NAD-abhängig zu Oxalsuccinat oxidiert (↗ ③ Abb. 10.1). Es folgt eine spontane Decarboxylierung zu α-Ketoglutarat (↗ ④ Abb. 10.1) und anschließend die **oxidative Decarboxylierung** zu Succinyl-CoA (↗ ⑤ Abb. 10.1). Im nächsten Schritt wird das CoA wieder abgespalten (↗ ⑥ Abb. 10.1). Die dabei freiwerdende Energie wird in Form von **GTP** gespeichert (Substratkettenphosphorylierung). Das nun freie Succinat wird FAD-abhängig zu Fumarat oxidiert (↗ ⑦ Abb. 10.1) und reagiert unter Wasseranlagerung zu Malat (↗ ⑧ Abb. 10.1). Dieses wiederum erfährt eine NAD-abhängige Oxidation zu Oxalacetat (↗ ⑨ Abb. 10.1) und kann schließlich mit einem weiteren Molekül Acetyl-CoA zu Citrat reagieren.

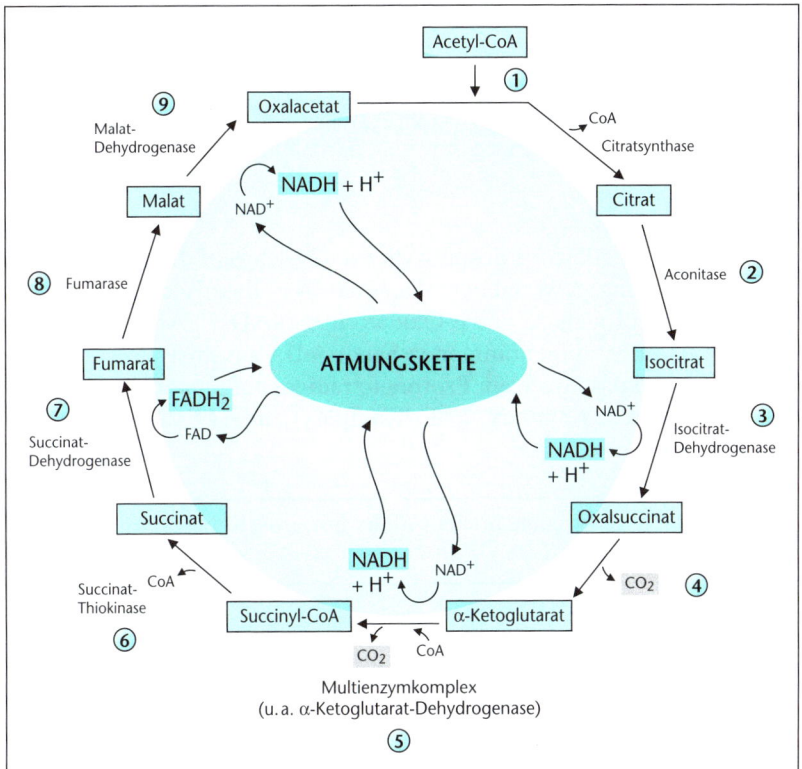

Abb. 10.1: Citratzyklus

In einem vitalen Organismus laufen neben dem Citratzyklus auch noch andere Stoffwechselwege ab, die dessen Zwischenprodukte (z.B. Succinyl-CoA → Hämsynthese) verbrauchen und somit **Lücken** schaffen. Eine entsprechende **Regeneration des Citratzyklus** ist an verschiedenen Stellen möglich. So kann

- α-**Ketoglutarat** aus Glutamat (Transaminierung: ASAT, ALAT),
- **Malat** aus Pyruvat (Malatenzym) oder
- **Oxalacetat** aus Pyruvat (Pyruvatcarboxylase), Aspartat (ASAT) bzw. Phosphoenolpyruvat (PEP-Carboxylase) gewonnen werden.

10.2   Atmungskette

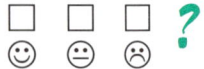

Frage: Was verstehen Sie unter dem Begriff **oxidative Phosphorylierung?** Beschreiben Sie bitte den Weg der Elektronen von Komplex 1 zu Komplex 4!

Antwort: Die oxidative Phosphorylierung beschreibt die Reaktion des aus der Nahrung gewonnenen **Wasserstoffs** (Glykolyse, Citratzyklus, Pyruvat-Dehydrogenase und β-Oxidation → NA**D**H,FA**DH₂**) mit dem über die Atmung aufgenommenen **Sauerstoff.** Zunächst wird an insgesamt **4 Enzymkomplexen** ein **Protonengradient** aufgebaut, der anschließend an einem **5. Komplex** (F_0/F_1-Komplex) zur **ATP-Gewinnung** genutzt wird.

!

Merke: Es handelt sich hierbei **nicht** um eine Substratkettenphosphorylierung!

tipp Im Anhang befindet sich eine textbegleitende Abbildung (↗ Abb. 11.6).

Zum Ablauf:
* **Komplex I** katalysiert 2 zwangsläufig miteinander verknüpfte Reaktionen: Zum einen die exergone Übertragung von **2 Elektronen** (Spender: NADH) und **2 Protonen** (Spender: Matrixraum) auf **Ubichinon**. Zum anderen die daran gekoppelte endergone Übertragung von **4 Protonen** aus der Matrix in den Intermembranraum **(Protonenpumpe)**.
* Am **Komplex II (Succinat-Dehydrogenase)** läuft eine Art Light-Version der Komplex-I-Reaktionen ab: Auch hier werden zwar 2 Elektronen (diesmal vom FADH₂) und 2 Protonen auf Ubichinon übertragen, eine **Protonenpumpenaktivität** findet man aber **nicht** (Komplex II ist kein **trans**membranöses Kanalprotein).
* Im **Komplex III** wird **Ubichinol** wieder zu Ubichinon **oxidiert**. Von den freiwerdenden Elektronen kann allerdings **nur eines direkt** auf das lösliche Intermembranraumprotein **Cytochrom c** übertragen werden. Das **2. Elektron** wird an ein Cytochrom b weitergeleitet. Von hier aus wird es **wieder an Ubichinon** gebunden und in Form des halb reduzierten **UH** zwischengelagert. Wird nun ein **weiteres Molekül Ubichinol oxidiert**, kann dessen überschüssiges Elektron auf jenes UH übertragen werden, wodurch ein voll reduziertes **UH₂** entsteht. Dieses durchläuft dann erneut den gesamten Zyklus des Komplex III. Grob vereinfacht werden also die 2 Elektronen von einem Molekül Ubichinol auf 2 Moleküle Cytochrom c übertragen. Die beiden gebundenen **Protonen** werden direkt in den **Intermembranraum** abgegeben.

- Im **Komplex IV** übergeben die 2 reduzierten Cytochrom-c-Moleküle ihr Elektron an ein „halbes" O_2. Dieses wird entsprechend zu O^{2-} reduziert und reagiert schließlich **mit 2** aus dem Matrixraum stammenden **Protonen** zu **Wasser**. Auch am Komplex IV wird die Energie der Cytochrom-c-Oxidation für das zusätzliche Ausschleusen von Protonen **(Protonenpumpe)** genutzt.

Frage: Beschreiben Sie nun das Prinzip der **ATP-Synthese am F_0/F_1-Komplex!**

Antwort: Grundvoraussetzung für die ATP-Gewinnung am F_0/F_1-Komplex ist die bei den Transportvorgängen der Atmungskette erzeugte **protonenmotorische Kraft**. Zum Mechanismus: Die ATP-Synthase besteht aus 2 funktionellen Komponenten. F_0 bildet den für die Protonen durchlässigen Kanal, F_1 den ATP-Syntheseapparat. Die kleinste katalytische Untereinheit des F_1-Teils ist ein **α/β-Paar**. Hiervon gibt es insgesamt **3 Stück pro F_1-Einheit**. Ein α/β-Paar kann in **3 verschiedenen Konformationen** vorliegen, wobei niemals 2 Paare gleichzeitig die identische Konformation aufweisen. Demnach existiert stets eine sog. **O-**, eine **L-** und eine **T-Form** pro F_1-Einheit. Jeder Konformationszustand hat eine eigene, spezifische Aufgabe bei der ATP-Synthese. Die **Energie des Protonenflusses** führt nun zur **Überführung der Untereinheiten** in den, aus Sicht der Gesamtreaktion, nächsten Konformationszustand. Auf diese Weise entsteht eine Art Kreislauf, der zur kontinuierlichen ATP-Synthese führt.

✚ Für die Synthese **eines ATP** werden insgesamt **3–4 Protonen** benötigt.

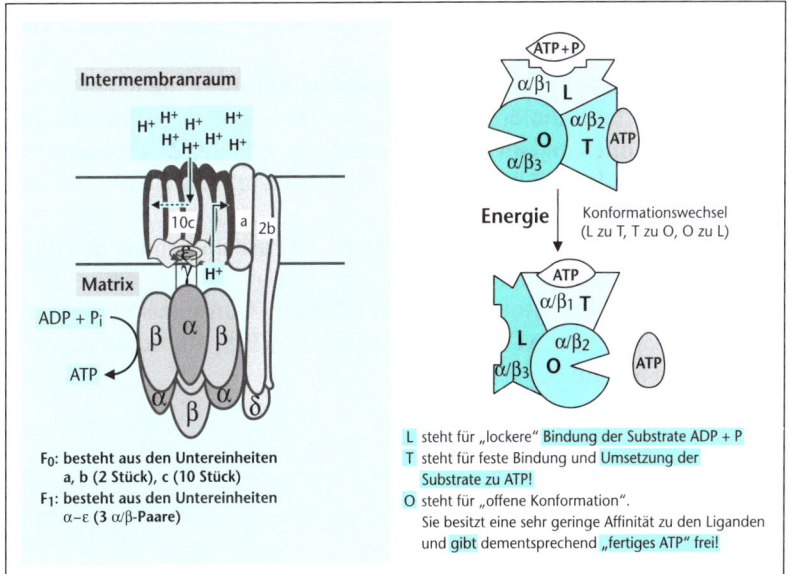

Abb. 10.2: ATP-Synthase

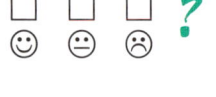

Frage: Was verstehen Sie unter dem P/O-Quotienten? Beschreiben Sie die Beeinflussung dieses Wertes durch Thermogenin!

✚ Die Aktivierung der Lipolyse führt zu einer vermehrten NADH-Produktion. Unterstützt wird dies durch die gesteigerte Expression der Lipoproteinlipase. Diese liefert ausreichend Substrat für die Lipolyse.

Antwort: Der **P/O-Quotient** beschreibt das Verhältnis des **ATP-Gewinns** zum **Sauerstoffverbrauch**. Der normale P/O-Quotient für NADH z.B. beträgt 2,5. Gelangen nun Substanzen in den Bereich der Atmungskette, die zu einem Abfall des Protonengradienten führen, so sinkt dieser Wert drastisch gegen Null. Der **physiologische Entkoppler** Thermogenin ist ein solcher Stoff. Er spielt v.a. bei Neugeborenen eine Rolle und wird durch einen **Kältereiz** am Hypothalamus induziert. Nacheinander laufen folgende Prozesse ab: Der **Hypothalamus** stimuliert zunächst die vermehrte Freisetzung von **Katecholaminen**. Diese wiederum koppeln an spezifische β_3-**Rezeptoren** des braunen Fettgewebes. Sie bewirken damit die **Aktivierung der Lipolyse** sowie die vermehrte Expression von **Lipoproteinlipase** und **Thermogenin**. Thermogenin wird wie ein Tunnelprotein in die innere mitochondriale Membran eingebaut und bietet so den Intermembranraum-Protonen einen **alternativen Weg zum F_0/F_1-Komplex**. Die beim Durchtritt durch diesen Kanal freiwerdende **Energie** wird demnach nicht zur ATP-Gewinnung genutzt, sondern in Form von **Wärme abgegeben**. Der Zweck der Thermogenin-Entkopplung ist also die **Aufrechterhaltung der Körpertemperatur**.

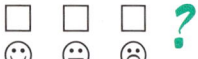

Frage: Kennen Sie auch **unphysiologische Entkoppler**?

Antwort: Ja. Hierbei handelt es sich um Gifte, die relativ schnell zum Zelluntergang führen. Beispiele sind:

- **2,4-Dinitrophenol (DNP):** Eine **lipophile Substanz**, die leicht protoniert bzw. deprotoniert werden kann. DNP **bindet Intermembranraum-Protonen** und **diffundiert anschließend in den Matrixraum**, wo es diese wieder abgibt. Folge: Abbau des vorherrschenden Protonengradienten.
- **Oligomycin:** Dieses **inhibiert die F_0/F_1-ATPase** und damit spezifisch die oxidative Phosphorylierung.
- **Atractylosid:** Ein Stoff, der die **ATP/ADP-Translokase** und somit den Transport von ADP (ein Substrat der ATP-Synthese) in den Matrixraum **hemmt**.

11 Checkliste für den letzten Tag

11.1 Zellkompartimente

Zellorganellen	Funktion
Zellkern	• Träger der Erbinformationen • DNA-Replikation • Transkription
Mitochondrien	• **äußere Membran:** Schutz • **innere Membran:** Atmungskette, ATP-Synthese • **Matrix:** β-Oxidation, Citratzyklus, z.T. Harnstoffzyklus
Raues ER	• Ribosomale Biosynthese (Translation) von Exportproteinen, Lysosomen und Plasmamembranbausteinen • Bildung von Disulfidbrücken, Tertiärstrukturen, Hydroxylierungen • Proteolyse von Antigenen
Glattes ER	• Lipidsynthese (Triacylglyceride, Phospholipide, Steroidhormone, Prostaglandine) • Hydroxylierung (u.a. durch Cytochrom P_{450})
Golgi-Apparat	• Synthese von Proteoglykanen • Modifikation (v.a. Glykosylierung) und Assemblierung von Proteinen
Lysosomen	• Verdauung (Zerlegung) von Makromolekülen
Endosomen	• Intrazellulärer Transport von Molekülen, die endozytotisch aufgenommenen wurden
Peroxisomen	• β-Oxidation sehr langkettiger Fettsäuren

Tab.11.1: Funktionen der verschiedenen Zellorganellen

11.2   Stoffwechselwege

Stoffwechsel-prozess	Lokalisation (Zellkompartiment)	Eingangs-substrat	Produkt
Harnstoff-zyklus	**Leber** (Mitochondrium, Cyto-plasma)	CO_2, NH_3	Harnstoff
Hämsynthese	**Knochenmark, Leber** (Mitochondrium, Cyto-plasma)	Glycin, Succinyl-CoA	Häm
Gluconeo-genese	**Leber, Niere** (Mitochondrium, Cyto-plasma, endoplasmati-sches Retikulum)	Oxalacetat	Glucose
Pentose-phosphatweg	**Leber, Fettgewebe, Mamma** (Cytoplasma)	Glucose-6-P	NADPH, Ribose-5-P, Fruktose-6-P, Glycerinalde-hyd-3-P
Fettsäure-synthese	**Leber, Fettgewebe** (Cytoplasma)	Acetyl-CoA	Fettsäuren
Cholesterin-synthese	**Leber, Keimzellen, Darm, Nebennieren-rinde** (Cytoplasma, ER)	Acetyl-CoA	Cholesterin

Tab.11.2:   Synthesewege

Stoffwechsel-prozess	Lokalisation (Zellkompartiment)	Eingangs-substrat	Produkt
Biotransfor-mation	Leber (Cytoplasma, ER)	Schlecht lös-liche Sub-stanzen (u.a. Pharmaka)	polarisierte (löslichere) Stoffe
Glykolyse	überall (Cytoplasma)	Glucose	Pyruvat
β-Oxidation	überall – außer im Gehirn! (Mitochondrium)	Acyl-CoA	Acetyl-CoA
Ketogenese (Lynen-Zyklus)	Leber (Mitochondrium)	Acetyl-CoA	Keton-körper
Citratzyklus	überall – außer im Erythrozyten! (Mitochondrium-Matrix)	Acetyl-CoA	GTP, NADH, $FADH_2$, CO_2
Atmungs-kette	überall – außer im Erythrozyten! (Mitochondrium-Membran)	NADH $FADH_2$ H^+	ATP

Tab.11.3: Abbauwege

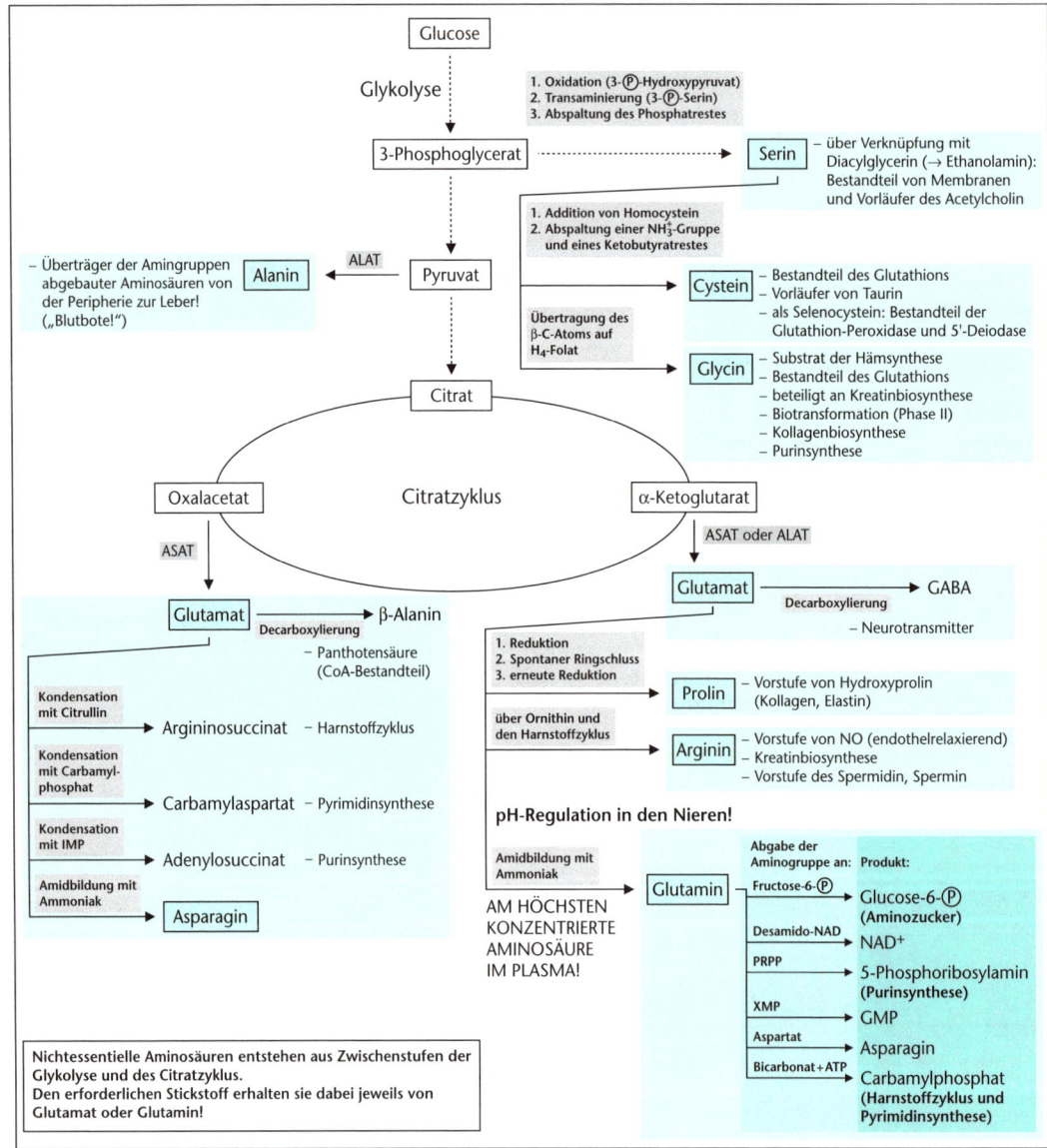

Abb. 11.1: Aminosäurestoffwechsel

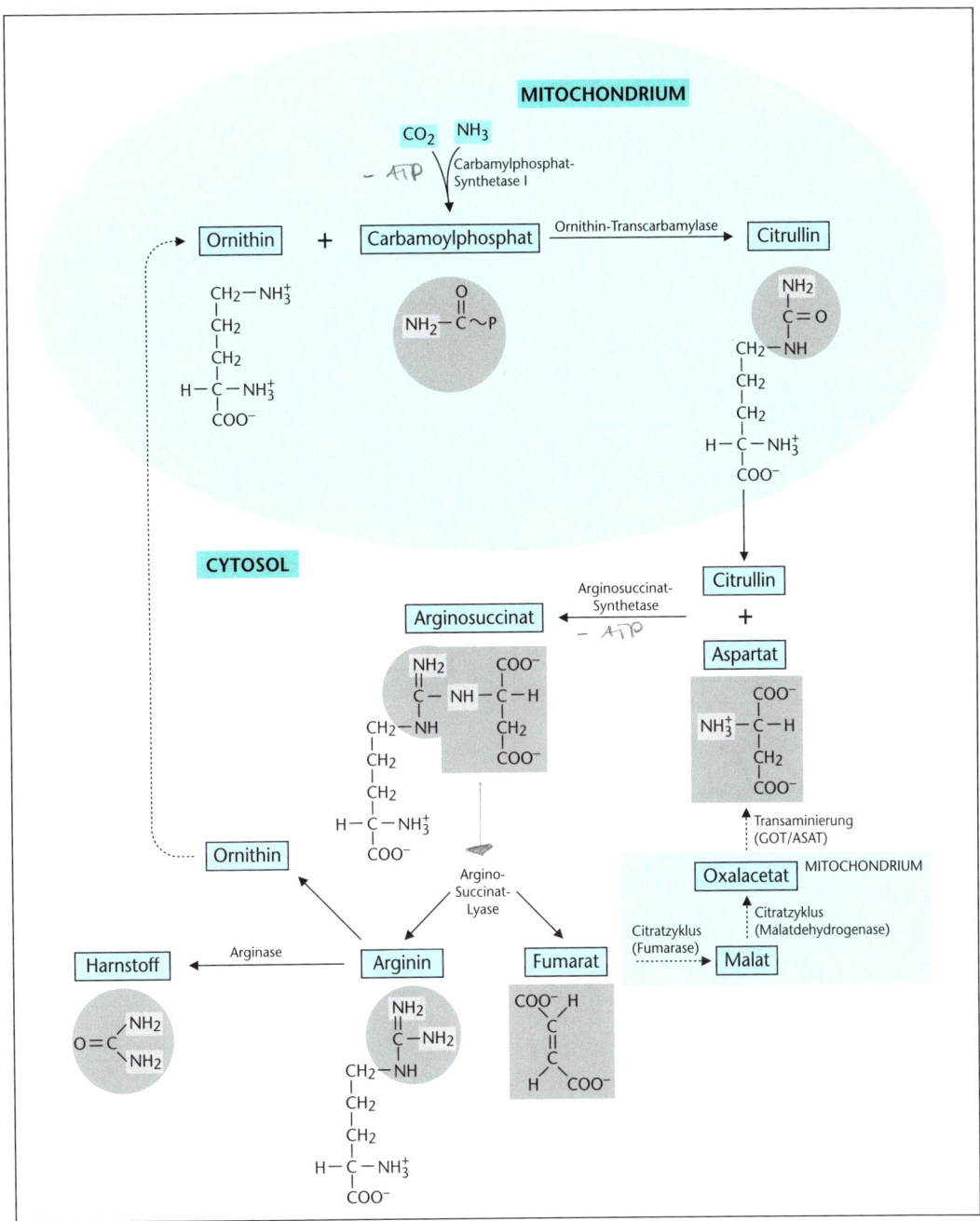

Abb. 11.2: Harnstoffzyklus

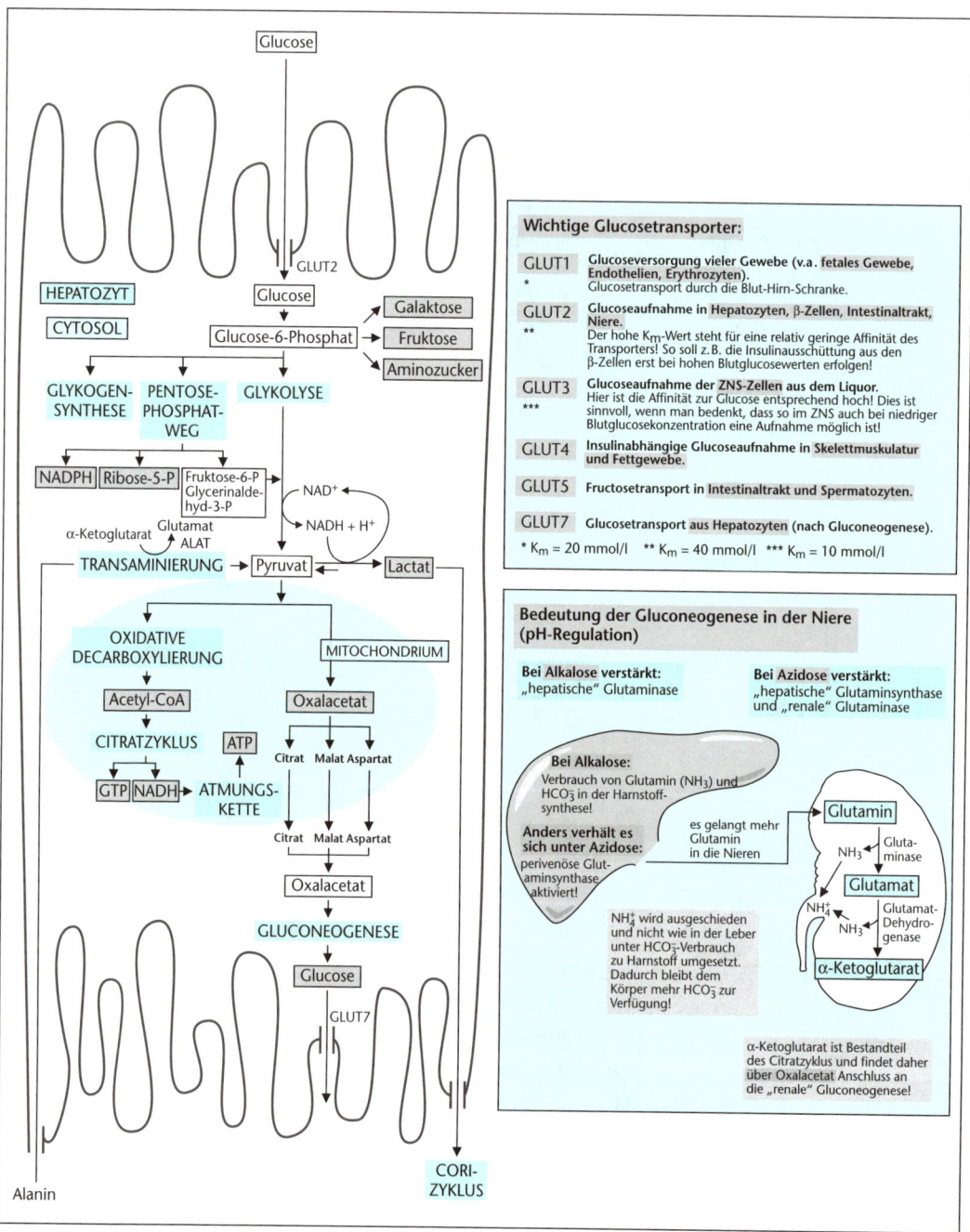

Abb. 11.3: Zuckerstoffwechsel

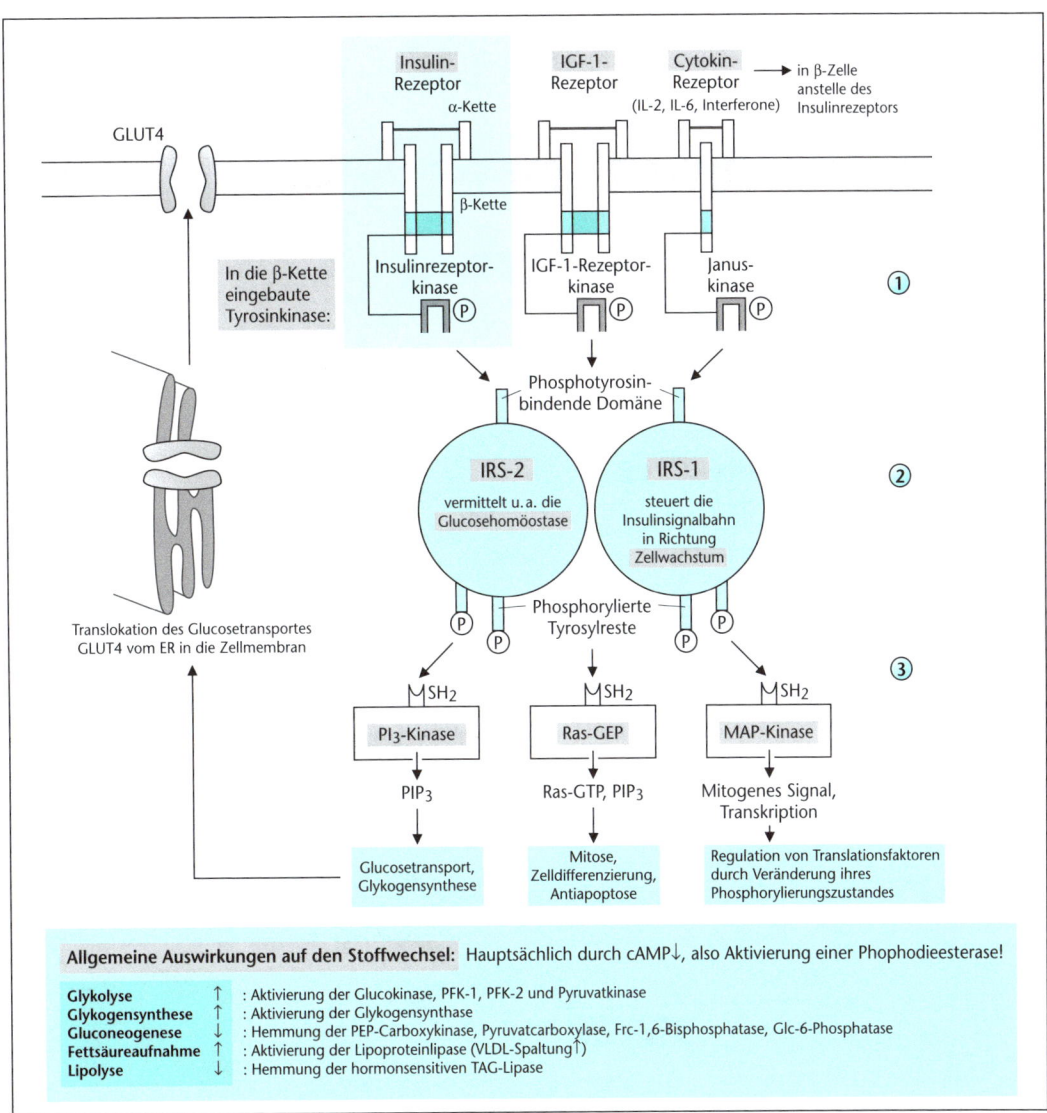

Abb. 11.4: Insulinsignalbahn

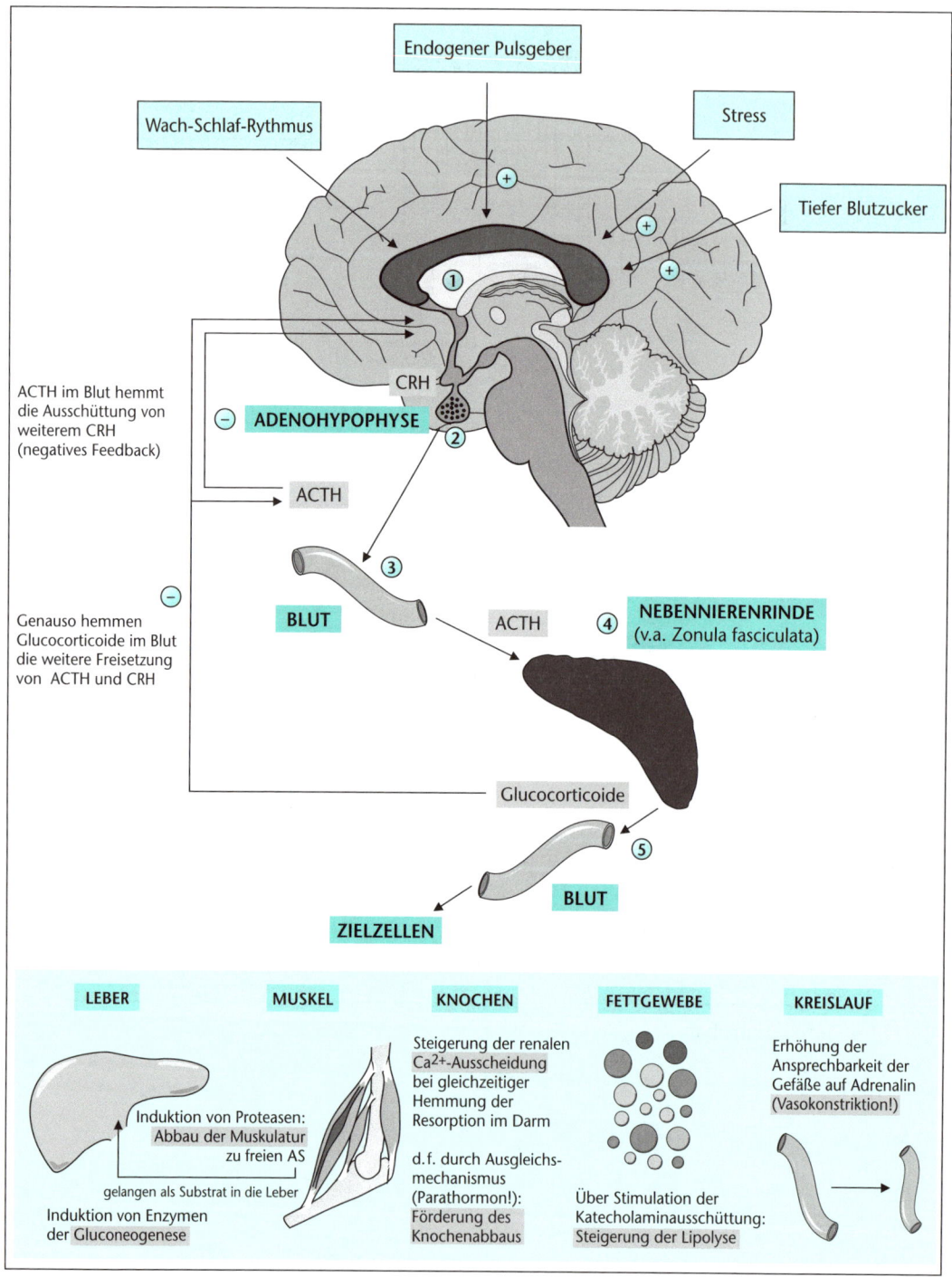

Endogener Pulsgeber

Wach-Schlaf-Rythmus

Stress

Tiefer Blutzucker

①

CRH

ADENOHYPOPHYSE
②

ACTH im Blut hemmt die Ausschüttung von weiterem CRH (negatives Feedback)

ACTH

③

BLUT

ACTH

④ NEBENNIERENRINDE (v.a. Zonula fasciculata)

Genauso hemmen Glucocorticoide im Blut die weitere Freisetzung von ACTH und CRH

Glucocorticoide

⑤

BLUT

ZIELZELLEN

LEBER   **MUSKEL**   **KNOCHEN**   **FETTGEWEBE**   **KREISLAUF**

Induktion von Proteasen: Abbau der Muskulatur zu freien AS

gelangen als Substrat in die Leber

Induktion von Enzymen der Gluconeogenese

Steigerung der renalen Ca^{2+}-Ausscheidung bei gleichzeitiger Hemmung der Resorption im Darm

d.f. durch Ausgleichs-mechanismus (Parathormon!): Förderung des Knochenabbaus

Über Stimulation der Katecholaminausschüttung: Steigerung der Lipolyse

Erhöhung der Ansprechbarkeit der Gefäße auf Adrenalin (Vasokonstriktion!)

Abb. 11.5: Regulation der Glucocorticoidsynthese

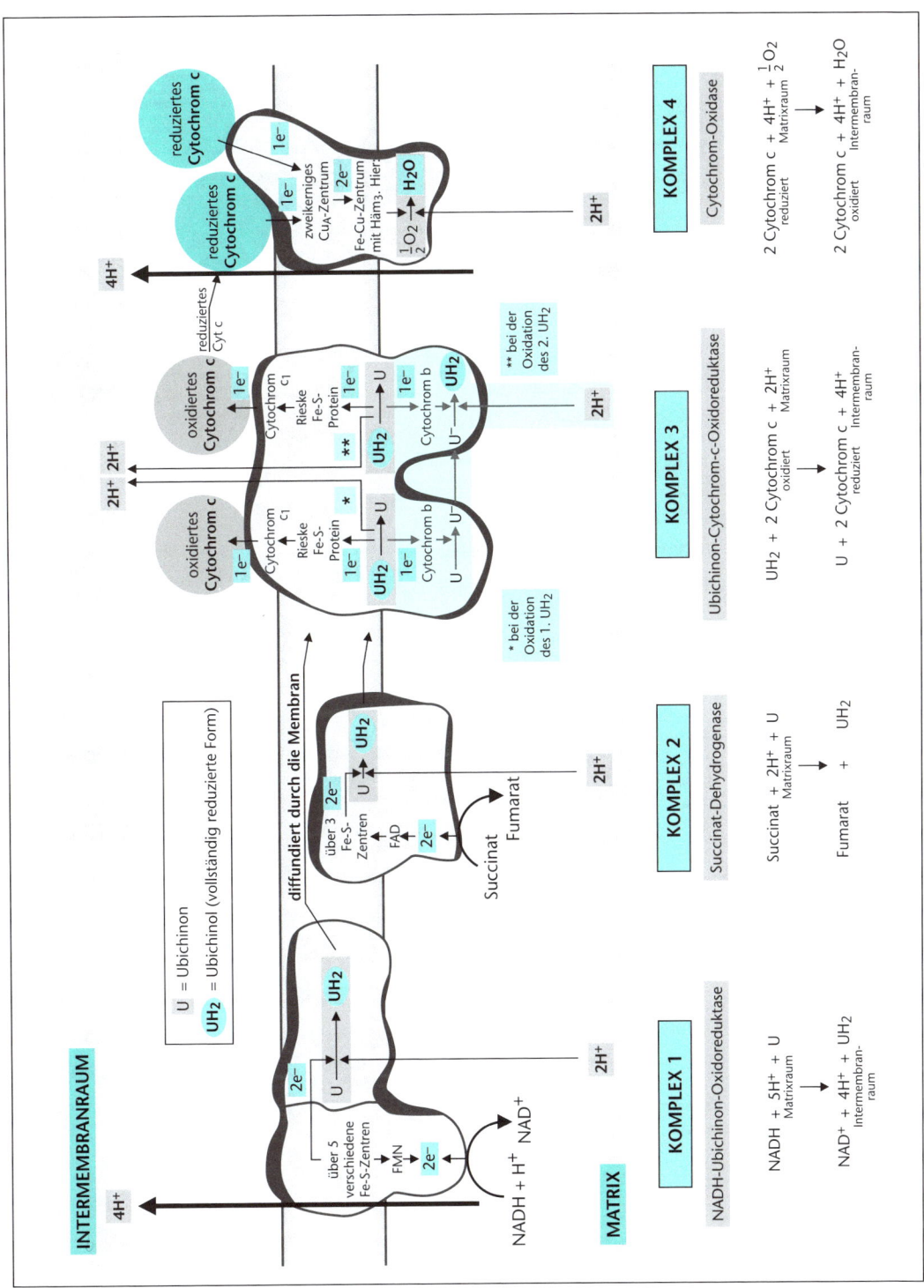

Abb.11.6:   Atmungskette

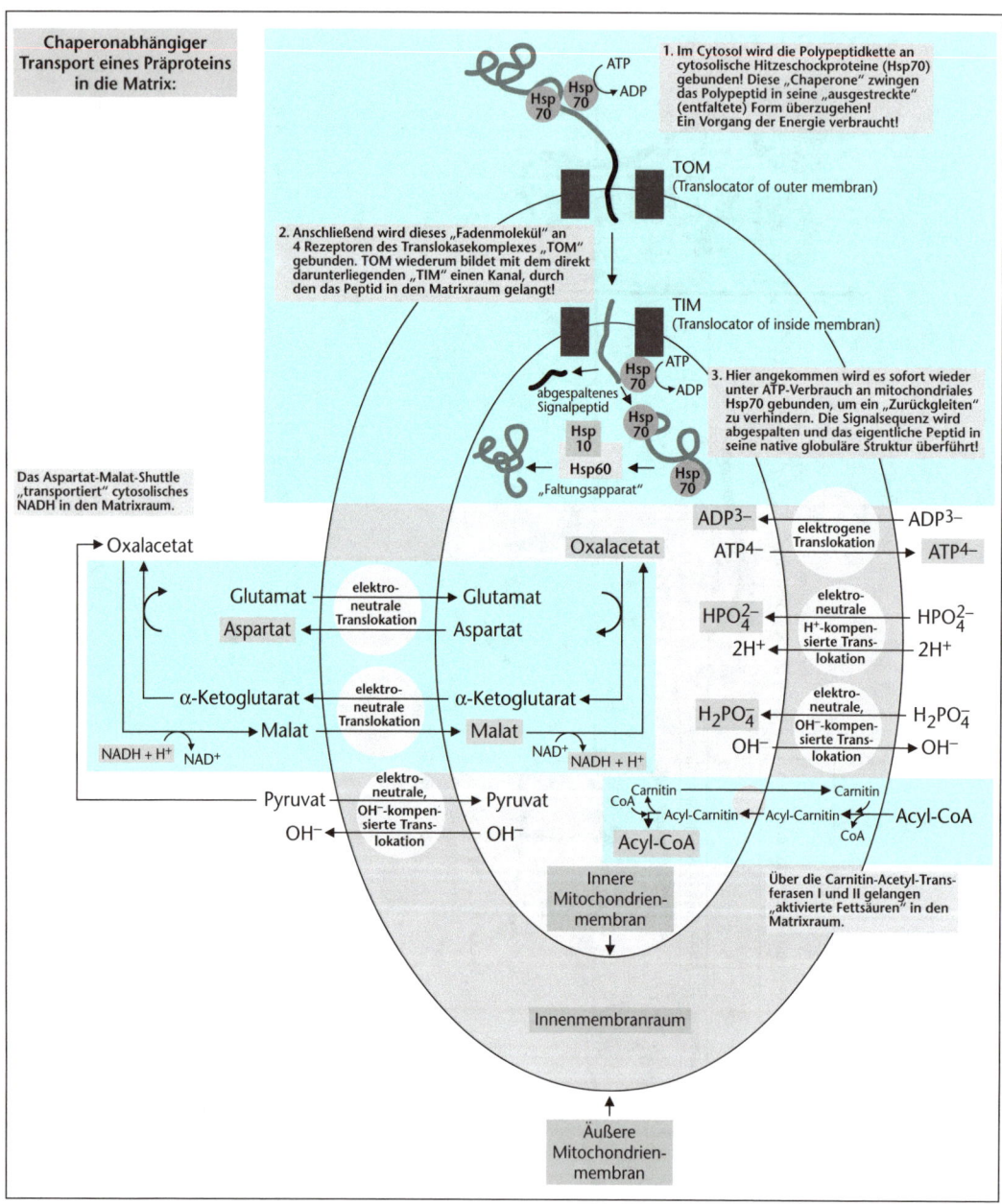

Abb. 11.7: Mitochondriale Transportmechanismen

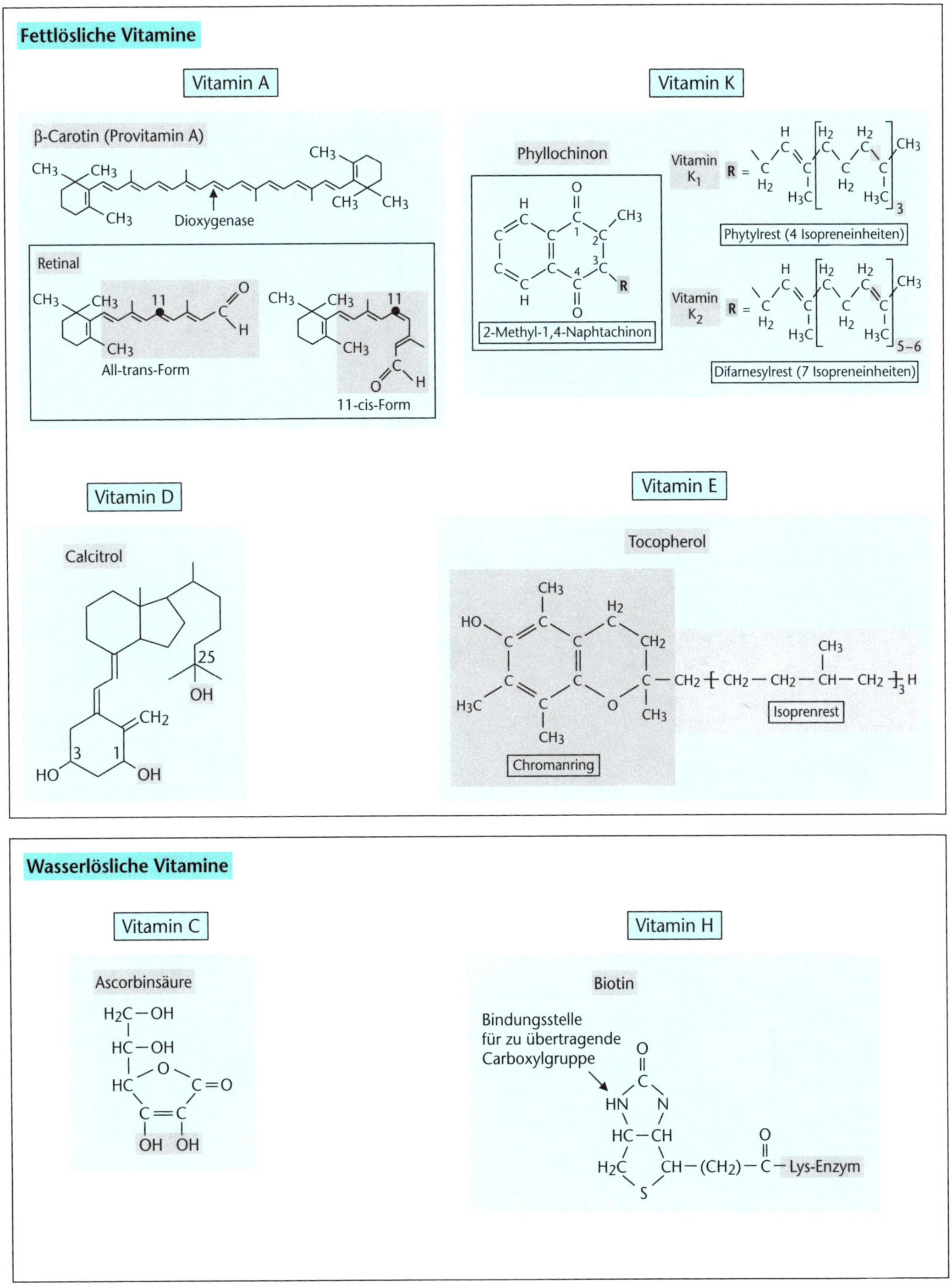

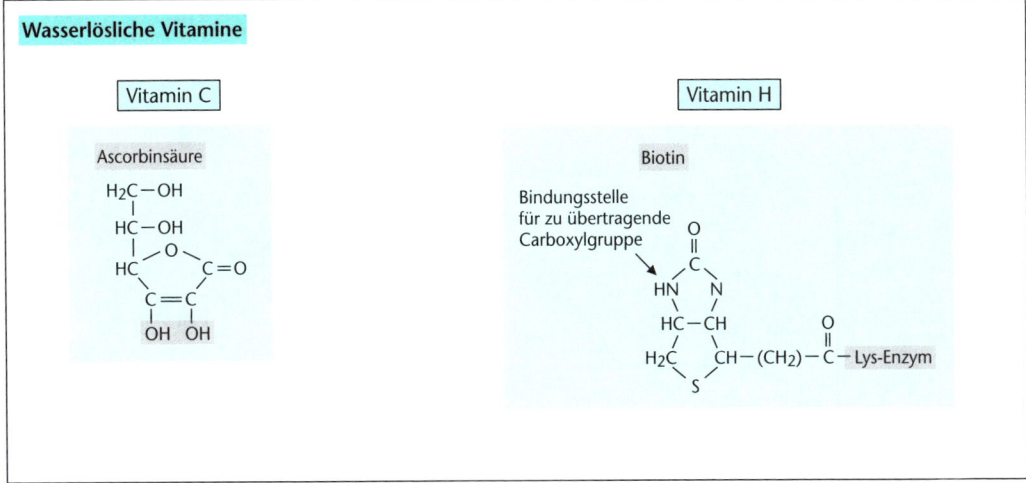

Abb. 11.8 a: Vitamine (Übersicht)

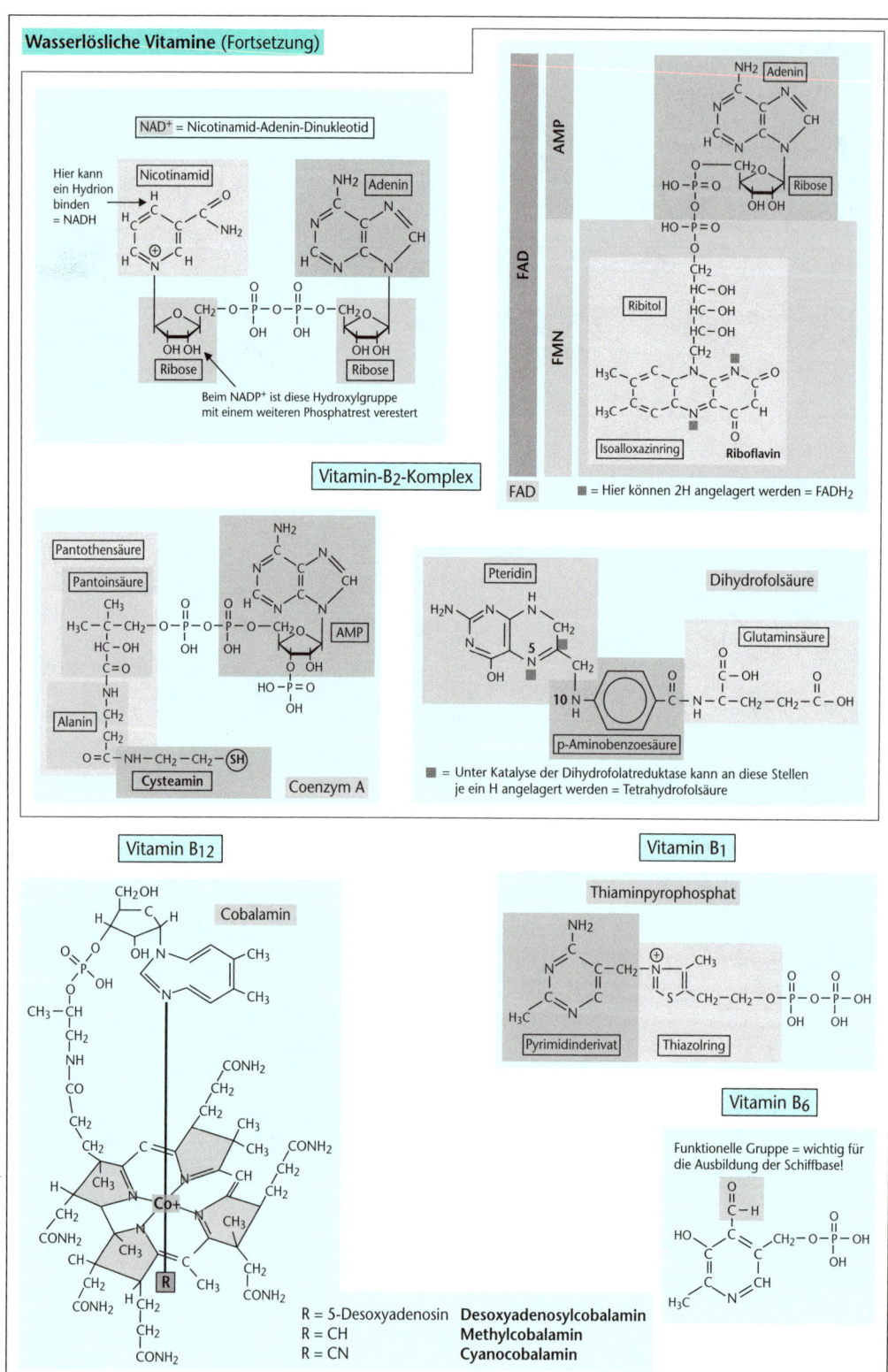

Abb. 11.8 b: Vitamine (Übersicht)

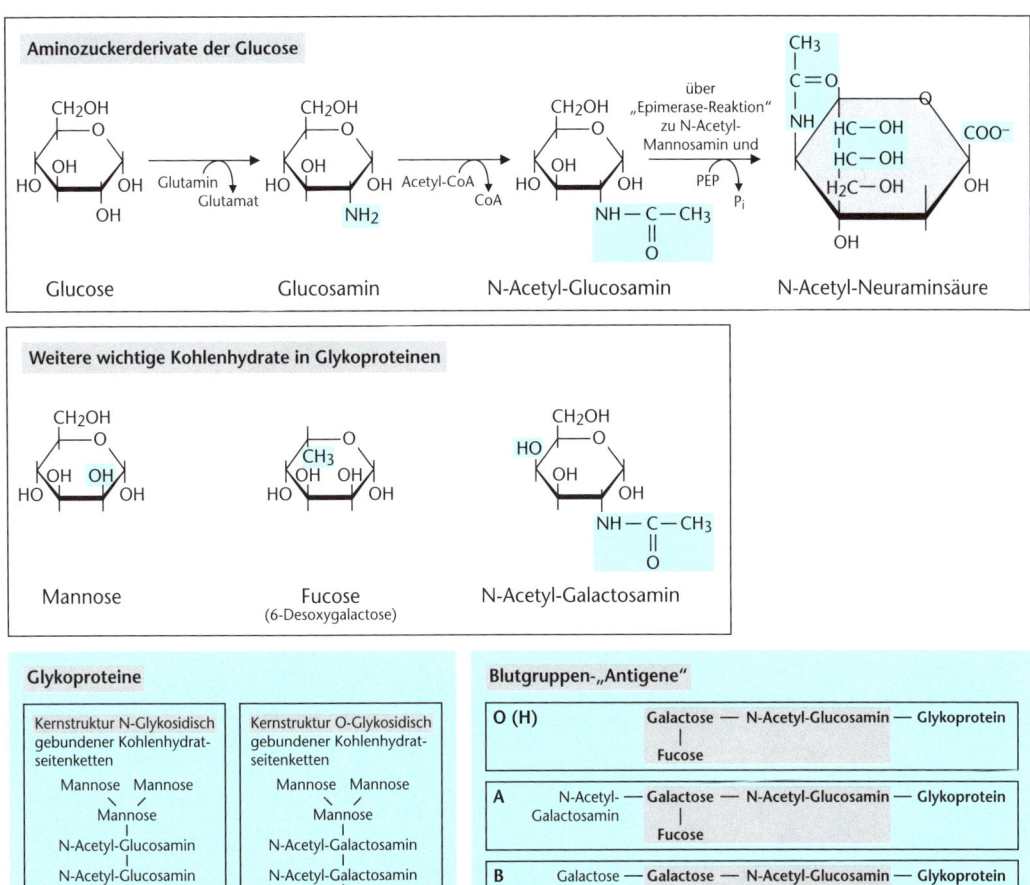

Abb. 11.9: Aminozucker und Glykoproteinstrukturen

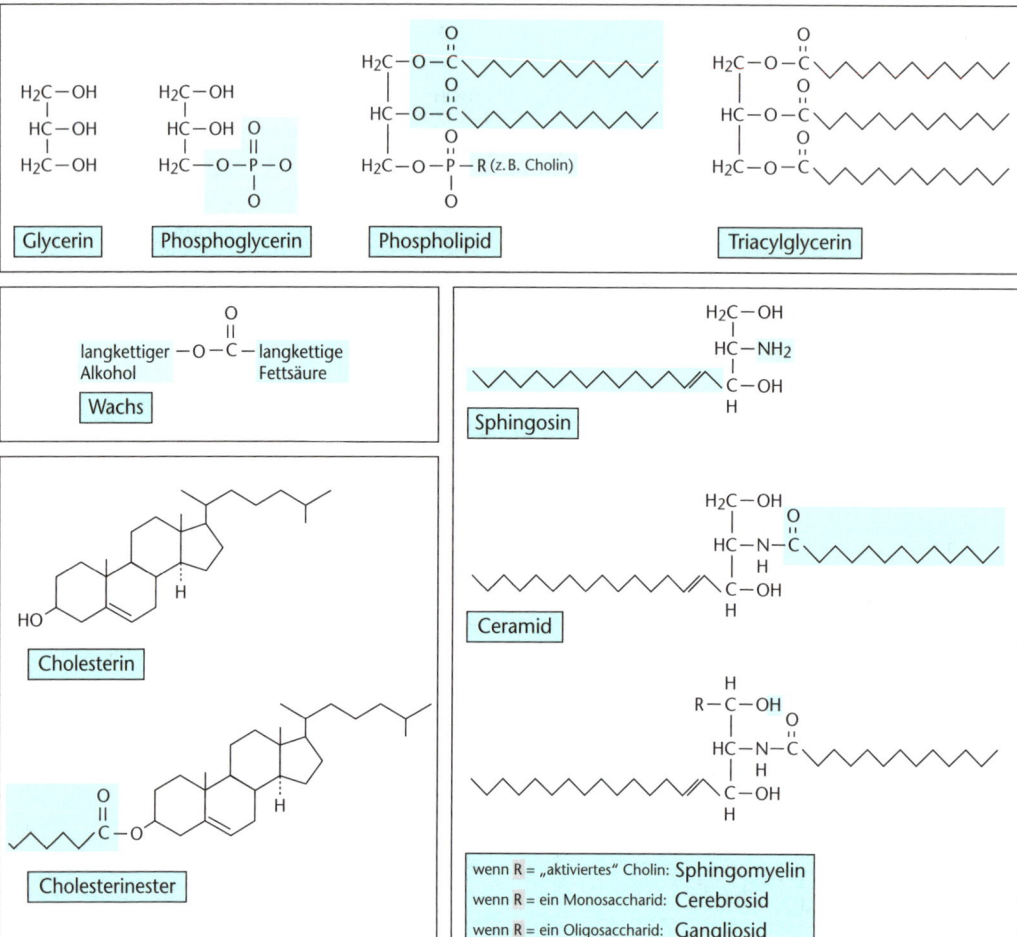

Abb. 11.10: Lipidstrukturen

Index

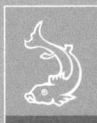